처음 읽는 사람들을 위한
黃帝內經 下

靈樞

THE YELLOW EMPEROR'S CLASSIC OF MEDICINE
REISUU
by IKEDA Masakazu

Copyright ⓒ 1981 by IKEDA Masakazu
Korean Edition Copyright ⓒ 2001 The CHEONG HONG Published, Seoul.
Originally Published in Japan by IDO-NO-NIPPON-SHA, Yokosuka.
Korean translation right arranged with IDO-NO-NIPPON-SHA, Japan through
The SAKAI AGENCY and BEST AGENCY. All right reserved.

고전의학산책②

처음 읽는 사람들을 위한
黃帝內經 下

靈樞

이케다 마사카즈 지음
이정환 옮김

책 머 리 에

읽고 또 읽으면 이해가 넓어진다

《영추》의 원문을 노트에 옮겨 적으면서 반복해서 읽으면 1년 안에 그 뜻을 대충 파악할 수 있다. 물론 전혀 이해 못하거나 잘못 이해하는 부분도 있을지 모른다. 그러나 침구를 배우는 사람이라면, 그 과정에서 임상에 곧바로 응용할 수 있는 부분을 몇 가지 발견하기 마련이다. 그런 부분을 발췌하여 실제 상황에 응용하는 것이 바람직한 태도이다. 그리고 다시 원문을 반복하여 읽으면 처음에는 절반도 이해 못했던 내용을 차츰차츰 자기 것으로 만들 수 있고, 잘못 이해했던 부분도 깨닫게 된다.

저자는 그런 작업을 10년 이상 계속했다. 다른 사람에게도 권하는데 그렇게 어려운 일은 아니다. 하지만 많은 사람이 고전은 어렵다고 인식하기 때문에 도전할 생각조차 하지 않는다.

저자는 그런 식으로 공부하면서 초보자를 가르치는 방법과 많은 사람들이 《영추》에 흥미를 느끼도록 하는 방법을 찾고자 고민했다. 그래서 《영추》의 중요한 부분만을 발췌한 적도 있다.

그렇게 하던 차에 출판사로부터 《소문》과 《영추》를 정리하는 것이 어떻겠느냐는 제안을 받았다. 고전을 신봉하는 사람의 입장에서 생각하면 그것은 상당히 어려운 작업이다. 원문을 세밀하게 해설하는 여러 선생님의 실력을 당연히 따를 수 없기 때문이다. 그러나 저자의 임상 경험을 바탕으로 해설할 수 있는 부분이 있다는 점에 의욕을 가지고 도전하기로 했다.

처음에는 《소문》과 《영추》를 한 권의 책으로 엮을 예정이었지만, 먼저 《소문》을 출판한 뒤에 《영추》를 쓰기로 계획을 바꾸었다. 다행스럽게도 《소문》을 읽은 독자들이 많아서 출판사에는 폐를 끼치지 않았다. 여기에 힘을 얻어 이번에 《영추》도 출간했다.

《영추》를 읽는 사람들 대부분은 《소문》도 읽었을 것이다. 따라서 이 책에서는 상세한 해설은 덧붙이지 않았다. 주석 없이도 충분히 읽을 수 있다고 생각했기 때문이다. 만약 의미를 알 수 없는 용어가 나오면 《소문》을 참고하기 바란다. 또한 《영추》는 《소문》과 밀접한 연관이 있다. 따라서 이 책을 보다 잘 이해하려는 독자들은 먼저 출간된 《소문》을 숙독하기 바란다.

끝으로 《소문》과 《영추》의 차이에 대해 설명한다.

《소문》에는 고전의학의 기초 개념과 생리 등 전반적인 내용이 기록되어 있다. 그런 반면에 《영추》에는 그 내용이 보다 구체적으로 기록되어 있다. 한마디로 《소문》이 총론이라면 《영추》는 각론이라고 말할 수 있다. 《영추》를 이해하려면 먼저 《소문》을 읽어야 하는 까닭이 여기에 있다.

또한 《영추》에는 경락의 흐름과 임상에 곧바로 응용할 수 있는 자법(刺法)에 관한 많은 내용이 상세히 기록되어 있다. 침구사라면 반드시 읽어야 할 책이다. 기(氣), 혈(血), 영(榮), 위(衛)에 관해서도 상세히 기록되어 있다. 음기와 양기의 활동을 알고, 약방문을 내기 위해서도 반드시 읽어야 할 서적이다.

목 차

책머리에/읽고 또 읽으면 이해가 넓어진다 / 4

01 구침십이원(九鍼十二原) — 치료와 경혈 / 11
02 본수(本輸) — 경혈과 생리 / 20
03 소침해(小鍼解) — 치료에서의 주의 / 29
04 사기장부병형(邪氣藏府病形) — 맥과 병증 / 32
05 근결(根結) — 치료 방법 / 51
06 수요강유(壽夭剛柔) — 음양과 치료 / 56
07 관침(官鍼) — 자법 / 62
08 본신(本神) — 생리와 병증 / 67
09 종시(終始) — 증상과 치료 방법 / 73
10 경맥(經脈) — 경락과 병증 / 79
11 경별(經別) — 경락의 흐름 / 116
12 경수(經水) — 자법 / 119
13 경근(經筋) — 병증과 치료 방법 / 122
14 골도(骨度) — 골도법 / 128

15 오십영(五十營) — 생리 / 131

16 영기(營氣) — 생리 / 133

17 맥도(脈度) — 경락과 생리 / 135

18 영위생회(營衛生會) — 생리 / 139

19 사시기(四時氣) — 병증과 치료 방법 / 143

20 오사(五邪) — 병증과 치료 / 147

21 한열병(寒熱病) — 병증과 치료 / 151

22 전광(癲狂) — 병증과 치료 / 156

23 열병(熱病) — 병증과 치료 / 162

24 궐병(厥病) — 병증과 치료 / 168

25 병본(病本) — 치료 방법 / 174

26 잡병(雜病) — 병증과 치료 / 176

27 주비(周痺) — 병리와 병증 / 182

28 구문(口問) — 병리 / 185

29 사전(師傳) — 진찰 방법 / 191

30 결기(決氣) — 생리와 병증 / 195

31 장위(腸胃) — 해부 / 198

32 평인절곡(平人絶穀) — 생리 / 200

33 해론(海論) — 병증 / 202

34 오란(五亂) — 병증과 치료 / 205

35 창론(脹論) — 병증 / 208

36 오륭진액별(五癃津液別) — 생리 / 211

37 오열오사(五閱五使) — 망진 / 214

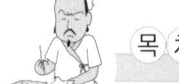

목 차

38 역순비수(逆順肥瘦) — 자법과 충맥 / 217

39 혈락론(血絡論) — 자락법 / 221

40 음양청탁(陰陽淸濁) — 생리 / 224

41 음양계일월(陰陽繫日月) — 음양론 / 226

42 병전(病傳) — 치료 방법 / 230

43 음사발몽(淫邪發夢) — 병리 / 234

44 순기일일분위사시(順氣一日分爲四時) — 오행 / 237

45 외췌(外揣) — 논설 / 240

46 오변(五變) — 병리 / 242

47 본장(本藏) — 생리와 진단 / 246

48 금복(禁服) — 인영맥구진법 / 257

49 오색(五色) — 망진법 / 263

50 논용(論勇) — 생리 / 268

51 배수(背腧) — 경혈과 뜸을 뜨는 방법 / 270

52 위기(衛氣) — 생리와 치료 경혈 / 272

53 논통(論痛) — 생리 / 275

54 천년(天年) — 생리 / 277

55 역순(逆順) — 침을 찌르는 방법 / 280

56 오미(五味) — 양생법 / 283

57 수창(水脹) — 병증 / 286

58 적풍(賊風) — 병인 / 289

59 위기실상(衛氣失常) — 치료 방법 / 291

60 옥판(玉版) — 병증 / 294

61 오금(五禁) — 자법 / 299

62 동수(動輸) — 생리 / 302

63 오미론(五味論) — 양생법 / 304

64 음양이십오인(陰陽二十五人) — 생리 / 307

65 오음오미(五音五味) — 경락 / 315

66 백병시생(百病始生) — 병인과 병증 / 317

67 행침(行鍼) — 생리 / 323

68 상격(上膈) — 병리 / 326

69 우에무언(憂恚無言) — 병리와 치료 / 328

70 한열(寒熱) — 병리 / 330

71 사객(邪客) — 생리 / 332

72 통천(通天) — 병리와 병증 / 337

73 관능(官能) — 치료 방법 / 341

74 논질진척(論疾診尺) — 진단법 / 345

75 자절진사(刺節眞邪) — 치료 방법 / 348

76 위기행(衛氣行) — 생리 / 355

77 구궁팔풍(九宮八風) — 병인 / 359

78 구침론(九鍼論) — 병인과 증상 / 363

79 세로론(歲露論) — 운기 / 368

80 대혹론(大惑論) — 병리 / 371

81 옹저(癰疽) — 생리와 병리 / 375

● ●

편집을 마치며/날카로운 관찰과 풍부한 경험이 생생 / 378

01 / 九鍼十二原
구 침 십 이 원
치료와 경혈

《영추》를 침경(鍼經)이라고도 하는데, 원문 첫머리에 '침경'이라는 말이 나온다.

황제: 환자를 치료할 때는 약초와 석침(石鍼)을 사용하는 방법이 있소. 그런 방법 말고 보다 작고 가느다란 침으로 경맥(經脈)의 기혈(氣血) 순환을 조절하여 치료할 수는 없겠소? 그 방법을 정리한 서적을 만들어 '침경'이라 이름을 붙여서 후세에 전하고 싶소.

황제의 질문에 기백은 자기가 아는 내용을 모두 설명하겠다고 한다. 그 내용이 바로 구침십이원이다.

보사(補瀉)에 관하여
허(虛)하면 보(補)하고, 실(實)하면 사(瀉)한다. 낙맥(絡脈)에 울혈이 있으면 사혈(瀉血)한다. 이것이 자법(刺法: 침자법鍼刺法)의 원칙이다.
- 보법(補法)의 기술: 허한 경맥의 흐름을 따라서 침을 천천히 찌르고 재빨리 뺀다. 침을 뺀 뒤에는 곧바로 침구멍을 닫는다.
- 사법(瀉法)의 기술: 실한 경맥의 흐름을 거슬러서 침을 재빨리 찌르고 천천히 뺀다. 침을 뺀 뒤에는 침구멍을 닫지 않는다.

고전의학의 침구 치료법을 이용하는 사람들은 주로 보사법을 활용한다. 임상에 응용하면 쉽게 이해할 수 있는 내용이므로 간단히 설명한다.

실이란 지나치게 충실한 상태, 물질이 고였거나 막힌 상태, 열을 띤 상태라고 할 수 있다. 예를 들어 근육이 긴장하여 욱신거리고 쑤시며 열기를 느낀다고 하자. 그 부위에 사법을 가하면 근육의 긴장이 풀리고 열기와 통증이 사라진다. 그러나 실한 경우에 보법을 가하면 증세가 더 나빠진다.

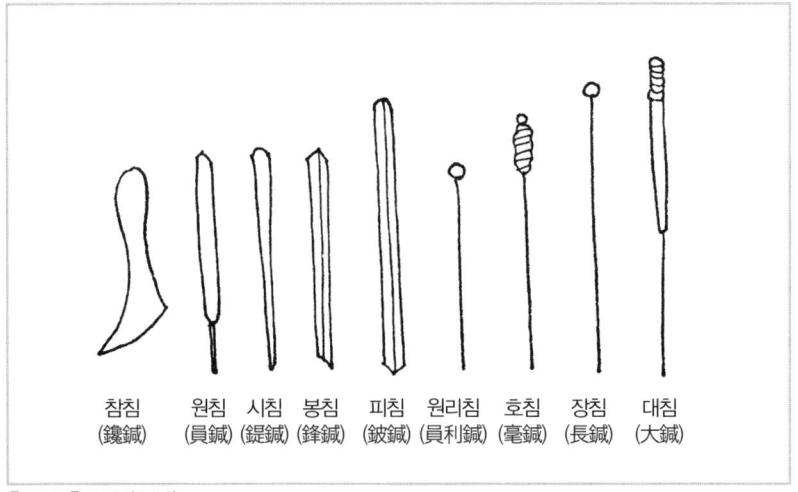

【그림 1】 구침(九鍼)

허란 부족한 상태, 냉기를 느끼는 상태라고 할 수 있다. 예를 들어 허리 부위의 근육을 보자. 그 부위를 손으로 누를 때에 기분이 좋고, 근육에 힘이 없고, 허리가 나른하고, 냉기를 느끼면 허라고 할 수 있다. 이때는 보법을 가해야 한다. 치료한 뒤에는 대개 허리 부위가 따뜻하고 가벼워진다. 그러나 허한 경우에 사법을 가하면 더욱 허해져서 증세가 나빠진다.

침의 종류

- 참침(鑱鍼): 길이 1치 6푼. 양기(陽氣: 열기)가 많은 경우 사법을 가할 때에 사용한다.
- 원침(員鍼): 길이 1치 6푼. 피부를 침 끝으로 안마한다. 침 끝이 둥글기 때문에 피부에 상처가 나지 않는다.
- 시침(鍉鍼): 길이 3치 반. 경맥을 눌러서 기혈의 순환을 도울 때에 사용한다.
- 봉침(鋒鍼): 길이 1치 6푼. 끝이 삼각형으로 생겼고, 사혈할 때에 사용한다.
- 피침(鈹鍼): 길이 4치, 폭 2푼 반. 끝이 칼날처럼 생겼고, 종양이나 종기를 절개할 때에 사용한다.
- 원리침(員利鍼): 길이 1치 6푼. 침의 두께는 말의 꼬리털 정도이고 중간 부분이 약간 부풀어 올랐다. 급성 질병일 때에 사용한다.
- 호침(毫鍼): 길이 1치 6푼. 침 끝이 모기주둥이처럼 가늘다. 얕게 찔러 정기(正氣)를 보하고 통증이나 마비를 제거할 때에 사용한다.
- 장침(長鍼): 길이 7치. 생김새는 가늘고 길다. 깊은 부위의 마비를 제거할 때에 사용한다.
- 대침(大鍼): 길이 4치. 침 끝이 약간 굵다. 관절에 고인 수분을 제거할 때에 사용한다.

이상이 원문에 기록된 아홉 종류의 침 모양과 사용 방법이다. 이 가운데에서 호침은 현재 사용하는 1번 침, 원리침은 10번 침, 봉침은 삼릉침(三稜鍼), 피침은 외과용(外科用) 메스 정도에 해당한다. 원침이나 시침도 현재 많은 침구사가 사용한다. 또한 장침에 해당하는 중국침(中國鍼)도 많이 사용하는 편이다.

저자는 호침, 시침, 원침, 봉침을 각각 구분하여 사용한다. 원문의 내용을 기본으로 하여 사용하지만, 주로 허실(虛實)에 따라서 구분한다. 특히 호침으로 얕게 찌르는 방법을 많이 이용한다.

오수혈(五腧穴)

오장(五臟)하고 연결된 경맥에는 각각 정(井), 형(滎), 수(腧), 경(經), 합(合)의 성질을 지닌 오수혈(五腧穴: 五兪穴, 五輸穴)이 있다. 마찬가지로 육부(六腑)하고 연결된 각 경맥에도 오수혈이 있다. 인체에는 십이경맥(十二經脈)과 십오낙맥(十五絡脈)이 있다. 이 경락의 맥기(脈氣)는 온몸을 순환하는데 사지 말단 부위 맥기의 순환을 정, 형, 수, 경, 합으로 구분할 수 있다. 이 다섯 가지는 각각 다음과 같은 작용을 한다.

- 정(井): 맥기가 나온다.
- 형(滎): 맥기가 머문다.
- 수(腧): 맥기가 흘러든다.
- 경(經): 맥기가 움직인다.
- 합(合): 맥기가 들어간다.

이상의 오수혈에 관해서는 다음 편인 〈본수〉에 상세히 기록되어 있다. 여기에서 설명한 순환 방법은 이해하기 어려운데 다음과 같이 생각할 수 있다.

내장(內臟)하고 가까운 부위의 경맥은 일정한 방향으로 흐르고, 낙맥에 의해 서로 연결돼 복잡하게 얽혀있다. 일례로 위장은 주로 족양명위경(足陽明胃經)하고 연결되지만 폐장, 대장, 소장, 신장 등 대부분의 경맥하고도 관련이 있다. 그렇기 때문에 실제로 수태음폐경(手太陰肺經)이나 족소음신경(足少陰腎經)을 치료하면 위장의 상태가 좋아진다.

오수혈은 팔다리(사지四肢)의 맨 끝에 존재한다. 일반적으로 팔다리의 맨 끝에서 나오는 경맥은 항상 일정한 흐름을 유지하므로 다른 경맥하고 얽히거나 만나지 않는다. 물론 다른 경맥하고 만나는 부분도 있는데 그것은 명확하게 정해져 있다. 따라서 각 경맥의 흐름을 조절할 때 오수혈을 이용하여 치료하면 효과가 확실하다. 고전의학에서 별도로 오수혈을 정한 뜻은 바로 여기에 있다.

원혈(原穴)

오장은 저마다 상대하는 육부가 있고, 오장육부에는 십이원혈(十二原穴)이 있다. 원혈은 팔다리의 관절 부위에 존재하는데, 오장의 기를 받아서 순환하는 대표적인 경맥이다. 그런 이유에서 질병의 반응이 원혈에 나타나므로 당연히 치료혈로 이용해야 한다.

- 폐장: 양 중의 소음[陽中之少陰]. 원혈은 태연(太淵) 2혈.
- 심장: 양 중의 태양[陽中之太陽]. 원혈은 대릉(大陵) 2혈.
- 간장: 음 중의 소양[陽中之少陽]. 원혈은 태충(太衝) 2혈.
- 비장: 음 중의 지음[陰中之至陰]. 원혈은 태백(太白) 2혈.
- 신장: 음 중의 태음[陰中之太陰]. 원혈은 태계(太谿) 2혈.
- 고(膏)의 원혈은 구미혈(鳩尾穴).
- 황(肓)의 원혈은 기해혈(氣海穴).

이와 같이 모두 십이원혈이 있다.

폐장과 심장은 가슴에 위치하므로 양(陽), 그리고 간장, 비장, 신장은 그보다 아래에 위치하므로 음(陰)이라고 구분한다. 양(陽) 가운데서도 심장은 양기가 많고 병들면 열기를 잘 띠므로 양 중의 태양이라고 부른다.

구미혈은 가슴에 위치하고 양기하고 관련이 있다. 기해혈은 아랫배에 위치하고 음기하고 관련이 있다. 구미혈과 기해혈 모두 중요한 경혈인데, 현재는 이것을 원혈로 다루지 않는다. 또한 원문에는 심장의 원혈이 대릉혈이라는 기록이 있고, 《난경難經》의 〈육십육난〉에도 그와 같은 기록이 있다. 그러나 《난경》에는 '소음(少陰: 수소음심경)의 원혈은 태골혈(兌骨穴: 신문혈神門穴)'이라는 문장이 첨가되어 있다.

수궐음심포경(手厥陰心包經)은 이 책의 원문에도 기록되어 있으므로 간단히 설명한다. 현재는 수궐음심포경을 독립된 경맥으로 보고, 그 원혈을 대릉혈로 삼는다. 또한 수소음심경의 원혈은 신문혈로 삼는다. 그러나 본시 수궐음심포경은 수소음심경에서 뻗어 나온 낙맥(가지)이므로, 수궐음심포경에 속하는 경혈은 수소음심경을 치료하는 경혈이기도 하다.

뿐만 아니라 고전의학에서는 '심장이 병들면 수궐음심포경의 낙맥을 치료한다'는 사고방식이 존재했다. 그렇기 때문에 심장이 병들 때에 수궐음심포경을 치료한 것이다. 그런 점에서 실제로 이용하는 대릉혈을 심장의 원혈에 배당했다고 생각할 수 있다.

원문에는 구침과 십이원혈을 조항으로 묶어서 설명했는데, 그 밖의 병증과 치료 방법도 기록되어 있다.

- 변비 때문에 배가 부어오르면 삼양경(三陽經: 양명, 태양, 소양)을 치료한다.
- 설사가 날 때는 삼음경(三陰經: 태음, 소음, 궐음)을 치료한다.
- 열병은 뜨거운 물에 손을 담갔다 재빠르게 빼듯이 치료한다.
- 냉병은 천천히 치료한다.
- 내장에 열이 쌓이면 족삼리(足三里)를 이용하여 치료한다.
- 오장의 병은 음릉천(陰陵泉), 육부의 병은 양릉천(陽陵泉)을 이용하여

치료한다.
- 사법이 지나치면 정기(精氣)가 허해져서 질병을 일으키는 사기(邪氣)가 그대로 머물러 종기가 생긴다.
- 정기가 충분히 보충될 때까지 몇 번이고 반복해서 치료하는 것이 좋다.

九鍼十二原 第一
(法天)

黃帝問於岐伯曰: 余子萬民, 養百姓, 而收其租稅. 余哀其不給, 而屬有疾病. 余欲勿使被毒藥, 無用砭石, 欲以微鍼通其經脈, 調其血氣, 營其逆順出入之會. 令可傳於後世, 必明爲之法. 令終而不滅, 久而不絶, 易用難忘, 爲之經紀. 異其章, 別其表裏, 爲之終始. 令各有形, 先立針經. 願聞其情.

岐伯答曰: 臣請推而次之, 令有綱紀, 始於一, 終於九焉. 請言其道. 小針之要, 易陳而難入. 粗守形, 上守神, 神乎, 神客在門, 未睹其疾, 惡知其原. 刺之微, 在速遲, 粗守關, 上守機, 機之動, 不離其空, 空中之機, 淸靜而微, 其來不可逢, 其往不可追. 知機之道者, 不可掛以髮, 不知機道, 叩之不發, 知其往來, 要與之期, 粗之闇乎, 妙哉工獨有之. 往者爲逆, 來者爲順, 明知逆順, 正行無問. 逆而奪之, 惡得無虛? 追而濟之, 惡得無實, 迎之隨之, 以意和之, 針道畢矣. 凡用針者, 虛則實之, 滿則泄之, 宛陳則除之, 邪勝則虛之. 大要曰: 徐而疾則實, 疾而徐則虛. 言實與虛, 若有若無. 察後與先, 若存若亡, 爲虛與實, 若得若失. 虛實之要, 九針最妙, 補瀉之時, 以針爲之. 瀉曰: 必持內之, 放而出之, 排陽得針, 邪氣得泄. 按而引針, 是謂內溫, 血不得散, 氣不得出也. 補曰隨之, 隨之意若妄之, 若行若按, 如蚊虻止, 如留如還, 去如弦絶, 令左屬右, 其氣故止, 外門已閉, 中氣乃實, 必無留血, 急取誅之. 持針之道, 堅者爲寶. 正指直刺, 無針左右, 神在秋毫, 屬意病者, 審視血脈者, 刺之無殆. 方刺之時, 必在懸陽, 及與兩衛, 神屬勿去, 知病存亡. 血脈者, 在兪橫居, 視之獨澄, 切之獨堅.

九針之名, 各不同形: 一曰鑱針, 長一寸六分; 二曰員針, 長一寸六分; 三曰鍉針, 長三寸半; 四曰鋒針, 長一寸六分; 五曰鈹針, 長四寸, 廣二分半; 六曰員利針, 長一寸六分; 七曰毫針, 長三寸六分; 八曰長針, 長七寸; 九曰大針, 長四寸. 鑱針者, 頭大末銳, 去瀉陽氣. 員針者, 針如卵形, 揩摩分間, 不得傷肌肉者, 以瀉分氣. 鍉針者, 鋒如黍粟之銳, 主按脈勿陷, 以致其氣. 鋒針者, 刃三隅, 以發痼疾. 鈹針者, 末如劍鋒, 以取大膿. 員利針者, 大如氂, 且員且銳, 中身微大, 以取暴氣. 毫針者, 尖如蚊蝱喙, 靜以徐往, 微以久留之而養, 以取痛痺. 長針者, 鋒利身薄, 可以取遠痺. 大針者, 尖如梃, 其鋒微員, 以瀉機關之水也. 九針畢矣.

夫氣之在脈也, 邪氣在上, 濁氣在中, 清氣在下. 故針陷脈則邪氣出, 針中脈則濁氣出, 針太深則邪氣反沉, 病益. 故曰: 皮肉筋脈各有所處, 病各有所宜, 各不同形, 各以任其所宜. 無實無虛, 損不足而益有餘, 是謂甚病, 病益甚. 取五脈者死, 取三脈者恇; 奪陰者死, 奪陽者狂, 針害畢矣. 刺之而氣不至, 無問其數; 刺之而氣至, 乃去之, 勿復針. 針各有所宜, 各不同形, 各任其所爲. 刺之要, 氣至而有效, 效之信, 若風之吹雲, 明乎若見蒼天, 刺之道畢矣.

黃帝曰: 願聞五藏六府所出之處.

岐伯曰: 五藏五腧, 五五二十五腧; 六府六腧, 六六三十六腧. 經脈十二, 絡脈十五, 凡二十七氣, 以上下, 所出爲井, 所溜爲滎, 所注爲腧, 所行爲經, 所入爲合, 二十七氣所行, 皆在五腧也. 節之交, 三百六十五會, 知其要者, 一言而終, 不知其要, 流散無窮. 所言節者, 神氣之所游行出入也, 非皮肉筋骨也. 睹其色, 察其目, 知其散復; 一其形, 聽其動靜, 知其邪正. 右主推之, 左持而御之, 氣至而去之. 凡將用針, 必先診脈, 視氣之劇易, 乃可以治也. 五藏之氣已絶於內, 而用針者反實其外, 是謂重竭, 重竭必死, 其死也靜, 治之者, 輒反其氣, 取腋與膺; 五藏之氣已絶於外, 而用針者反實其內, 是謂逆厥, 逆厥則必死, 其死也躁, 治之者, 反取四末. 刺之害中而不去, 則精泄; 害中而去, 則致氣, 精泄則病益甚而恇, 致氣則生爲癰瘍. 五藏有六府, 六府有十二原, 十二原出於四關四末四取主治五藏. 五藏有, 逆當取之十二原, 十二原者, 五藏之所以稟三百六十五節氣味也. 五藏有也, 應出十二原, 而原各有所出, 六十必死, 睹其應, 而知五藏之害矣. 陽中而少陰, 肺也, 必死出於太淵是久淵二. 陽中而太陽, 心也, 必死出於大陵, 大陵二. 陰中而少陽, 肝也, 必死出於太衝是久衝二. 陰中而至陰, 脾也. 必死出於太白是久白二. 陰中而太陰, 腎也, 必死出於太谿是久谿二. 膏之原, 出於鳩尾, 鳩尾一. 肓之原, 出於脖胦, 脖胦一. 凡此十二原者, 主治五藏六府之有者也. 脹取三陽, 飧泄取三陰. 今夫五藏之有也, 譬猶刺也, 猶污也, 猶結也, 猶閉也. 刺雖久, 猶可拔也; 污雖久, 猶可雪也; 結雖久, 猶可解也; 閉雖久, 猶可決也. 或言久疾原出可取者, 非其說也. 夫善陰, 肺也取厥也, 猶拔刺也, 猶雪污也, 猶解結也, 猶決閉也. 疾雖久, 猶可畢也. 言不可治者, 未得其術也. 刺諸熱者, 如以手探湯; 刺寒清者, 如人不欲行. 陰有陽疾者, 取之下陵三里, 正往無殆, 氣下乃止, 不下復始也. 疾高而內者, 取之陰之陵泉; 疾高而外者, 取之陽之陵泉也.

02 本輸 본수

경혈과 생리

황제: 무릇 침으로 치료하는 사람은 반드시 다음과 같은 내용을 알아야 한다고 들었소. 십이경맥의 흐름, 낙맥이 갈라지는 부위, 오수혈(五腧穴)이 존재하는 부위, 오장과 육부의 관계, 계절과 인체의 관계 등 말이오.

황제는 이렇게 말하고 기백에게 그 내용을 자세히 설명하라고 한다. 여기에 대해 기백은 장부의 표리 관계와 오수혈을 설명한다. 십이경맥과 낙맥은 이 책의 〈경맥〉과 〈경별〉 편에 자세히 기록되어 있다.

오수혈에 대하여

폐장은 소상(小商)으로 나와 엄지손가락의 안쪽에 이른다. 정목(井木: 정혈은 오행의 목에 속한다는 뜻)을 이루며 어제(魚際)에 머문다. 어제는 손의 어(魚)에 해당하는데 형(滎)을 이루고 태연(太淵)으로 흘러든다. 태연은 어(魚)의 뒤쪽 한 치에 해당하는 부위에 있고 수(腧)를 이루며 경거(經渠)로 나간다. 경거는 촌구(寸口)에 있는데 움직이며 머물지 않고 경(經)을 이루며 척택(尺澤)으로 들어간다. 척택은 팔꿈치의 동맥으로 합(合)을 이루는데 수태음폐경(手太陰肺經)이다.

대체로 이러한 형식의 문장으로 각 경맥을 기록했는데, 원혈(原穴)과 함께 표로 정리한다(【표 1】참조).

【표 1】 오수혈과 원혈

오수혈과 원혈	정혈(井穴)	형혈(滎穴)	수혈(腧穴)	경혈(經穴)	합혈(合穴)	원혈(原穴)
성질	나옴[出]	머무름[溜]	흘러듦[注]	흘러나감[行]	들어감[入]	
음경 오행	목(木)	화(火)	토(土)	금(金)	수(水)	
간장(肝)	대돈(大敦)	행간(行間)	태충(太衝)	중봉(中封)	곡천(曲泉)	태충(太衝)
심장(心)	중충(中衝)	노궁(勞宮)	대릉(大陵)	간사(間使)	곡택(曲澤)	대릉(大陵)
비장(脾)	은백(隱白)	대도(大都)	태백(太白)	상구(商丘)	음릉천(陰陵泉)	태백(太白)
폐장(肺)	소상(少商)	어제(魚際)	태연(太淵)	경거(經渠)	척택(尺澤)	태연(太淵)
신장(腎)	용천(湧泉)	연곡(然谷)	태계(太谿)	복류(復溜)	음곡(陰谷)	태계(太谿)
양경 오행	금(金)	수(水)	목(木)	화(火)	토(土)	
담낭(膽)	규음(竅陰)	협계(俠谿)	임읍(臨泣)	양보(陽輔)	양릉천(陽陵泉)	구허(丘墟)
소장(小腸)	소택(少澤)	전곡(前谷)	후계(後谿)	양곡(陽谷)	소해(小海)	완골(腕骨)
위장(胃)	여태(厲兌)	내정(內庭)	함곡(陷谷)	해계(解谿)	삼리(三里)	충양(衝陽)
대장(大腸)	상양(商陽)	이간(二間)	삼간(三間)	양계(陽谿)	곡지(曲池)	합곡(合谷)
방광(膀胱)	지음(至陰)	통곡(通谷)	속골(束骨)	곤륜(崑崙)	위중(委中)	경골(京骨)
삼초(三焦)	관충(關衝)	액문(液門)	중저(中渚)	지구(支溝)	위양(委陽)	양지(陽池)

이 오수혈 표에 대해서 간략하게 설명한다.
수소음심경(手少陰心經)의 오수혈에는 오늘날 수궐음심포경(手厥陰心包經)의 각 혈이 배당되어 있다. 이것은 〈구침십이원〉에서 '수소음심경의 맥기는 수궐음심포경의 낙맥을 통한다'고 설명한 이유 때문이라고 생각된다.

음경(陰經)의 경우 정혈(井穴)에 목이 가장 먼저 배당되어 있다. 다른 경혈에 대한 기록은 없지만 목(木), 화(火), 토(土), 금(金), 수(水)를 배당하면 [표1]하고 같다.

양경(陽經)은 음경과 다르게 정혈에 금이 먼저 배당되어 있다. 그러므로 [표1]처럼 양경과 음경은 오행의 배당이 다르다.

정혈에 대해서만 설명하면 음경은 목, 양경은 금에 해당하며 상극 관계(相剋關係)를 이룬다.

오수혈을 어떻게 치료에 응용할 것인가를 생각하면서, 먼저 원문의 내용부터 정리한다.

- 간사혈(間使穴)은 수소음심경이 병들 때에 반응이 나타나고, 병을 치유하면 그 반응이 사라진다. 간사혈은 경금혈(經金穴: 경혈을 음양으로 구분하면 음은 금, 양은 화에 배속된다. 간사혈은 음경에서 금에 속하는 경혈이라는 뜻)이다. 다른 경금혈도 마찬가지로 생각하여 진단과 치료에 활용할 수 있다.

- 수소양삼초경(手少陽三焦經)의 합혈(合穴)은 족태양방광경(足太陽膀胱經)의 낙맥에 해당하는 위양혈(委陽穴: 천정天井)이다. 족태양방광경의 본경(本經)은 방광하고 연결되며, 방광은 삼초(三焦) 중에서 하초(下焦)의 지배도 받는다. 삼초가 실하면 소변을 제대로 볼 수 없는데, 이때는 위양혈을 사한다. 반대로 삼초가 허하여 소변을 지릴 때는 위양혈을 보한다.

[표1]의 삼초의 합혈에 해당하는 칸에 위양이라고 기입했으니 치료에 활용하기 바란다.

- 족양명위경(足陽明胃經)에 속하는 상거허혈(上巨虛穴)은 대장이 병들 때에 반응이 나타나고, 하거허혈(下巨虛穴)은 소장이 병들 때에 반응

이 나타난다. 대장과 소장은 넓은 의미에서 위장에 속하기 때문이다.

고전의학 치료에서는 소화기 계통의 증상을 호소하면 맥진(脈診)과 문진(問診)을 하여 비허증(脾虛症)으로 보고 치료할 때가 많다. 비장이 허하면 주로 족양명위경에 그 반응이 나타나고, 뿐만 아니라 수양명대장경(手陽明大腸經)과 수태양소장경(手太陽小腸經)에도 반응이 나타난다. 특히 비장이 허하고 대장이나 소장에 열이 나면 상거허혈이나 하거허혈에 반응이 나타난다. 또한 내장에 열이 가득 쌓인 증상을 보이면 족삼리(足三里), 상거허혈, 하거허혈에 그 반응이 나타날 때가 많다. 이것은 여러 가지 치료에 응용할 수 있으므로 주의해야 한다.

원문에는 오수혈을 이용하는 방법에 대한 기록은 없다. 그러므로 자세한 내용을 알려면 다른 서적을 참고해야 하는데, 여기에서는 저자가 오수혈을 이용하는 방법을 간단히 소개한다.

고전의학에서는 음경을 위주로 생각했다. 음기가 허하기 때문에 각 부위에 병이 드는 것이며, 허하지 않으면 병들지 않는다고 생각한 것이다.

일례로 족궐음간경(足厥陰肝經)이 허하다고 가정하자. 족궐음간경에는 정목(井木), 형화(滎火), 수토(腧土), 경금(經金), 합수(合水) 등 각각의 경혈이 있다. 족궐음간경 그 자체는 목의 성질이 있다. 그 중에서도 정목혈은 간장의 성질이 가장 뚜렷한 경혈이다. 그러므로 간장이 허할 때는 먼저 정목혈을 보해야 한다.

이렇게 보면 각 경혈은 족궐음간경에 속하면서 다른 경맥의 성질도 가진다고 생각할 수 있다. 예를 들면 형화혈은 족궐음간경에 속하면서 수소음심경의 성질이 있다. 마찬가지로 수토혈은 비장, 경금혈은 폐장, 합수혈은 신장의 성질을 각각 가진다.

그러므로 족궐음간경이 허해도 비장에 증상이 나타나면 수토혈을 치료한다. 또는 간장이 허한 상태에서 폐장에 증상이 나타나면 경금혈을 치료한다. 이러한 방식을 택하려면 간장, 심장, 비장, 폐장, 신장이 어떤 성질을 가지고 어떻게 활동하며 어떤 증상을 나타내는지 알아야 한다. 또한 병리와 맥의 상태도 중요하므로 반드시 알아야 한다.

일반적으로 실행하는 보사법(補瀉法)은 허하면 그 어미를 보하고, 실하면 그 자식을 사하는 것이다. 다음은 간장이 허한 경우의 보사법이다.

간장을 보하려면 오행의 상생 관계에서 어미에 해당하는 신장을 보해야 한다. 이때는 족궐음간경에서 신장의 성질을 가진 합수혈을 보한다. 물론 족소음신경 그 자체도 보한다.

양경은 음경하고 달라서 오행이나 오수혈에 관계없이 자유롭게 이용할 수 있다. 음기가 허할 때는 양경에 허(虛), 실(實), 한(寒), 열(熱)의 증상이 나타난다. 하지만 그것이 어느 부위에 나타나는지 확실하지 않다.

일례로 족태음비경(足太陰脾經)이 허하면 족양명위경에 변화가 나타나기 쉽다. 그러나 원인에 따라서는 족태양방광경이나 족소양담경 등 다른 양경에도 변화가 나타난다. 그러므로 양경을 치료할 때는 변화가 나타나는 경맥을 직접 치료한다. '허하면 보하고 실하면 사하며, 한(寒)하면 온(溫)하고 열(熱)하면 냉(冷)한다'는 식으로, 상황에 맞춰서 임기응변으로 자유롭게 치료해야 효과를 거둘 수 있다.

오장과 육부의 관계와 작용

- 폐장과 대장은 표리 관계에 있다. 대장(陽)이 표(表)이고 폐장(陰)이 리(裏)이다. 대장은 섭취한 음식물의 영양분을 흡수하고 남은 찌꺼기를 배출하는 역할을 한다.
- 심장[裏]과 소장[標]은 표리 관계이고, 소장은 섭취한 음식물을 소화

하고 흡수한다.
- 간장[裏]과 담낭[標]은 표리 관계이고, 담낭은 일을 진행시키는 기력을 갖추고 있다.
- 비장[裏]과 위장[標]은 표리 관계이고, 위장은 음식물을 받아들인다.
- 신장[裏]과 방광[標]은 표리 관계이고, 방광은 소변을 저장한다.
- 소양삼초(少陽三焦)는 육부 중에서 오장과 표리 관계를 이루지 않으므로 고부(孤腑)라고 한다. 그 기능은 신장, 폐장하고 관계가 있다. 또한 양기를 순환시키고 수분을 조절하는 작용이 있으므로 방광하고도 관련이 있다.

계절에 따른 자법
- 봄에는 낙맥과 형화혈, 그리고 경맥 상에서 살이 갈라지는 부위의 경혈을 선택해야 한다. 병세가 중증이면 침을 깊게 찌르고, 경증이면 얕게 찌른다.
- 여름에는 얕게 찌르고, 수토혈을 이용하여 치료한다.
- 가을에는 합혈을 치료하는데, 그 외에는 봄과 같은 자법을 이용한다.
- 겨울에는 정목혈과 수토혈을 깊이 찌르는 것이 좋다. 근육이 땅길 때는 침을 수직으로 찔러야 한다. 마비환자는 눕혀 놓고 손발을 뻗게 한 상태에서 치료하는 것이 좋다.

이상이 원문의 주요 내용이다. 원문에 '육부는 모두 족삼양(足三陽: 위경, 방광경, 담경)으로 나온다'라는 문장도 있다. 한약 치료에서 태양병(太陽病), 양명병(陽明病), 소양병(少陽病)인 경우에 족경맥(足經脈) 위주로 생각한 것은 이 때문이다.

앞에서 설명했듯이 소장과 대장은 위장에 속하므로 양명경은 위장이 주가 되고, 태양경은 방광이 주가 된다. 또한 소양삼초는 폐장, 신장, 방광하고 관계하므로 소양경은 담낭이 주가 된다.

本輸 第二
(地法)

黃帝問於岐伯曰: 凡刺之道, 必通十二經絡之所終始, 絡脈之所別處, 五輸之所留, 六府之所與合, 四時之所出入, 五藏之所溜處, 闊數之度, 淺深之狀, 高下所至. 願聞其解.
岐伯曰: 請言其次也. 肺出於少商, 少商者, 手大指端內側也, 爲井木; 溜於魚際, 魚際者, 手魚也, 爲滎; 注於太淵, 太淵, 魚後一寸陷者中也, 爲腧; 行於經渠, 經渠, 寸口中也, 動而不居, 爲經; 入於尺澤, 尺澤, 肘中之動脈也, 爲合, 手太陰經也. 心出於中衝, 中衝, 手中指之端也, 爲井木; 流於勞宮, 勞宮, 掌中中指本節之內間也, 爲滎; 注於大陵, 大陵, 掌後兩骨之間方下者也, 爲腧; 行於間使, 間使之道, 兩筋之間, 三寸之中也, 有過則至, 無過則止, 爲經; 入於曲澤, 曲澤, 肘內廉下陷者之中也, 屈而得之, 爲合, 手少陰也. 肝出於大敦, 大敦者, 足大指之端及三毛之中也, 爲井木; 溜於行間, 行間, 足大指間也, 爲滎; 注於太衝, 太衝, 行間上二寸陷者之中也, 爲腧; 行於中封, 中封, 內踝之前一寸半, 陷者之中, 使逆則宛, 使和則通, 搖足而得之, 爲經; 入於曲泉, 曲泉, 輔骨之下, 大筋之上也, 屈膝而得之, 爲合, 足厥陰也. 脾出於隱白, 隱白者, 足大指之端內側也, 爲井木; 溜於大都, 大都, 本節之後, 下陷者之中也, 爲滎; 注於太白, 太白, 腕骨之下也, 爲腧; 行於商丘, 商丘, 內踝之下, 陷者之中也, 爲經; 入於陰之陵泉, 陰之陵泉, 輔骨之下, 陷者之中也, 伸而得之, 爲合, 足太陰也. 腎出於湧泉, 湧泉者, 足心也, 爲井木; 溜於然谷, 然谷, 然骨之下者也, 爲滎; 注於太溪, 太溪, 內踝之後, 跟骨之上, 陷中者也, 爲腧; 行於復溜, 復溜, 上內踝二寸, 動而不休, 爲經; 入於陰谷, 陰谷, 輔骨之後, 大筋之下, 小筋之上也, 按之應手, 屈膝而得之, 爲合, 足少陰經也. 膀胱出於至陰, 至陰者, 足小指之端也, 爲井金; 溜於通谷, 通谷, 本節之前外側也, 爲滎; 注於束骨, 束骨, 本節之後, 陷者中也, 爲腧; 過於京骨, 京骨, 足外側大骨之下, 爲原; 行於崑崙, 崑崙, 在外踝之後, 跟骨之上, 爲經; 入於委中, 委中, 膕中央, 爲合, 委而取之, 足太陽也. 膽出於竅陰, 竅陰者, 足小指次指之端也, 爲井金; 溜於俠谿, 俠谿, 足小指次指之間也, 爲滎; 注於臨泣, 臨泣, 上行一寸半陷者中也, 爲腧; 過於丘墟, 丘墟, 外踝之前下, 陷者中也, 爲原; 行於陽輔, 陽輔, 外踝之上, 輔骨之前, 及絶骨之端也, 爲經; 入於陽之陵泉, 陽之陵泉, 在膝外陷者中也, 爲合, 伸而得之, 足少陽也. 胃出於厲兌, 厲兌者, 足大指內次指之端也, 爲井金; 溜於內庭, 內庭, 次指外間也, 爲滎; 注於陷谷, 陷谷者, 上中指內間上行二寸陷者中也, 爲腧; 過於衝陽, 衝陽, 足跗上五寸陷者中也, 爲原, 搖足而得之; 行於解谿, 解谿, 上衝陽一寸半陷者中也, 爲經; 入於下陵, 下陵, 膝下三寸, 胻骨外三里也, 爲合; 復下三里三寸爲巨虛上廉, 復下上廉三寸爲巨虛下廉也, 大腸屬上, 小腸屬下, 足之京胃脈也, 大腸小腸, 皆屬於胃, 是足之京也. 三焦者, 上合手少陽, 出於關衝, 關衝者, 手小指次指之端也, 爲井金; 溜於液門, 液門, 小指次指之間也, 爲滎; 注於中渚, 中渚, 本節之後陷者中也, 爲腧; 過於陽池, 陽池, 在腕上陷者之中也, 爲原; 行於支溝, 支溝, 上腕三寸, 兩骨之間陷者中也, 爲經; 入於天井, 天井, 在肘外大骨之上陷者中也, 爲合, 屈肘乃得之; 三焦下腧, 在於足大指之前, 少陽之後, 出於膕中外廉, 名曰委陽, 是太陽絡也. 手少陽經也. 三焦者, 足少陽太陰之所將, 太陽之別也, 上踝五寸, 別入貫腨腸, 出於委陽, 並太陽之正, 入絡膀胱, 約下焦, 實則閉癃, 虛則遺溺, 遺溺則補之, 閉癃則瀉之. 手太陽小腸者, 上合手太陽, 出於少澤, 少澤, 小指之端也, 爲井金; 溜於前谷, 前谷, 在手外廉本節前陷者中也, 爲滎; 注於後谿, 後谿者, 在手外側本節之後也, 爲腧; 過於腕骨, 腕骨, 在手外側腕骨之前, 爲原; 行於陽谷, 陽谷, 在銳骨之下陷者中也, 爲經; 入於小海, 小海, 在肘內大骨之外, 去端半寸陷者中也, 伸臂而得之, 爲合, 手太陽經也. 大腸上合手陽明, 出於商陽, 商陽, 大指次指之端也, 爲井金; 溜於本節之前二間, 爲滎; 注於本節之後三間, 爲腧; 過於合谷, 合谷, 在大指岐骨之間, 爲原; 行於陽谿, 陽谿在兩筋間陷者中也, 爲經; 入於曲池, 在肘外輔骨陷者中, 屈臂而得之, 爲合, 手陽明也, 是謂五藏六府之腧, 五五二十五腧, 六六三十六腧也. 六府皆出足之三陽, 上合於手者也.

缺盆之中, 任脈也, 名曰天突, 一. 次任脈側之動脈, 足陽明也, 名曰人迎, 二. 次脈手陽明也, 名曰扶突, 三. 次脈手太陽也, 名曰天窗, 四, 次脈足少陽也,名曰天容, 五. 次脈手少陽也, 名曰天牖, 六. 次脈足太陽也, 名曰天柱, 七. 次脈頸中央之脈, 督脈也, 名曰風府. 腋內動脈, 手太陰也, 名曰天府. 腋下三寸, 手心主也, 名曰天池. 刺上關者, 呿不能欠; 刺下關者, 欠不能呿. 刺犢鼻者, 屈不能伸; 刺兩關者, 伸不能屈. 足陽明挾喉之動脈也, 其腧在膺中. 手陽明次在其腧外, 不至曲頰一寸. 手太陽當曲頰. 足少陽在耳下曲頰之後. 手少陽出耳後, 上加完骨之上. 足太陽挾項大筋之中髮際. 陰尺動脈在五裏, 五腧之禁也. 肺合大腸, 大腸者, 傳道之府. 心合小腸, 小腸者, 受盛之府. 肝合膽, 膽者, 中精之府. 脾合胃, 胃者, 五穀之府. 腎合膀胱, 膀胱者, 津液之府也. 少陽屬腎, 腎上連肺, 故將兩藏. 三焦者, 中瀆之府也, 水道出焉, 屬膀胱, 是孤之府也. 是六府之所與合者. 春取絡脈諸滎大經分肉之間, 甚者深取之, 間者淺取之. 夏取諸腧孫絡肌肉皮膚之上. 秋取諸合, 餘如春法. 冬取諸井諸腧之分, 欲深而留之. 此四時之序, 氣之所處, 病之所舍, 藏之所宜. 轉筋者, 立而取之, 可令遂已. 痿厥者, 張而刺之, 可令立快也.

03 / 小鍼解
치료에서의 주의

본 편은 〈구침십이원〉에 기록된 내용 중에서 난해한 부분을 발췌하여 설명하고 있다. 그 내용을 정리하면 다음과 같다.

- 소침(小鍼)을 운용하는 것은 매우 어려운 일이다. 실력이 부족한 의사는 단순히 기계적으로 침을 찌를 뿐이지만, 우수한 의사는 환자의 기혈 상태를 확인한 후에 보사를 한다.
- 기혈의 상태는 피부색이나 광택, 눈빛, 촌구맥, 말과 행동거지 등을 통해서 알 수 있다.
- 기혈의 변화는 경맥의 반응으로 나타나므로 경맥이나 낙맥의 흐름을 알아야 한다.
- 침의 보사는 미묘한 것이다. 사기가 왕성할 때는 보하면 안 되고, 이미 사기가 사라졌을 때는 사하면 안 된다. 정기(正氣)나 사기의 상태를 잘 살펴서 그 틈을 놓치지 말고 보사해야 한다.
- 보하면 정기가 충실해지므로 무엇인가 얻은 듯한 느낌이 들고, 사하면 무엇인가 잃은 듯한 느낌이 든다.

원문에는 보다 자세한 내용이 기록되어 있으므로 한번쯤 읽어보기 바란다. 허실보사(虛實補瀉)에 대해서는 이미 설명했으므로 여기에서는 생략한다.

다음에는 질병의 원인을 알아야 한다는 내용이 기록되어 있다. 치료하는 데에 참고가 될 것이다.
- 외사(外邪) 중에서 풍사(風邪)는 상체를 통해 침입하기 쉽다. 이때는 침을 상체에 얕게 찌르는 것이 좋다.
- 음식물은 위장에서 소화 흡수된다. 그 중에서 정기(精氣)는 폐장에 의해 온몸으로 보내지고 탁기(濁氣: 찌꺼기)는 위장을 지나 배설된다. 하지만 음식에 과부족이 있거나 생활이 불규칙하면 위장병에 걸린다. 이때는 양명경(陽明經: 대장경, 위경)의 합혈에 침을 얕게 찌른다.
- 냉기나 습기 같은 사기는 하체를 통해 침입하기 쉽다.
- 오장의 음기가 허할 때에 양경을 보하면 양기가 왕성해져서 음기는 더욱 허해지므로 사망하기도 한다.
- 오장의 양기가 허할 때에 음기를 보하면 양기가 더욱 허해져서 사망하기도 한다.
- 음기와 양기, 어느 한쪽이 허한지는 맥을 통해서 알 수 있다. 양기는 양경의 합혈을 이용하여 보하고, 음기는 오수혈(五腧穴)에 침을 찌르면 보할 수 있다.

小鍼解 第三
(法人)

所謂易陳者, 易言也. 難入者, 難著於人也. 麤守形者, 守刺法也. 上守神者, 守人之血氣有餘不足, 可補瀉也. 神客者, 正邪共會也. 神者, 正氣也. 客者, 邪氣也. 在門者, 邪循正氣之所出入也. 未睹其疾者, 先知邪正何經之疾也. 惡知其原者, 先知何經之病所取之處也. 刺之微在數遲者, 徐疾之意也. 麤守關者, 守四肢而不知血氣正邪之往來也. 上守機者, 知守氣也. 機之動不離其空中者, 知氣之虛實, 用針之徐疾也. 空中之機淸淨以微者, 針以得氣, 密意守氣勿失也. 其來不可逢者, 氣盛不可補也. 其往不可追者, 氣虛不可瀉也. 不可掛以髮者, 言氣易失也. 扣之不發者, 言不知補瀉之意也, 血氣已盡而氣不下也. 知其往來者, 知氣之逆順盛虛也. 要與之期者, 知氣之可取之時也. 麤之闇者, 冥冥不知氣之微密也. 妙哉! 工獨有之者, 盡知針意也. 往者爲逆者, 言氣之虛而小, 小者逆也. 來者爲順者, 言形氣之平, 平者順也. 明知逆順, 正行無問者, 言知所取之處也. 迎而奪之者, 瀉也. 追而濟之者, 補也. 所謂虛則實之者, 氣口虛而當補之也. 滿則泄之者, 氣口盛而當瀉之也. 宛陳則除之者, 去血脈也. 邪勝則虛之者, 言諸經有盛者, 皆瀉其邪也. 徐而疾則實者, 言徐內而疾出也. 疾而徐則虛者, 言疾內而徐出也. 言實與虛若有若無者, 言實者有氣, 虛者無氣也. 察後與先若亡若存者, 言氣之虛實, 補瀉之先後也, 察其氣之已下與常存也. 爲虛與實若得若失者, 言補者必然若有得也, 瀉則怳然若有失也. 夫氣之在脈也邪氣在上者, 言邪氣之中人也高, 故邪氣在上也. 濁氣在中者, 言水穀皆入於胃, 其精氣上注於肺, 濁溜於腸胃, 言寒溫不適, 飮食不節, 而病生於腸胃, 故命曰濁氣在中也. 淸氣在下者, 言淸濕地氣之中人也, 必從足始, 故曰淸氣在下也. 針陷脈則邪氣出者, 取之上. 針中脈則濁氣出者, 取之陽明合也. 針太深則邪氣反沉者, 言淺浮之病, 不欲深刺也, 深則邪氣從之入, 故曰反沉也. 皮肉筋脈各有所處者, 言經絡各有所主也. 取五脈者死, 言病在中, 氣不足, 但用針盡大瀉其諸陰之脈也. 取三陽之脈者, 唯言盡瀉三陽之氣, 令病人恇然不復也. 奪陰者死, 言取尺之五裏五往者也, 奪陽者狂, 正言也. 睹其色察其目知其散復一其形聽其動靜者, 言上工知相五色於目, 有知調尺寸小大緩急滑澁, 以言所病也. 知其邪正者, 知論虛邪與正邪之風也. 右主推之左持而御之者, 言持針而出入也. 氣至而去之者, 言補瀉氣調而去之也. 調氣在於終始一者, 持心也. 節之交三百六十五會者, 絡脈之滲灌諸節者也. 所謂五藏之氣已絶於內者, 脈口氣內絶不至, 反取其外之病處與陽經之合, 有留針以致陽氣, 陽氣至則內重竭, 重竭則死矣, 其死也無氣以動, 故靜. 所謂五藏之氣已絶於外者, 脈口氣外絶不至, 反取其四末之輸, 有留針以致其陰氣, 陰氣至則陽氣反入, 入則逆, 逆則死矣, 其死也陰氣有餘, 故躁. 所以察其目者, 五藏使五色循明, 循明則聲章, 聲章者, 則言聲與平生異也.

04 / 邪氣藏府病形
사기장부병형
맥과 병증

앞에서 살펴본 세 편에는 경혈과 보사법이 기록되어 있다. 본 편에는 그것을 활용하는 데에 필요한 병인, 진단, 증상이 기록되어 있다. 그 내용을 정리하면 다음과 같다.

외인(外因)
- 외사 중에서 풍사(風邪)는 상반신, 습사(濕邪)는 하반신을 통해 침입하기 쉽다. 외사는 노동이나 음식으로 말미암아 체표면의 방어력이 허할 때에 침입하기 쉽다.
- 외사는 삼양경맥(三陽經脈: 양명경, 태양경, 소양경)을 통해서도 침입한다. 음경(陰經)에 외사가 침입한 경우에는 그 경맥에 속한 장기에는 침입하지 않는다. 장기는 항상 실하므로 사기를 받아들이지 않기 때문이다. 설령 사기가 침입한다 해도 그 장기의 표에 해당하는 장부로 되돌아가서 그곳에 병을 일으킨다.
- 그러나 장부의 활동이 허한 상태에 놓이면 외사가 장기에 직접 침입하기도 한다.

고전의학에서는 풍(風), 한(寒), 서(暑), 습(濕), 조(燥)를 외인 또는 외사라고 부른다. 이것에 의해 일정한 병증이 생긴다고 생각한 것이다. 그리고 이 중에서도 풍은 만병의 근원이라 하여 수많은 질병을 일으키는 원인이라고 생각했다. 현대의학에서 말하는 뇌졸중도 풍사가 원인이라고 보았다. 한사(寒邪)도 여러 가지 질병을 일으킨다. 한약 치료서인 《상한론》에는 한사가 침입했을 때의 상태와 치료에 이용하는 약방문이 기록되어 있다. 또한 상한(傷寒: 한사에 의한 질병)은 증상이 심하고 빠르게 진행하므로 치료를 잘못했을 때의 구급법도 자세히 기록되어 있다. 그 밖에 《상한론》에는 풍, 서, 습, 조 등의 외사가 침입했을 때의 상태도 기록되어 있다.

외사가 침입하면 오한(惡寒)과 발열(發熱) 증상이 나타난다. 만약 풍사나 한사가 원인이면 두통이 나타나고, 습사가 원인이면 대부분 손발 관절통이 나타나고, 조사가 원인이면 근육통이 나타나고, 서사가 원인이면 입이 바싹바싹 마른다. 이러한 증상은 노동을 해서 땀을 많이 흘린 탓에 주리(腠理: 살가죽 곁에 잘게 생긴 결)가 활짝 열린 무방비 상태일 때에 외사가 침입했기 때문이다.

표의 활동이 약해서 병든 경우 침구 치료를 하려면 먼저 표를 담당하는 수태음폐경(手太陰肺經)을 보하고 열과 통증이 있는 경맥을 사한다. 약물 치료를 할 때는 표의 활동을 돕는 계지탕(桂枝湯)이나 마황탕(麻黃湯)으로 다스린다. 어떤 치료를 하든지 몸을 따뜻하게 해서 땀을 내면 열이 식는다.

외사가 태양경(太陽經: 소장경, 방광경)에 침입하여 병이 나는 경우가 많다. 원문에는 삼양경의 어떤 부위에서 열이 발생하는지 기록되어 있다. 그러므로 삼양경의 병인 경우에도 열과 오한이 나면 수태음폐경을 보하고 계지탕을 처방하는 것이 좋다. 또한 삼양경은 〈본수〉편에 기록되어 있듯이, 원래 양기가 많은 족경맥(足經脈)이 주를 이루므로 외사가 침입하면 열이 나기 마련이다.

음경에 외사가 침입하면, 그 반응이 부에 나타난다고 기록되어 있다. 부는 양기가 많은 곳이므로 병에 걸리면 열이 난다. 앞에서 부는 위장이 중심이 된다고 설명했다. 따라서 부에 열이 있다는 것은 위장의 열이라고 말할 수 있다. 위장에 열이 나면 식욕부진, 설사, 변비, 고열, 목마름, 근육 땅김, 헛소리, 손발에 땀이 많이 나는 증상을 나타낸다.

침으로 치료할 때는 족태음비경을 보하고 양명경(陽明經)을 사한다. 약재를 이용할 때는 장(腸)의 열기를 제거하는 대황제(大黃劑)로 다스린다. 흔히 어린이가 고열이 날 때에 관장(灌腸)을 하여 열을 내리곤 한다. 이것은 장에 열이 있을 때에만 해당하고, 그밖에는 별 효과가 없다.

《상한론》은 열병 치료를 위한 중요한 서적이지만, 생리와 병리에 대한 기록은 드물다. 따라서 《상한론》을 올바르게 응용하려면 반드시 《소문》과 《영추》를 읽어야 한다.

그 밖의 원인
- 걱정으로 신경(神經)을 지나치게 혹사시키면 심장이 손상된다.
- 몸을 차갑게 하거나 차가운 음식물을 많이 섭취하면 폐장이 손상되어 기침과 가래가 끓는 증상이 나타난다.
- 타박상으로 몸속에 어혈(瘀血: 피가 맺힘)이 생기거나, 몹시 화를 내어 기가 상승하면 가슴 부위에 피가 맺혀서 간장이 손상된다.
- 술에 취한 상태에서 섹스한 다음 땀을 흘린 채 바람을 쐬면 비장이 손상된다.
- 힘든 노동이나 섹스를 하여 땀을 흘린 뒤에 물을 뒤집어쓰면 신장이 손상된다.
- 이러한 원인으로 오장이 손상되었을 때는 외사가 직접 침입한다.

이처럼 내인(內因: 정신적인 것 등), 섹스, 음식, 노동 등도 질병을 일으키는 원인이 된다.

실제로 진찰할 때, 이러한 원인 때문에 병에 걸린 환자를 많이 본다. 그 원인을 알면 어느 장기가 허한지 대충은 알 수 있다. 그리고 장기의 생리를 알고 증상을 정리하면 치료해야 할 장기를 쉽게 찾아낼 수 있다.

장기의 정기가 허하여 병에 걸린 경우, 열증(熱症)이 생기면 그것은 육부의 열로 변하여 양경(陽經)에 반응이 나타난다. 이때는 음경을 보하고 양경의 열을 사한다. 만약 한증(寒症)이 나타나면 음경과 양경을 함께 보한다. 한열(寒熱)을 구별할 수 없을 때는 맥의 허실에 따라 보사한다.

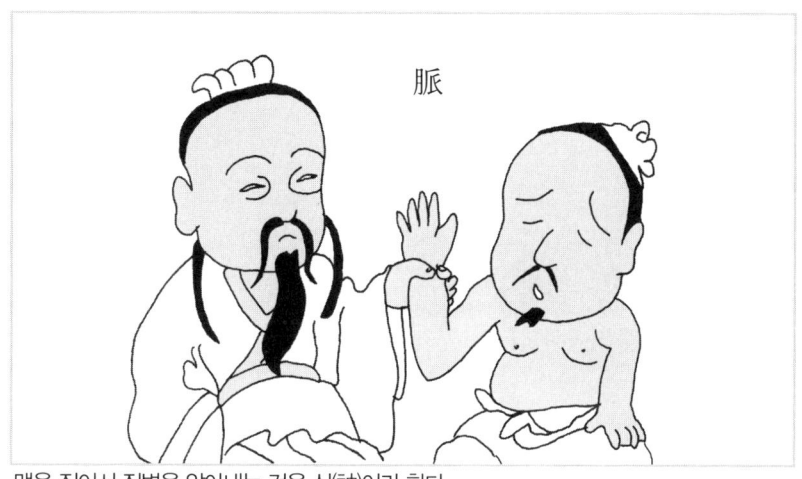

맥을 짚어서 질병을 알아내는 것을 신(神)이라 한다

진단 방법

황제: 색깔을 보고 질병을 알아내는 것을 명(明)이라 하고, 맥을 짚어서 질병을 알아내는 것을 신(神)이라 하고, 그 증상을 물어서 질병이 생긴 부위를 알아내는 것을 공(工)이라 한다고 들었소. 이 점에 대해서 자세히 설명해주시겠소.

황제의 질문에 기백은 맥과 피부색에 대하여 자세히 설명한다.

안색(顔色)과 맥의 관계
- 청색이면 현맥(弦脈: 간목肝木)이 나타난다.
- 적색이면 구맥(鉤脈: 구鉤 = 홍洪, 심화心火)이 나타난다.
- 황색이면 대맥(代脈: 대代 = 완緩, 비토脾土)이 나타난다.
- 백색이면 모맥(毛脈: 모毛 = 부浮, 폐금肺金)이 나타난다.
- 흑색이면 석맥(石脈: 석石 = 침沈, 신수腎水)이 나타난다.

( )안은 저자의 주석이다. 후세에 이르러 구맥은 홍맥, 대맥은 완맥, 모맥은 부맥, 석맥은 침맥으로 불리게 되었다. 또한 얼굴에 나타나는 색깔은 청색은 눈, 적색은 혀, 황색은 입술, 백색은 피부 전체, 흑색은 귀에 잘 나타난다.

어쨌든 질병은 이런 식으로 나타나는 것이 일반적이다. 만약 상극 관계로 나타날 때는 사병(死病: 중증)이고, 상생 관계로 나타날 때는 병이 낫는다고 원문에 기록되어 있다.

상극 관계이면 중증
- 금극목(金克木): 청색 = 모맥(폐장 → 간장).
- 수극화(水克火): 적색 = 석맥(신장 → 심장).
- 목극토(木克土): 황색 = 현맥(간장 → 비장).
- 화극금(火克金): 백색 = 구맥(심장 → 폐장).
- 토극수(土克水): 흑색 = 대맥(비장 → 신장).

상극 관계란 간장은 비장을 이기고, 비장은 신장을 이기고, 신장은 심장을 이기고, 심장은 폐장을 이기고, 폐장은 간장을 이긴다는 것이다. 여기에서 이긴다는 말은 극한다는 뜻이다.

    일례로 간장은 항상 비장의 활동을 억제한다고 생각할 수 있다. 또한 간장은 항상 비장으로부터 무엇인가를 빼앗아서 그것에 의해 활동한다. 비장은 피를 만드는데 간장이 근육을 움직이려면 피가 필요하다. 따라서 간장이 활동하면 할수록 비장으로부터 많은 피를 빼앗아야 한다. 이것을 간장은 비장에 이긴다고 표현한 것이다.

상생 관계이면 경증
- 목생화(木生火): 청색 = 구맥(간장 → 심장).
- 화생토(火生土): 적색 = 대맥(심장 → 비장).
- 토생금(土生金): 황색 = 모맥(비장 → 폐장).
- 금생수(金生水): 백색 = 석맥(폐장 → 신장).
- 수생목(水生木): 흑색 = 현맥(신장 → 간장).

    상생 관계란 간장은 심장을 낳고, 심장은 비장을 낳고, 비장은 폐장을 낳고, 폐장은 신장을 낳고, 신장은 간장을 낳는 것을 말한다. 이것을 부모와 자식 간의 관계라고 한다. 심장은 간장에 의해 활동을 한다. 또는 심장은 간장의 도움을 받는다고 생각할 수 있다. 상생과 상극 관계를 정리한 것이 【그림 2】이다.

척피(尺皮)와 맥의 관계
- 맥이 급하면 척피의 피부는 긴장한다.
- 맥이 완만하면 척피의 피부는 늘어진다.
- 맥이 작으면 척피의 피부는 힘이 없다.
- 맥이 크면 척피의 피부는 힘이 있다.

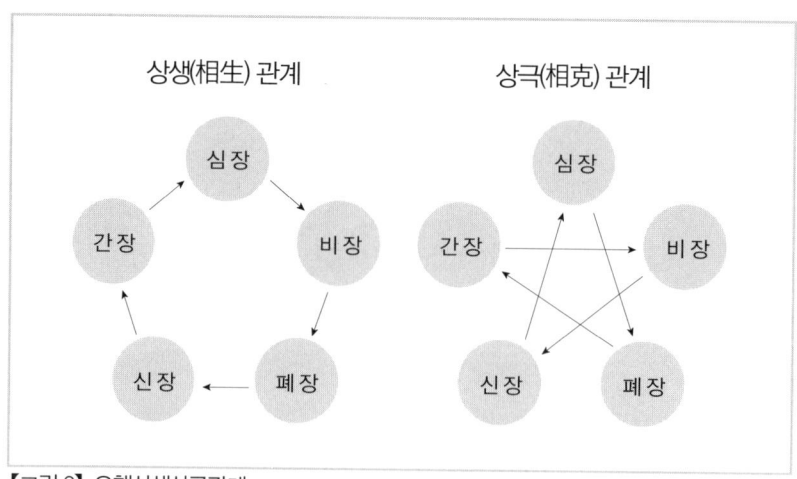

【그림 2】 오행상생상극관계

- 맥이 매끄러우면 척피의 피부는 매끄럽다.
- 맥이 거칠면 척피의 피부는 거칠다.

맥, 안색, 척피의 세 가지 상태를 잘 진단하여 치료하는 의사를 상공(上工)이라고 한다. 상공은 열 명 중에서 아홉 명을 치료할 수 있다. 두 가지만을 진단하여 치료하는 의사를 중공(中工)이라 하는데 열 명 중에서 일곱 명을 치료한다. 한 가지만을 진단하여 치료하는 의사를 하공(下工)이라 하는데 열 명 중에서 여섯 명밖에 치료하지 못한다.

척피는 공최혈(孔最穴) 주변의 피부를 가리킨다. 척피의 긴장과 이완, 땀의 유무 등을 맥의 상태하고 대비시키면 온몸의 영양 상태나 질병의 깊이를 알 수 있다. 임상에 많은 도움이 되므로 반드시 연습하기 바란다.

맥의 상태와 병증

맥의 급(急: 빠름), 완(緩: 느림), 대(大: 큼), 소(小: 작음), 활(滑: 매끄러움), 색(澁: 껄끄러움)에는 다음과 같은 뜻이 있으며 각각의 자법(刺法)이 다르다.

- 급맥(急脈, 긴맥緊脈)은 한기(寒氣)가 많을 때에 나오는 맥이다. 침을 약간 깊이 찌르고 잠시 그대로 놓아두는 것이 좋다.
- 완맥(緩脈)은 열기(熱氣)가 많을 때에 나오는 맥이다. 침을 얕게 찌르고 재빨리 뽑아서 열을 제거한다.
- 대맥(大脈)은 기가 많고 피가 부족할 때에 나오는 맥이다. 기를 사하고 피가 나오지 않도록 침을 놓는다.
- 소맥(小脈)은 기혈이 모두 부족할 때에 나오는 맥이다. 침으로는 치료가 불가능하고, 비장을 보하는 단맛이 나는 한약을 복용하는 것이 좋다.
- 활맥(滑脈)은 양기가 왕성하고 약간의 열이 있을 때에 나오는 맥이다. 얕게 찔러서 양기를 사하는 것이 좋다.
- 색맥(澁脈)은 피가 많고 기가 부족할 때에 나오는 맥이다. 경맥을 짚으면서 그 흐름에 따라 침을 놓는다. 침을 뺀 뒤에는 피가 나지 않도록 주의한다.

이렇듯 맥에 따라 그 질병의 상태가 달라진다는 사실을 확인하고, 거기에 맞추어 침을 놓는 것이 고전의학의 치료 방법이다. 여기에 기록된 내용이 그 기본이라고 할 수 있다.

그리고 각 장기별로 그러한 맥이 나올 때, 그 증상이 어떻게 나타나는지 기록되어 있다. 심맥(心脈)과 간맥(肝脈)은 《소문》의 〈맥요정미론〉에 기록되어 있는 맥진 부위라고 생각하면 된다. 예를 들어 심맥은 왼손 촌구 부위의 맥으로 보고, 그 부위의 맥이 급맥이거나 완맥일 때는 어떻다는 식으로 설명한 것이다(표 2) 《소문》의 〈맥요정미론〉 참조).

【표 2】 맥진 부위

	왼 손		오른 손		
	띄움[浮]	누름[沈]	띄움[浮]	누름[沈]	
촌구(寸口)	심장	심포	폐장	가슴	기구
관상(關上)	간장	횡격막[膈]	위장	비장	(氣口)
척중(尺中)	신장	배	신장	배	
	계협(季脇)		계협(季脇)		

심맥(心脈), 왼손 촌구 부위의 맥

- 급맥이 심하면 경련을 일으킨다. 급맥이 가벼울 때는 심장이 등 쪽으로 당겨지는 듯한 통증을 느끼고 위장이 답답하다.
- 완맥이 심하면 정신 이상을 일으켜서 괜히 웃음을 터뜨린다. 완맥이 약간 느릴 때는 중완혈(中脘穴) 주변에 응어리가 만져지고 피가 섞인 침을 뱉는다.
- 대맥이 심하면 목이 막힌 듯한 느낌이 든다. 대맥이 가벼울 때는 심장 부위에 무엇인가 꽉 찬 느낌과 함께 그것이 등 쪽으로 밀리는 듯한 느낌이 들고 눈물을 자주 흘린다.
- 소맥이 심하면 재채기를 한다. 소맥이 가벼울 때는 아무리 먹어도 살이 찌지 않는데 그 이유는 위장에 열이 찼기 때문이다.
- 활맥이 심하면 입이 자주 마른다. 활맥이 가벼울 때는 가슴에 통증을 느끼고, 그 통증이 배꼽까지 울리면 아랫배가 찌릿찌릿하다.
- 색맥이 심하면 목소리가 나오지 않는다. 색맥이 가벼울 때는 몸의 이곳저곳에서 출혈을 하고 현기증을 일으키며 귀울음(이명耳鳴)과 간질

증상이 나타난다.

폐맥(肺脈), 오른손 촌구 부위의 맥
- 급맥이 심하면 간질 증상을 일으킨다. 급맥이 가벼울 때는 발열과 오한이 나고 온몸이 나른하며, 기침을 하면 피가 섞인 가래가 나온다. 또한 기침을 할 때에 허리와 등 그리고 가슴까지 울리는 통증을 느낀다. 그리고 콧구멍에 종기가 생기거나 코가 막히는 증상이 나타난다.
- 완맥이 심하면 땀을 많이 흘린다. 완맥이 가벼울 때는 손발에 힘이 빠지고 반신불수가 된다. 또한 부스럼(종기)이 나기도 하고, 특히 목 아랫부분에 땀이 많이 난다.
- 대맥이 심하면 다리가 붓는다. 대맥이 가벼울 때는 가슴과 등에 걸쳐서 무엇인가 꽉 찬 느낌이 들고, 항상 눕고만 싶어 하며 햇빛을 싫어한다.
- 소맥이 심하면 설사를 한다. 소맥이 가벼울 때는 아무리 먹어도 살이 찌지 않는다.
- 활맥이 심하면 기침을 하고 가래가 끓으며 현기증을 느낀다. 활맥이 가벼울 때는 입과 코 그리고 음부에서 피가 난다.
- 색맥이 심하면 피를 토한다. 색맥이 가벼울 때는 목덜미와 겨드랑이 아래의 임파선에 종기가 생기고, 하지가 약해져서 통증을 느낀다.

간맥(肝脈), 왼손 관상(關上) 부위의 맥
- 급맥이 심하면 화를 잘 내고 말을 함부로 한다. 급맥이 가벼울 때는 겨드랑이 아래에 응어리가 생긴다.
- 완맥이 심하면 자주 토한다. 완맥이 가벼울 때는 변비가 생기거나 설

사를 한다.
- 대맥이 심하면 내부에 부스럼(종기)이 생기고 자주 토하며 코피를 흘린다. 대맥이 가벼울 때는 족궐음간경(足厥陰肝經)이 땅기는 듯한 느낌이 들고 음낭(陰囊)이 오그라들며, 기침을 하면 아랫배에 통증을 느낀다.
- 소맥이 심하면 물을 자주 마신다. 소맥이 가벼울 때는 아무리 먹어도 살이 찌지 않는다.
- 활맥이 심하면 정력이 약해진다. 활맥이 가벼울 때는 소변을 자주 지린다.
- 색맥이 심하면 섭취한 수분이 소변이나 땀으로 배출되지 않고 손발에 고여서 몸이 무겁고 이곳저곳이 아프다. 색맥이 가벼울 때는 근육이 땅기는 듯한 느낌이 들거나 마비가 생긴다.

비맥(脾脈), 오른손 관상 부위의 맥
- 급맥이 심하면 근육이 땅기는 듯한 느낌이 든다. 급맥이 가벼울 때에 음식물을 섭취하면 토하고 침을 자주 뱉는다.
- 완맥이 심하면 손발이 차갑고 힘이 빠진다. 완맥이 가벼울 때는 손발에 힘이 빠지는 것은 마찬가지지만 기분은 그다지 나쁘지 않다.
- 대맥이 심하면 갑자기 쓰러진다. 대맥이 가벼울 때는 배가 아픈데, 이것은 위장의 외부에 농혈(膿血: 피고름)이 고였기 때문이다.
- 소맥이 심하면 발열과 오한 증상이 나타난다. 소맥이 가벼울 때는 아무리 먹어도 살이 찌지 않는다.
- 활맥이 심하면 소변보기 어렵다. 활맥이 가벼울 때는 장(腸)에 기생충이 생겨서 그 때문에 열이 난다.

- 색맥이 심하면 장에 궤양(피부 또는 점막에 상처가 생기고 헐어서 출혈하기 쉬운 상태)이 있다. 색맥이 가벼울 때는 장에 궤양이 생겨서 하혈을 한다.

신맥(腎脈), 좌우 척중(尺中) 부위의 맥
- 급맥이 심하면 간질 증상을 보인다. 급맥이 가벼울 때는 신장이 허하기 때문에 가슴이 두근거리고 하지에 힘이 빠지며 대소변을 보기 어렵다.
- 완맥이 심하면 등이 아프다. 완맥이 가벼울 때는 설사를 하거나 섭취한 음식물을 토한다.
- 대맥이 심하면 정력이 없다. 대맥이 가벼울 때는 수분이 고여 배가 부어오른다. 만약 위장까지 부어오르면 불치병이다.
- 소맥이 심하면 설사를 한다. 소맥이 가벼울 때는 아무리 먹어도 살이 찌지 않는다.
- 활맥이 심하면 소변보기 어렵다. 활맥이 가벼울 때는 다리에 힘이 빠져서 서는 것조차 힘들고, 설령 선다 해도 현기증을 느낀다.
- 색맥이 심하면 화농성(피부나 장기가 곪아서 고름이 생기는 성질) 질병에 걸린다. 색맥이 가벼울 때는 생리불순이나 치질이 생긴다.

맥진의 목적은 맥의 상태에 따라 질병의 위치, 원인, 병리를 파악하는 데 있다. 또한 문진을 않고도 어느 정도 그 증상을 알 수 있고, 숨겨진 증상까지 찾아내는 단서를 제공한다. 그리고 앞으로 나타날지도 모를 증상을 판단하는 데에도 도움이 된다.

맥의 상태는 촌구, 관상, 척중 그 전체를 통해서 확인하기도 하고, 촌구와 척중만으로 확인하기도 한다. 숙달되면 촌구, 관상, 척중의 모든 맥을 살필 수 있다. 일례로 오른손 촌구는 허하고 왼손 관상은 실하다는 식으로 판단할 수 있다. 그러한 판단에 의해서 어느 부위에 어떤 질병이 생겼는지를 찾을 수 있다.

원문에서는 완급(緩急), 대소(大小), 활색(滑濇)에 관한 맥의 상태만 설명했는데, 그런 대로 '육부맥상진(六部脈狀診)'의 원형을 보여준다.

육부(六部)를 통해서 어느 부위의 상태를 확인하는지, [표 2]에 정리해 놓았다. 이것은 현재 일반적으로 행해지는 '육부정위맥진(六部定位脈診)'하고는 다소 차이가 있다. 육부정위맥진에서는 육부에 경락(經絡)을 배당한다. 이것은 그 부위의 맥이 허한지 실한지를 확인하면, 허실보사법(虛實補瀉法)에 의해서 곧바로 치료할 수 있기 때문이다. 실제로 그러한 치료를 통해서 어느 정도의 효과를 거두기도 한다. 그러나 이러한 방법만을 이용하면 병리를 알아내지 못하는 수가 있다. 뿐만 아니라 치료 효과가 없을 때는 그 다음에 어떤 치료를 해야 좋은지 판단하기 어렵다.

위장병과 치료혈

위장에 열이 있는 사람은 얼굴에 적색을 띤다. 만약 족양명위경(足陽明胃經)의 충양혈(衝陽穴) 맥이 강하거나 약하면 그곳에 병이 든다. 이때는 배가 부어오르고 위장에서 가슴에 걸쳐 통증을 느낀다. 그 통증은 팔과 양쪽 옆구리까지 퍼져서 음식물을 섭취해도 아래로 잘 내려가지 않는다.

위장병은 합혈인 족삼리(足三里)를 치료해야 한다. 족삼리는 다리를 늘어뜨린 상태에서 찾는다.

대장병과 치료혈

어제혈(魚際穴)에 혈락(血絡: 실지렁이처럼 불거진 가느다란 혈관)이 나타나면 대장병에 걸렸다는 뜻이다. 이때는 장이 끊어지는 듯한 통증을 느끼고 부글거리는 소리가 난다. 몸이 차가우면 설사를 하고 배꼽 부위에 통증을 느끼며 오랫동안 서 있지 못한다. 이러한 증상 이외에도 위장병과 비슷한 증상이 나타난다.

대장병에 걸렸을 때는 합혈인 곡지(曲池)와 족양명위경의 상거허(上巨虛)를 치료한다.

소장병과 치료혈

아랫배에 통증을 느끼고, 그 때문에 등허리에서 고환(睪丸)에 걸쳐 당기는 듯한 통증을 느낀다. 때로는 설사를 하는데, 설사를 한 뒤에는 귀 앞쪽의 뺨이 열기를 띤다. 추위를 잘 타고 어깨 부위만 열기를 느끼는 경우도 있다. 심하면 새끼손가락과 약손가락 사이에서도 열이 난다.

소장병에 걸렸을 때는 합혈인 소해혈(小海穴)과 족양명위경의 하거허(下巨虛)를 치료한다.

삼초병과 치료혈

변비도 아닌데 아랫배가 부어오르고 단단해진다. 소변보기 어렵고 때로는 몸이 붓는다. 소장병의 반응은 족태양방광경(足太陽膀胱經)과 족소양담경(足少陽膽經) 사이를 흐르는 대락(大絡: 위양혈委陽穴)과 수소양삼초경(手少陽三焦經)에 나타난다.

삼초병에 걸렸을 때는 위양혈을 치료하는 것이 좋은데, 위양혈은 무릎을 약간 구부려 발꿈치를 들고 발을 편 상태에서 찾는다.

방광병과 치료혈

아랫배가 부어오르고 통증을 느낀다. 손으로 누르면 소변보고 싶은 느낌이 들지만 정작 화장실에 가도 시원하게 배설할 수 없다. 족태양방광경이 흐르는 부위에 열이 나거나 움푹 들어간다.

방광병에 걸렸을 때는 위중혈(委中穴)을 치료하는데, 위중혈은 무릎을 굽힌 상태에서 찾는다.

담낭병과 치료혈

한숨을 자주 쉬고 입이 쓰며 간밤에 먹은 음식물 중에서 수분만 토한다. 심장 아랫부분에 힘이 없고 기가 약해서 두려움을 잘 탄다. 목에 무엇인가 막힌 듯한 느낌이 들어서 침을 자주 뱉는다.

담낭병에 걸렸을 때는 족소양담경이 흐르는 부위를 잘 관찰하여, 만약 움푹 들어갔으면 그 곳에 뜸을 뜨는 것이 좋다. 그렇지 않으면 합혈인 양릉천(陽陵泉)을 치료한다.

邪氣藏府病形 第四
(法時)

黃帝問於岐伯曰: 邪氣之中人也奈何?
岐伯答曰: 邪氣之中人高也.
黃帝曰: 高下有度乎?
岐伯曰: 身半已上者, 邪中之也; 身半已下者, 濕中之也. 故曰: 邪之中人也, 無有常, 中於陰則溜於府, 中於陽則溜於經.
黃帝曰: 陰之與陽也, 異名同類, 上下相會, 經絡之相貫, 如環無端. 邪之中人,或中於陰, 或中於陽, 上下左右, 無有恆常, 其故何也?
岐伯曰: 諸陽之會, 皆在於面. 中人也方乘虛時, 及新用力, 若飲食汗出腠理開, 而中於邪. 中於面則下陽明, 中於項則下太陽, 中於頰則下少陽, 其中於膺背兩脅亦中其經.
黃帝曰: 其中於陰奈何?
岐伯答曰: 中於陰者, 常從臂胻始. 夫臂與胻, 其陰皮薄, 其肉淖澤, 故俱受於風, 獨傷其陰.
黃帝曰: 此故傷其藏乎?
岐伯答曰: 身之中於風也, 不必動藏. 故邪入於陰經, 則其藏氣實, 邪氣入而不能客, 故還之於府. 故中陽則溜於經, 中陰則溜於府.
黃帝曰: 邪之中人藏奈何?
岐伯曰: 愁憂恐懼則傷心. 形寒寒飲則傷肺, 以其兩寒相感, 中外皆傷, 故氣逆而上行. 有所墮墜, 惡血留內, 若有所大怒, 氣上而不下, 積於脅下, 則傷肝. 有所擊仆, 若醉入房, 汗出當風, 則傷脾. 有所用力擧重, 若入房過度, 汗出浴水, 則傷腎.
黃帝曰: 五藏之中風奈何?
岐伯曰: 陰陽俱感, 邪乃得往.
黃帝曰: 善哉.
黃帝問於岐伯曰: 首面與身形也, 屬骨連筋, 同血合於氣耳. 天寒則裂地凌冰, 其卒寒, 或手足懈惰, 然而其面不衣何也?
岐伯答曰: 十二經脈, 三百六十五絡, 其血氣皆上於面而走空竅, 其精陽氣上走於目而爲睛, 其別氣走於耳而爲聽. 其宗氣上出於鼻而爲臭, 其濁氣出於胃, 走脣舌而爲味. 其氣之津液皆上熏於面, 而皮又厚, 其肉堅, 故天氣甚寒不能勝之也.
黃帝曰: 邪之中人, 其病形何如?
岐伯曰: 虛邪之中身也, 洒淅動形. 正邪之中人也微, 先見於色, 不知於身, 若有若無, 若亡若存, 有形無形, 莫知其情.
黃帝曰: 善哉.
黃帝問於岐伯曰: 余聞之, 見其色, 知其病, 命曰明; 按其脈, 知其病, 命曰神; 問其病, 知其處, 命曰工. 余願聞見而知之, 按而得之, 問而極之, 爲之奈何?
岐伯答曰: 夫色脈與尺之相應也, 如桴鼓影響之相應也, 不得相失也, 此亦本末根葉之出候也, 故根死則葉枯矣. 色脈形肉不得相失也, 故知一則爲工, 知二則爲神, 知三則神且明矣.
黃帝曰: 願卒聞之.
岐伯答曰: 色靑者, 其脈弦也; 赤者, 其脈鉤也, 黃者, 其脈代也; 白者, 其脈毛; 黑者, 其脈石. 見其色而不得其脈, 反得其相勝之脈, 則死矣; 得其相生之脈, 則病已矣.
黃帝問於岐伯曰: 五藏之所生, 變化之病形何如?
岐伯答曰: 先定其五色五脈之應, 其病乃可別也.
黃帝曰: 色脈已定, 別之奈何?
岐伯說: 調其脈之緩急小大滑濇, 而病變定矣.
黃帝曰: 調之奈何?
岐伯答曰: 脈急者, 尺之皮膚亦急; 脈緩者, 尺之膚亦緩; 脈小者, 尺之皮膚亦減而少氣; 脈大者, 尺之皮膚亦賁而起; 脈滑者, 尺之皮膚亦滑; 脈濇者, 尺之皮膚亦濇. 凡此變者, 有微有甚. 故善調尺者, 不待於寸, 善調脈者, 不待於色. 能參合而行之者, 可以爲上工, 上工十全九; 行二者, 爲中工, 中工十全七; 行一者, 爲下工, 下工十全六.
黃帝曰: 請問脈之緩急小大滑濇之病形何如?
岐伯曰: 臣請言五藏之病變也. 心脈急甚者爲瘛瘲; 微急爲心痛引背, 食不下. 緩甚爲狂笑; 微緩爲伏梁, 在心下, 上下行, 時唾血. 大甚爲喉吤; 微大爲心痺引背, 善淚出. 小甚爲善噦, 微小爲消癉. 滑甚爲善渴; 微滑爲心疝引臍, 小腹鳴. 濇甚爲瘖; 微濇爲血溢, 維厥, 耳鳴, 癲疾.
肺脈急甚爲癲疾; 微急爲肺寒熱, 怠惰, 咳唾血, 引腰背胸, 若鼻息肉不通. 緩甚爲多汗; 微緩爲痿瘻, 偏風, 頭以下汗出不可止. 大甚爲脛腫; 微大爲肺痺引胸背, 起惡日光. 小甚爲泄, 微小爲消癉. 滑甚爲息賁上氣, 微滑爲上下出血. 濇甚爲嘔血; 微濇爲鼠瘻, 在頸支腋之間, 下不勝其上, 其應善痠矣.
肝脈急甚者爲惡言; 微急爲肥氣, 在脅下若覆杯. 緩甚爲善嘔, 微緩爲水瘕痺也. 大甚爲內癰, 善嘔衄; 微大爲肝痺陰縮, 咳引小腹. 小甚爲多飲; 微小爲消癉. 滑甚爲㿉疝; 微滑爲遺溺. 濇甚爲溢飲; 微濇爲瘛攣筋痺.
脾脈急甚爲瘛瘲; 微急爲膈中, 食飮入而還出, 後沃沫. 緩甚爲痿厥; 微緩爲風痿, 四肢不用, 心慧然若無病. 大甚爲擊仆; 微大爲疝氣, 腹裏大膿血, 在腸胃之外. 小甚爲寒熱, 微小爲消癉. 滑甚爲㿉癃, 微滑爲蟲毒蚘蝎腹熱. 濇甚爲腸㿉; 微濇爲內㿉, 多下膿血.
腎脈急甚爲骨癲疾; 微急爲沉厥奔豚, 足不收, 不得前後. 緩甚爲折脊; 微緩

爲洞, 洞者, 食不化, 下嗌逐出. 大甚爲陰痿; 微大爲石水, 起臍已下至小腹腄
腄然, 上至胃脘, 死不治. 小甚爲洞泄, 微小爲消癉. 滑甚爲癃㿉; 微滑爲骨痿,
坐不能起, 起則目無所見. 濇甚爲大癰; 微濇爲不月沉痔.
黃帝曰: 病之六變者, 刺之奈何?
岐伯曰: 諸急者多寒; 緩者多熱; 大者多氣少血; 小者血氣皆少; 滑者陽氣盛,
微有熱; 濇者多血少氣, 微有寒. 是故刺急者, 深內而久留之. 刺緩者, 淺內而
疾發針, 以去其熱. 刺大者, 微瀉其氣, 無出其血. 刺滑者, 疾發針而淺內之,
以瀉其陽氣而去其熱. 刺濇者, 必中其脈, 隨其逆順而久留之, 必先按而循之,
已發針, 疾按其痏, 無令其血出, 以和其脈. 諸小者, 陰陽形氣俱不足, 勿取以
針, 而調以甘藥也.
黃帝曰: 余聞五藏六府之氣, 滎輸所入爲合, 令何道從入, 入安連過, 願聞其
故.
岐伯答曰: 此陽脈之別入於內, 屬於府者也.
黃帝曰: 滎輸與合, 各有名乎?
岐伯答曰: 滎輸治外經, 合治內府.
黃帝曰: 治內府奈何?
岐伯曰: 取之於合.
黃帝曰: 合各有名乎?
岐伯答曰: 胃合於三里, 大腸合入於巨虛上廉, 小腸合入於巨虛下廉, 三焦合
入於委陽, 膀胱合入於委中央, 膽合入於陽陵泉.
黃帝曰: 取之奈何?
岐伯答曰: 取之三里者, 低跗; 取之巨虛者, 擧足; 取之委陽者, 屈伸而索之;
委中者, 屈而取之; 陽陵泉者, 正豎膝予之齊下至委陽之陽取之; 取諸外經者,
揄申而從之.
黃帝曰: 願聞六府之病.
岐伯答曰: 面熱者足陽明病, 魚絡血者手陽明病, 兩跗之上脈豎陷者足陽明
病, 此胃脈也. 大腸病者, 腸中切痛而鳴濯濯. 冬日重感於寒即泄, 當臍而痛,
不能久立, 與胃同候, 取巨虛上廉. 胃病者, 腹䐜脹, 胃脘當心而痛, 上肢兩脅,
鬲咽不通, 食飮不下, 取之三里也. 小腸病者, 小腹痛, 腰脊控睾而痛, 時窘之
後, 當耳前熱, 若寒甚, 若獨肩上熱甚, 及手小指次指之間熱, 若脈陷者, 此其
候也. 手太陽病也, 取之巨虛下廉. 三焦病者, 腹氣滿, 小腹尤堅, 不得小便,
窘急, 溢則水, 留卽爲脹, 候在足太陽之外大絡, 大絡在太陽少陽之間, 亦見

於脈, 取委陽. 膀胱病者, 小腹偏腫而痛, 以手按之, 即欲小便而不得, 肩上熱若脈陷, 及足小指外廉及脛踝後皆熱若脈陷, 取委中央. 膽病者, 善太息, 口苦, 嘔宿汁, 心下淡淡, 恐人將捕之, 嗌中吤吤然, 數唾, 在足少陽之本末, 亦視其脈之陷下者灸之, 其寒熱者取陽陵泉.
黃帝曰: 刺之有道乎?
岐伯答曰: 刺此者, 必中氣穴, 無中肉節, 中氣穴則針游於巷, 中肉節即皮膚痛. 補瀉反則病益篤. 中筋則筋緩, 邪氣不出, 與其眞相搏, 亂而不去, 反還內著, 用針不審, 以順爲逆也.

05 / 根結 근결

치료 방법

기백: 인체에는 음기와 양기가 있습니다. 봄과 여름에는 양기가 증가하고 음기는 감소하며, 가을과 겨울에는 음기가 증가하고 양기는 감소합니다. 이 음기와 양기가 극단적으로 증가하거나 감소했을 때에 병이 생깁니다. 치료할 때는 증가한 기를 사하고 감소한 기를 보해야 합니다. 그렇게 하려면, 먼저 경락의 흐름을 잘 알아야 합니다. 경락의 흐름을 모르는 채 치료하면 오장육부에 병이 침입하여 여러 종류의 증상을 나타냅니다.

원문에는 기백의 이와 같은 설명과 함께, 경락이 시작되는 부위에서 정지하는 부위까지의 경혈 이름이 기록되어 있다. 그러나 경락에 대해서는 뒤에 자세한 설명이 나오므로, 여기에서는 그 밖의 내용만을 정리한다.

황제: 사람마다 체질이 다르오. 체질은 체격의 크고 작음, 근육의 강하고 약함, 정신력의 강하고 약함, 그리고 피의 많고 적음하고 관계가 있다고 들었소. 체질에 따라 침으로 자극하는 강도도 다르다고 하오. 그렇다면 육체노동자와 정신노동자도 자극의 강도가 달라야 하는 것 아니오?

원문의 내용을 요약하면 이와 같다.

당연히 체질의 차이에 따라 자극의 양을 늘리거나 줄여야 하고, 직업에 따라서도 차이가 나야 하지 않겠느냐는 것이 황제의 질문이다. 여기에 대해 기백은 당연하다며 자극하는 양의 차이에 대해 설명한다.

- 정신노동자에 대한 치료: 정신노동자는 미식(美食)을 즐기고 운동 부족에 빠지기 쉽다. 근육도 약하다. 반면 신경(神經)은 지나치게 민감하다. 이러한 사람에게는 가느다란 침을 사용하여 얕게 찌르고 재빨리 빼는 것이 좋다.
- 육체노동자에 대한 치료: 노동의 강도에 따라 다르지만, 원칙적으로는 큰 침을 사용한다. 깊게 찌른 상태에서 한동안 내버려두는 것이 좋다.

이후 황제는 실제 환자의 상태에 대해 질문하면서 기백과의 문답이 이어진다. 기백이 황제에게 설명한 내용을 정리한다.

- 형기부족(形氣不足), 병기유여(病氣有餘)일 때: 겉보기에 병약해 보이는 사람도 내장이 실하면 망설이지 말고 사법을 가해야 한다.

만성 질환을 앓는 사람 중에 이러한 환자를 흔히 볼 수 있다. 체력이 없어 보이는데도 열성(熱性)으로 격렬한 증상을 나타내는 사람이 여기에 해당한다. 예를 들어 야윈 체격인데도 혈압이 높다거나 변비가 심하다거나 식욕이 왕성하다거나 입이 자주 마르는 증상을 보이는 사람이 있다.

그러한 환자는 반드시 어딘가 허한 상태이므로, 먼저 허를 보하는 것이 중요하다. 그러나 보법만 이용하면 그 증상은 더욱 악화된다. 따라서 어느 곳이 실한 부위인지를 찾아서, 그 곳을 지배하는 경락을 사해야 한다. 위장에 열이 가득 차서 변비가 생긴 사람에게 족양명위경(足陽明胃經)이나 수양명대장경(手陽明大腸經), 또는 아랫배에 사법을 가하는 경우가 여기에 해당한다.

- 형기유여(形氣有餘), 병기부족(病氣不足)일 때: 체격이 좋고 건강해 보여도 나타나는 증상이 허하고 한기가 강하다면 즉시 보해야 한다.

흔히 겉으로만 건강해 보이는 사람이 여기에 해당한다. 예를 들면 감기에 걸렸을 때에 체격은 좋은데도 안색이 창백하고 열기를 느끼기보다 춥다고 호소하는 사람이 있다. 이런 사람의 맥은 대체로 가늘고 허한 상태이다. 이때는 음경(陰經)과 양경(陽經)을 모두 보해야 한다.

- 형기부족(形氣不足), 병기부족(病氣不足)일 때: 체력과 기력이 모두 부족하고 나타나는 증상도 허하여 몸이 차가울 때는 침을 놓으면 안 된다. 만약 실수로 침을 놓으면 환자가 노인인 경우에는 사망하고, 젊은 이라 할지라도 회복하기 어렵다.

이처럼 중증인 환자를 종종 접하곤 한다. 그렇다고 절대로 침을 놓지 말라는 것은 아니다. 이때는 자극이 조금만 지나쳐도 쉽게 악화되는데, 그것은 뜸이나 한약을 사용할 때도 마찬가지다. 그러므로 신중하게 치료하고 한약이나 식이요법으로 체력을 회복시켜야 한다.

- 형기유여(形氣有餘), 병기유여(病氣有餘)일 때: 체력이 좋고 나타나는 증상이 열성으로 진행 중일 때는 재빨리 사법을 가해야 한다.

튼튼한 체격에 안색이 붉고, 설사한 뒤에 속이 시원해지는 느낌이 들고, 입이 자주 마르고, 식욕이 왕성하고, 술을 잘 마시는 환자가 있다. 이런 환자는 간염에 걸릴 확률이 매우 높은데, 한번 열이 나면 체온이 40도까지 상승한다. 그러나 하루, 이틀만 지나면 언제 그랬냐는 듯이 열이 내리고 이튿날부터는 정상적인 생활을 한다. 치료는 '10번 침'으로 사법을 가한다. 한약을 사용할 때는 주로 열을 제거하는 대황(大黃)이나 시호(柴胡)로 다스린다.

본편은 기백의 다음과 같은 설명으로 끝난다.
- 허는 보하고 실은 사하는 것이 원칙이다. 만약 실을 보하면 내부에 열이 차서 병이 더욱 악화되고, 허를 사하면 위장이 악화되어 피부 광택이 사라진다.
- 침으로 치료하는 요체는 음양의 조화이다. 명의(名醫)는 기혈의 조화를 배려하지만, 평범한 의사는 기혈의 조화를 흩뜨려 놓는 경우가 많다. 따라서 증상이나 맥과 척피의 상태를 통해서 기혈을 잘 파악하여 신중하게 치료해야 한다.

根結 第五
(法音)

岐伯曰: 天地相感, 寒暖相移, 陰陽之道, 孰少孰多? 陰道偶, 陽道奇, 發於春夏, 陰氣少, 陽氣多, 陰陽不調, 何補何瀉? 發於秋冬, 陽氣少, 陰氣多, 陰氣盛而陽氣衰, 故莖葉枯槁, 濕雨下歸, 陰陽相移, 何瀉何補? 奇邪離經, 不可勝數, 不知根結, 五藏六府, 折關敗樞, 開闔而走, 陰陽大失, 不可復取. 九針之玄, 要在終始, 故能知終始, 一言而畢, 不知終始, 針道咸絶. 太陽根於至陰, 結於命門, 命門者目也. 陽明根於厲兌, 結於頏大, 頏大者鉗耳也. 少陽根於竅陰, 結於窗籠, 窗籠者耳中也. 太陽爲開, 陽明爲闔, 少陽爲樞. 故開折則肉節瀆而暴病起矣, 故暴病者取之太陽, 視有餘不足, 瀆者皮肉宛膲而弱也. 闔折則氣無所止息而痿疾起矣, 故痿疾者取之陽明, 視有餘不足, 無所止息者, 眞氣稽留, 邪氣居之也. 樞折即骨繇而不安於地, 故骨繇者取之少陽, 視有餘不足, 骨繇者節緩而不收也. 所謂骨繇者搖故也, 當窮其本也, 太陰根於隱白, 結於太倉. 少陰根於湧泉, 結於廉泉. 厥陰根於大敦, 結於玉英, 絡於膻中. 太陰爲開, 厥陰爲闔, 少陰爲樞. 故開折則倉廩無所輸膈洞, 膈洞者取之太陰, 視有餘不足, 故開折者氣不足而生病也. 闔折即氣絶而喜悲, 悲者取之厥陰,

視有餘不足. 樞折則脈有所結而不通, 不通者取之少陰, 視有餘不足, 有結者
皆取之不足. 足太陽根於至陰, 溜於京骨, 注於崑崙, 入於天柱飛揚也. 足少
陽根於竅陰, 溜於丘墟, 注於陽輔, 入於天容光明也. 足陽明根於厲兌, 溜於
衝陽, 注於下陵, 入於人迎豐隆也, 手太陽根於少澤, 溜於陽谷, 注於少海, 入
於天窗支正也. 手少陽根於關衝, 溜於陽池, 注於支溝, 入於天牖外關也. 手
陽明根於商陽, 溜於合谷, 注於陽谿, 入於扶突偏歷也. 此所謂十二經者, 盛
絡皆當取之. 一日一夜五十營, 以營五藏之精, 不應數者, 名曰狂生. 所謂五
十營者, 五藏皆受氣. 持其脈口, 數其至也, 五十動而不一代者, 五藏皆受氣;
四十動一代者, 一藏無氣; 三十動一代者, 二藏無氣; 二十動一代者, 三藏無
氣; 十動一代者, 四藏無氣; 不滿十動一代者, 五藏無氣. 予之短期, 要在終始.
所謂五十動而不一代者, 以爲常也, 以知五藏之期. 予之短期者, 乍數乍疏也.
黃帝曰: 逆順五體者, 言人骨節之大小, 肉之堅脆, 皮之厚薄, 血之淸濁, 氣之
滑澁, 脈之長短, 血之多少, 經絡之數, 余已知之矣, 此皆布衣匹夫之士也. 夫
王公大人, 血食之君, 身體柔脆, 肌肉軟弱, 血氣慓悍滑利, 其刺之徐疾淺深
多少, 可得同之乎?
岐伯答曰: 膏粱菽藿之味, 何可同也. 氣滑即出疾, 其氣澁則出遲, 氣悍則針
小而入淺, 氣澁則針大而入深, 深則欲留, 淺則欲疾. 以此觀之, 刺布衣者深
以留之, 刺大人者微以徐之, 此皆因氣慓悍滑利也.
黃帝曰: 形氣之逆順奈何?
岐伯曰: 形氣不足, 病氣有餘, 是邪勝也, 急瀉之. 形氣有餘, 病氣不足, 急補
之. 形氣不足, 病氣不足, 此陰陽氣俱不足也, 不可刺之, 刺之則重不足. 重不
足則陰陽俱竭, 血氣皆盡, 五藏空虛, 筋骨髓枯, 老者絕滅, 壯者不復矣. 形氣
有餘, 病氣有餘, 此謂陰陽俱有餘也. 急瀉其邪, 調其虛實. 故曰有餘者瀉之,
不足者補之, 此之謂也. 故曰刺不知逆順, 眞邪相搏. 滿而補之, 則陰陽四溢,
腸胃充郭, 肝肺內䐜, 陰陽相錯. 虛而瀉之, 則經脈空虛, 血氣竭枯, 腸胃㒩辟,
皮膚薄著, 毛腠夭膲, 予之死期. 故曰用針之要, 在於知調陰與陽, 調陰與陽,
精氣乃光, 合形與氣, 使神內藏. 故曰上工平氣, 中工亂脈, 下工絕氣危生. 故
曰下工不可不愼也. 必審五藏變化之病, 五脈之應, 經絡之實虛, 皮之柔麤,
而後取之也.

06 / 壽夭剛柔
수 요 강 유
음양과 치료

본 편은 황제가 백고(伯高)와 소사(少師)하고 문답하는 형식으로 기록되어 있다. 여러 가지 내용이 기록되어 있지만, 여기에서는 중요하다고 생각되는 부분만 정리한다.

소사는 인체의 각 부위를 음양으로 구별할 수 있다고 설명한다.

- 장부(臟腑)는 음(陰), 근육과 뼈와 피부는 양(陽)이다. 그러나 음 중에 양이 있고 양 중에 음이 있으므로 오장은 음이고 육부는 양이다. 또한 근육과 뼈는 음이고 피부는 양이다.
- 음 중의 음인 오장이 병든 경우에는 음경(陰經)의 형화혈(滎火穴)과 수혈(兪穴)을 치료한다.
- 양 중의 양인 피부가 병든 경우에는 양경(陽經)의 합토혈(合土穴)을 치료한다.
- 양 중의 음인 근육과 뼈가 병든 경우에는 음경의 경금혈(經金穴)을 치료한다.
- 음 중의 양인 육부가 병든 경우에는 그것하고 관련이 있는 경맥의 낙혈(絡穴)을 치료한다.

경락 치료를 하는 사람들은 '○○이라는 병에는 ○○혈을 치료한다'는 식으로 천편일률적으로 선택한다. 원문의 내용을 참고하여 병든 부위와 그 증상에 따라 오수혈(五腧穴)이나 원혈(原穴)과 낙혈 등을 구분하여 선택하는 것이 바람직하다.

신체를 음양으로 구별하는 것은 고전의학의 기본이다. 〈근결〉편에서 설명했듯이 치료란 음기와 양기를 조절하는 것이다. 그러므로 어느 부위에 음기와 양기가 존재하는지 알아야 한다. 또한 음양은 상대적이므로 음이 존재하는 부위를 알아도, 거기에 상대하는 양의 부위가 어디인지 모르면 치료할 수 없다.

이 책과 《소문》을 참고하여 신체를 음양으로 구별하면 도움이 될 것이다. 【표 3】도 음양을 구별하는 데에 도움이 되므로 여기에 대해서 설명한다.

【표 3-1】 양에 속하는 부위(陽位)

신체 상부	피부	양경(陽經)이 통하는 곳	등 부위	피부와 근육이 있는 곳	육부	심장	폐장	간장

【표 3-2】 음에 속하는 부위(陰位)

신체 하부	근육과 뼈	음경(陰經)이 통하는 곳	배 부위	오장과 육부가 있는 곳	오장	신장	간장	비장

상체는 가슴에서 머리까지 그리고 팔이 포함된다. 하체는 배꼽 아래의 모든 부위이다. 피부는 양경이 흐르는 곳으로 한방에서는 표라고 한다. 표에 상대하는 음의 부위를 리라고 하는데, 음경이 흐르는 근육과 뼈가 여기에 속한다. 이 표와 리를 합하여 외(外: 외부)라 부르고, 외에 상대하는 음의 부위는 오장육부가 있는 내(內: 내부)이다. 그리고 내부를 더 구분하면 육부는 양이고 오장은 음이다. 오장은 다시 음양으로 구별할 수 있다.

이처럼 이중, 삼중으로 음양을 구별하면 어느 부위가 병들든지 반드시 어느 한쪽에 속하기 마련이다. 그렇게 해서 음에 해당하는 부위가 병들면 양의 부위를 함께 치료하고, 양에 해당하는 부위가 병들면 음의 부위를 함께 치료함으로써 균형을 잡는다. 따라서 치료를 하려면, 먼저 음양의 부위가 어떤 생리를 가지고 어떤 원인에 의해서 어떤 증상을 나타내는지 알아야 한다.

침구로 치료할 경우에는 음양에 해당하는 부위를 모두 경락으로 통일하여 정리했다. 그러므로 각각의 경락이 어느 부위를 지배하는지 알면 많은 도움이 된다.

황제: 질병은 외부에서 드는 경우와 내부에서 드는 경우가 있소. 그 차이에 대해 설명해주시오.

백고: 풍한(風寒)과 같은 외사(外邪, 외인外因)는 신체의 외부에 이상을 일으킵니다. 반면에 근심, 공포, 분노 등의 내인(內因)은 기의 운행을 저해하여 오장에 이상을 일으킵니다.

이러한 내용과 함께 외사로 인한 병은 6일에 한 번 치료하고, 내인에 의한 병은 4일에 두 번 치료하는 것이 좋다는 내용도 기록되어 있다.

그렇다고 날짜에 얽매일 필요는 없다. 외사에 의한 병은 대부분 발열과 오한 증상을 보이는데 가볍고 얕게 치료하는 것이 좋다. 내인에 의한 병은 대부분 만성적인 성향을 보이므로 치침법(置鍼法)을 이용한다.

본 편의 후반부에서는 황제가 사람의 수명에 대해서 질문한다. 본 편의 제목인 〈수요강유〉에서 알 수 있듯이 수(壽)는 장수(長壽), 요(夭)는 요절(夭折: 단명), 강(剛)은 강한 체질, 유(柔)는 약한 체질에 관한 내용이다.

황제: 근육의 강하고 약함, 골격의 크고 작음, 혈기(血氣)의 성하고 쇠함 등으로 어떻게 수명을 예측할 수 있소?

백고: 체격과 기혈의 운행이 조화를 이루는 사람은 장수하고 그렇지 못한 사람은 단명합니다.

모든 것이 조화를 이루어야 좋다는 말이다. 이어서 조화를 이루지 못하는 경우를 예로 들었다. 조화를 이루지 못한다고 해서 반드시 수명이 짧다고 잘라 말할 수는 없다. 하지만 침구 치료에 있어 자극의 정도를 생각할 때에 원문의 내용은 많은 도움이 된다. 조화를 이루지 못하는 환자는 신중히 치료해야 하기 때문이다.

- 체격이 좋고 피부에 탄력이 있는 사람은 장수한다. 피부에 탄력이 없는 사람은 단명한다.
- 체격이 좋고 맥도 충실해야 좋다. 만약 체격에 어울리지 않게 맥이 약하면 주의해야 한다.
- 체격은 좋은데 광대뼈가 작은 사람은 다른 뼈도 작으므로 단명한다.
- 체격이 좋고 엉덩이 부위의 근육이 큰 사람은 좋지만, 빈약한 사람은 단명한다.
- 광대뼈가 얼굴의 다른 부위보다 들어간 사람은 단명한다.
- 몸이 야위고 쇠약한 환자의 맥이 지나치게 강하거나 약하면 사망한다.

본 편의 마지막 부분에는 병증과 자법(刺法)의 일부 내용이 기록되어 있다.

- 영(營)이 병들면 발열, 오한, 호흡 약화 등의 증상이 나타나고 이곳저곳에서 혈액이 정체된다. 영을 치료할 때는 피를 뽑아 울혈을 제거한다.

- 위(衛)가 병들면 배가 부어오르고 부글거리는 소리가 나는데, 그 이유는 위장이 차갑기 때문이다. 위를 치료할 때는 남아도는 기를 사한다.
- 한비(寒痺)라는 질병은 한사(寒邪) 때문에 경맥의 흐름이 방해받아 통증을 느끼거나 마비가 생기는 증상을 가리킨다. 이때는 구두침(灸頭針)이나 한약으로 몸을 따뜻하게 한다.

壽夭剛柔 第六
(法律)

黃帝問於少師曰: 余聞人之生也, 有剛有柔, 有弱有强, 有短有長, 有陰有陽, 願聞其方.
少師答曰: 陰中有陰, 陽中有陽, 審知陰陽, 刺之有方, 得病所始, 刺之有理, 謹度病端, 與時相應, 內合於五藏六府, 外合於筋骨皮膚. 是故內有陰陽, 外亦有陰陽. 在內者, 五藏爲陰, 六府爲陽; 在外者, 筋骨爲陰, 皮膚爲陽. 故曰病在陰之陰者, 刺陰之滎輸; 病在陽之陽者, 刺陽之合; 病在陽之陰者, 刺陰之經, 病在陰之陽者, 刺絡脈. 故曰病在陽者命曰風, 病在陰者命曰痺, 陰陽俱病命曰風痺. 病有形而不痛者, 陽之類也; 無形而痛者, 陰之類也. 無形而痛者, 其陽完而陰傷之也, 急治其陰, 無攻其陽; 有形而不痛者, 其陰完而陽傷之也, 急治其陽, 無攻其陰. 陰陽俱動, 乍有形, 乍無形, 加以煩心, 命曰陰勝其陽, 此謂不表不裏, 其形不久.
黃帝問於伯高曰: 余聞形氣病之先後, 外內之應奈何?
伯高答曰: 風寒傷形, 憂恐忿怒傷氣. 氣傷藏, 乃病藏; 寒傷形, 乃應形; 風傷筋脈, 筋脈乃應. 此形氣外內之相應也.
黃帝曰: 刺之奈何?
伯高答曰: 病九日者, 三刺而已. 病一月者, 十刺而已. 多少遠近, 以此衰之. 久痺不去身者, 視其血絡, 盡出其血.
黃帝曰: 外內之病, 難易之治奈何?
伯高答曰: 形先病而未入藏者, 刺之半其日; 藏先病而形乃應者, 刺之倍其日.

此月內難易之應也.

黃帝問於伯高曰: 余聞形有緩急, 氣有盛衰, 骨有大小, 肉有堅脆, 皮有厚薄, 其以立壽夭奈何?

伯高答曰: 形與氣相任則壽, 不相任則夭. 皮與肉相果則壽, 不相果則夭, 血氣經絡勝形則壽, 不勝形則夭.

黃帝曰: 何謂形之緩急?

伯高答曰: 形充而皮膚緩者則壽, 形充而皮膚急者則夭. 形充而脈堅大者順也, 形充而脈小以弱者氣衰, 衰則危矣. 若形充而顴不起者骨小, 骨小則夭矣. 形充而大肉䐃堅而有分者肉堅, 肉堅則壽矣; 形充而大肉無分理不堅者肉脆, 肉脆則夭矣. 此天之生命, 所以立形定氣而視壽夭者. 必明乎此立形定氣, 而後以臨病人, 決生死.

黃帝曰: 余聞壽夭, 無以度之.

伯高答曰: 牆基卑, 高不及其地者, 不滿三十而死; 其有因加疾者, 不及二十而死也.

黃帝曰: 形氣之相勝, 以立壽夭奈何?

伯高答曰: 平人而氣勝形者壽; 病而形肉脫, 氣勝形者死, 形勝氣者危矣.

黃帝曰: 余聞刺有三變, 何謂三變?

伯高答曰: 有刺營者, 有刺衛者, 有刺寒痺之留經者.

黃帝曰: 刺三變者奈何?

伯高答曰: 刺營者出血, 刺衛者出氣, 刺寒痺者內熱.

黃帝曰: 營衛寒痺之爲病奈何?

伯高答曰: 營之生病也, 寒熱少氣, 血上下行. 衛之生病也, 氣痛時來時去, 怫愾賁響, 風寒客於腸胃之中. 寒痺之爲病也, 留而不去, 時痛而皮不仁.

黃帝曰: 刺寒痺內熱奈何?

伯高答曰: 刺布衣者, 以火焠之. 刺大人者, 以藥熨之.

黃帝曰: 藥熨奈何?

伯高答曰: 用淳酒二十升, 蜀椒一升, 乾薑一斤, 桂心一斤, 凡四種, 皆咬咀, 漬酒中. 用綿絮一斤, 細白布四丈, 並內酒中. 置酒馬矢熅中, 蓋封塗, 勿使泄. 五日五夜, 出布綿絮, 曝乾之, 乾復漬, 以盡其汁. 每漬必晬其日, 乃出乾. 乾, 並用滓與綿絮, 復布爲復巾. 長六七尺, 爲六七巾. 則用之生桑炭炙巾, 以熨寒痺所刺之處, 令熱入至於病所, 寒復炙巾以熨之, 三十遍而止. 汗出以巾拭身, 亦三十遍而止. 起步內中, 無見風. 每刺必熨, 如此病已矣, 此所謂內熱也.

07 / 官鍼 (관침)
자법

본 편에는 자법(刺法)에 대한 내용이 기록되어 있는데 중요하다고 생각되는 내용만을 간추려 저자의 해설과 함께 소개한다.

- 질병이 표(表)에 있을 때에 침을 깊이 찌르거나, 질병이 리(裏)에 있을 때에 침을 얕게 찌르면 고름이 맺히는 종기가 생긴다.

베체트병(계속 재발되는 구강이나 외음부의 궤양, 눈 속의 염증, 피부 병변 등의 증후로 나타나는 희귀한 병)이나 당뇨병에 걸렸을 때에 침구 치료를 하면 작은 발진(發疹: 열 때문에 피부에 작은 좁쌀 같은 것이 돋음)이 생겨서 그 끝이 화농(化膿: 고름이 생김)하는 경우가 있다. 그 이유는 리(裏)에 열이 찼기 때문이다. 이때는 정기를 보하는 동시에(대부분의 경우에는 족태음비경足太陰脾經을 보함) 리(裏)의 열을 사한다. 저자의 경험에 의하면 침을 매우 얕게 찔러서 보사했을 때는 화농 현상이 나타나지 않았다.

- 경맥의 기가 허할 때는 시침(鍉鍼)을 사용하여 오수혈(五腧穴)을 보한다.

일례로 오른손 촌구의 맥이 약해서 살짝 누르는 것만으로는 그 움직임을 알 수 없는 경우가 여기에 해당한다. 이때는 시침으로 태연혈(太淵穴)이나 경거혈(經渠穴)을 보하면 맥의 움직임을 분명하게 느낄 수 있다. 오른손 촌구는 폐장의 기를 살피는 부위이다. 폐장은 양기를 다스리므로 가벼운 자극이 좋다. 이것이 왼손 관상 부위의 간장이나 척중 부위 신장의 맥에 해당할 때는 시침으로는 불가능하다. 간장과 신장에는 음기가 많고, 혈(血)과 정(精)이 관계하므로 호침(毫鍼)을 사용하여 약간 깊게 찔러야만 기를 보할 수 있다.

- 수자(輸刺)는 오수혈과 등(背) 부위의 수혈(兪穴: 배수혈背兪穴)에 침을 찌르는 방법이다.
- 원도자(遠道刺)는 상반신이 병들 때에 족양경(足陽經)의 수혈에 침을 찌르는 방법이다.
- 낙자(絡刺)는 울혈이 맺힌 부위에 침을 찔러서 사혈하는 방법이다.

현대의학에서 자락(刺絡)이나 사혈이라고 불리는 방법이다. 피부 표면 위로 불거진 모세혈관에 침을 놓아 깨알만큼 피를 내는 방법으로 어깨결림, 냉증, 통증 등을 제거하는 데에 효과적이다.

- 보자(報刺)는 통증이 이곳저곳으로 옮겨 다닐 때에 사용하는 자법이다. 현재 통증을 느끼는 부위에 침을 놓은 다음에 통증이 옮겨간 부위에 침을 놓고서 먼저 놓았던 침을 뺀다.

일례로 좌골신경통인 경우에는 허리, 엉덩이, 대퇴부, 장딴지 등 여러 부위에 통증을 느낀다. 그런데 허리 부위에 통증이 있다고 해서 그 부위에만 침을 놓으면, 허리 부위의 통증은 사라지지만 이내 다른 부위에서 통증을 느낀다.

신경통을 앓는 환자에게서 이와 같은 현상을 흔히 볼 수 있다. 이러한 경우에 이용하는 것이 보자법이다. 먼저 통증이 가장 심한 부위에 침을 얕게 찌른 다음에 다른 부위를 손으로 누를 때 통증이 가장 심한 부위에 침을 놓는다. 신경통은 냉기가 원인이므로 침을 얕게 찔러 양기를 순환시키면 통증이 가라앉는다. 깊이 찌르면 오히려 통증이 더 심해지는 수가 있다. 침을 찌른 채 놓아두는 시간은 30분 정도이고, 침을 뺄 때는 먼저 찌른 것부터 차례차례 뺀다.
- 수자(輸刺)는 빨리 찌르고 빨리 빼는 방법이다. 약간 깊이 찔러서 내부의 열을 사한다.

경락치료가들 사이에서 행해지는 수사(輸瀉)라는 방법인데, 주로 내인성(內因性) 질환으로 내장에 열이 날 때에 이용한다.

일례로 비장의 기가 허할 때에 과음과 과식을 하면 위장과 대장에 열이 차기 쉽다. 이때는 설사, 복통, 발열, 구갈(口渴), 구토 등의 증상이 나타난다. 맥도 삭맥(數脈)이 약간 나오는데 실하지는 않지만 열이 있는 상태를 나타낸다.

이때는 먼저 비장의 기를 보한 다음에 위장과 대장을 치료한다. 그러나 열이 날 때는 보법을 가하면 안 된다. 또한 맥이 실하지 않을 때는 일반적인 사법도 바람직하지 않다. 이러한 이유 때문에 수자법를 이용하는 것이다. 수자법이 일반적인 사법하고 다른 점은 침을 뺀 뒤에 침구멍을 닫는다는 것과 침을 수직으로 찔러야 한다는 것이다. 또한 위장과 대장의 수자에서는 족삼리(足三里)와 상거허혈(上巨虛穴)을 이용한다.

이 밖에도 원문에는 수많은 자법이 기록되어 있다. 원문을 참조하여 임상에 응용하기 바란다.

원문에는 자법을 정리한다는 의미로 다음과 같이 기록해 놓았다.
- 우선 침을 얕게 찔러서 표(表)의 사기(邪氣)를 몰아내고, 기혈이 충분히 순환하면 깊이 찔러서 리(裏)의 사기를 몰아내야 한다. 그 다음에 더욱 깊이 찔러서 곡기(穀氣)를 순환시킨다.

官鍼 第七
(法星)

凡刺之要, 官針最妙. 九針之宜, 各有所爲, 長短大小, 各有所施也, 不得其用, 病弗能移. 疾淺針深, 內傷良肉, 皮膚爲癰; 病深針淺, 病氣不瀉, 支爲大膿. 病小針大, 氣瀉太甚, 疾必爲害; 病大針小, 氣不泄瀉, 亦復爲敗. 失針之宜, 大者瀉, 小者不移, 已言其過, 請言其所施.

病在皮膚無常處者, 取以鑱針於病所, 膚白勿取. 病在分肉間, 取以員針於病所. 病在經絡痼痺者, 取以鋒針, 病在脈, 氣少當補之者, 取以鍉針於井滎分輸. 病爲大膿者, 取以鈹針. 病痺氣暴發者, 取以員利針. 病痺氣痛而不去者, 取以毫針. 病在中者, 取以長針, 病水腫不能通關節者, 取以大針. 病在五藏固居者, 取以鋒針, 瀉於井滎分輸, 取以四時. 凡刺有九, 以應九變. 一曰輸刺; 輸刺者, 刺諸經榮輸藏腧也. 二曰遠道刺; 遠道刺者, 病在上, 取之下, 刺府腧也. 三曰經刺; 經刺者, 刺大經之結絡經分也. 四曰絡刺; 絡刺者, 刺小絡之血脈也. 五曰分刺; 分刺者, 刺分肉之間也. 六曰大瀉刺; 大瀉刺者, 刺大膿以鈹針也. 七曰毛刺; 毛刺者, 刺浮痺皮膚也. 八曰巨刺; 巨刺者, 左取右, 右取左. 九曰焠刺; 焠刺者, 刺燔針則取痺也.

凡刺有十二節, 以應十二經. 一曰偶刺; 偶刺者, 以手直心若背, 直痛所, 一刺前, 一刺後, 以治心痺, 刺此者傍針之也. 二曰報刺, 報刺者, 刺痛無常處也, 上下行者, 直內無拔針, 以左手隨病所按之, 乃出針復刺之也. 三曰恢刺; 恢刺者, 直刺傍之, 擧之前後, 恢筋急, 以治筋痺也. 四曰齊刺; 齊刺者, 直入一, 傍入二, 以治寒氣小深者. 或曰三刺; 三刺者, 治痺氣小深者也. 五曰揚刺; 揚刺者, 正內一, 傍內四, 而浮之, 以治寒氣之博大者也. 六曰直針刺; 直針刺者, 引皮乃刺之, 以治寒氣之淺者也. 七曰輸刺; 輸刺者, 直入直出, 稀發針而深之, 以治氣盛而熱者也. 八曰短刺; 短刺者, 刺骨痺, 稍搖而深之, 致針骨所, 以上下摩骨也. 九曰浮刺; 浮刺者, 傍入而浮之, 以治肌急而寒者也. 十曰陰刺; 陰刺者, 左右率刺之, 以治寒厥, 中寒厥, 足踝後少陰也. 十一曰傍針刺; 傍針刺者, 直刺傍刺各一, 以治留痺久居者也. 十二曰贊刺; 贊刺者, 直入直出, 數發針而淺之出血, 是謂治癰腫也.

脈之所居深不見者刺之, 微內針而久留之, 以致其空脈氣也. 脈淺者勿刺, 按絶其脈乃刺之, 無令精出, 獨出其邪氣耳. 所謂三刺則穀氣出者, 先淺刺絶皮,以出陽邪; 再刺則陰邪出者, 少益深, 絶皮致肌肉, 未入分肉間也; 已入分肉之間, 則穀氣出. 故刺法曰: 始刺淺之, 以逐邪氣而來血氣; 後刺深之, 以致陰氣之邪; 最後刺極深之, 以下穀氣. 此之謂也. 故用針者, 不知年之所加, 氣之盛衰, 虛實之所起, 不可以爲工也.

凡刺有五, 以應五藏. 一曰半刺; 半刺者, 淺內而疾發針, 無針傷肉, 如拔毛狀, 以取皮氣, 此肺之應也. 二曰豹文刺; 豹文刺者, 左右前後針之, 中脈爲故, 以取經絡之血者, 此心之應也. 三曰關刺; 關刺者, 直刺左右, 盡筋上, 以取筋痺, 愼無出血, 此肝之應也, 或曰淵刺, 一曰豈刺. 四曰合谷刺; 合谷刺者, 左右雞足, 針於分肉之間, 以取肌痺, 此脾之應也. 五曰輸刺; 輸刺者, 直入直出, 深內之至骨, 以取骨痺, 此腎之應也.

08 / 本神 본신
생리와 병증

 정신 상태가 육체에 영향을 미쳐서 질병을 일으킨다는 것이 고전의학의 사고방식이다. 본 편에서는 분노와 슬픔이 육체에 어떤 영향을 미치는지에 대해서 설명하고 있다.

간장, 혈(血)과 혼(魂)을 저장
- 간장은 혈액을 저장하고, 혈액에 의해 혼(魂)의 정신 활동이 이루어진다.
- 슬픔이 지나치면 혼이 손상되어 건망증이 심해지거나 정신 이상을 일으켜 말과 행동거지가 이상해진다. 또한 음부(陰部)가 당기는 듯하고 협골(脇骨)까지 그 통증이 미친다.
- 간장의 기(肝氣)가 허하면 공포를 자주 느끼고 실하면 화를 자주 낸다.

 간장의 정신 활동을 의미하는 혼은 슬픔이 지나치면 안정을 잃는다. 그 결과 정신 이상을 일으킨다. 그것이 심해지면 간장이 저장하는 혈액까지 변화를 일으켜서 육체적인 증상이 나타난다.
 반대로 출산이나 노동 등에 의해 간장의 혈액이 부족해지면 혼까지 영향이 미친다. 그 결과 기력이 줄고 소심해져서 두려움을 잘 느끼거나 아무런 이유도 없이 초조해진다.
 간장의 기는 양(陽)에 해당하는 족소양담경(足少陽膽經)에 그 작용이 나타난다. 따라서 기력이 없을 때는 간장과 담낭을 보하고, 초조할 때는 간장을 보하고 담낭을 사한다.

음부가 당기듯이 아프다고 호소하는 환자가 있다. 아랫배가 당기는 증상, 요통, 생리통 등도 마찬가지로 생각할 수 있다. 이때는 족궐음간경(足厥陰肝經)을 보하면 증상이 낫는다.

심장, 맥(脈)과 신(神)을 저장

- 심장은 맥을 저장한다. 그 맥에 의해 신(神)의 정신 활동이 이루어진다.
- 걱정이 지나치면 신이 손상되어 무슨 일이든지 공포를 느낀다. 증세가 심한 경우에는 몸이 야윈다.
- 심장의 기가 허하면 슬픔을 잘 느끼고, 실하면 잘 웃는다.

심장이 맥을 저장한다는 것은 혈액을 온몸으로 보내는 맥의 힘, 즉 맥기(脈氣)를 가리킨다. 이것은 혈액을 온몸으로 보내는 양기(활동력)라고도 말할 수 있다. 양기가 확실하게 안정되어 있으면 심장의 정신 활동을 나타내는 신도 정상을 유지한다.

그러나 걱정이 지나치면 양기가 순환되지 않으므로 심신(心身)에 변화가 일어난다. 반대로 어떤 원인에 의해 양기가 부족해지면 슬픔을 잘 느낀다.

심장의 양기 부족 현상은 위장이 제대로 활동하지 못할 때에 나타난다. 이러한 경우 비장, 위장, 소장을 보하는 것이 좋다. 또한 한사(寒邪)에 의해 손상되었을 때도 양기가 부족해진다. 이때는 오한이 나는데 폐장, 심장, 방광의 경맥을 보하면 낫는다.

위장이 튼튼한 사람은 양기가 지나쳐서 심장에 열이 쉽게 차고, 얼굴이 붉고, 구갈, 가슴설렘 등의 증상을 나타낸다. 이때는 족소음신경(足少陰腎經)을 보하여 남아도는 양기를 끌어내리는 것이 좋다. 양기가 왕성하면 잘 웃는다.

비장, 영(營)과 의(意)를 저장

- 비장은 영기(營氣)를 저장한다. 그 영기에 의해 의(意)의 정신 활동이 이루어진다.
- 근심이 지나치면 의가 손상되어 마음이 불안정해진다.
- 비장의 기가 허하면 손발이 나른해지고, 실하면 배가 부어올라 소변과 생리불순을 일으킨다.

비장은 후천적인 원기(原氣: 영양분)를 만든다. 비장의 기가 허하면 손발이 나른해지고, 변비, 설사, 식욕부진 등의 증상이 나타난다. 또한 기억력이 감퇴하여 생각이 정리되지 않는다. 반대로 근심이 지나쳐 의가 손상되면 비장의 기가 허해져서 신체에 변화를 일으키기도 한다. 어떤 경우이든지 비장, 심포(心包), 위장, 대장, 소장 등의 경맥을 보해야 한다.

비장이 실하면 영기가 전혀 활동하지 않으므로 기혈이 부족해진다. 이때는 족궐음간경의 태충(太衝), 족소음신경의 태계(太谿), 족태음비경의 은백(隱白) 등을 보한다. 또한 장문혈(章門穴)이나 비수(脾兪)에 뜸을 뜨거나 당귀(當歸)를 포함한 한약을 처방하는 것도 좋은 방법이다.

폐장, 기(氣)와 백(魄)을 저장

- 폐장은 기를 저장한다. 그 기에 의해 백(魄)의 정신 활동이 이루어진다.
- 기쁨이 지나치면 백이 손상되고 그렇게 되면 정신 이상을 일으킨다.

- 폐장의 기가 허하면 코가 막히고 호흡이 곤란해진다. 폐장의 기가 실하면 천식 증상이 나타나 가슴이 답답해진다.

폐장은 온몸의 기를 순환시키는데, 그것에 의해 심장의 양기나 혈액이 온몸을 순환한다. 또한 위장이 음식물을 활발하게 소화하고 소변이 잘 통한다.

기쁨이 지나치면 기가 한 곳에 정체되므로 폐장의 기가 허해진다. 폐장의 기가 허해지면 코를 포함한 호흡기 계통에 그 증상이 나타난다. 반대로 폐장의 기가 허하면 백에 변화를 일으켜 노이로제나 우울증에 걸리기도 한다. 어떤 경우이든 수태음폐경을 보하여 기의 순환을 돕고 운동을 하는 것이 좋다.

폐장의 기가 실하면 그곳에 열이 있다는 뜻이므로 안정을 취해야 한다. 수태음폐경의 어제(魚際), 족궐음간경의 중봉(中封), 족소음신경의 부류(復溜)를 보한다. 그래도 효과가 없으면 수태음폐경을 사해야 하는데, 이때는 공최혈(孔最穴)을 이용한다.

신장, 정(精)과 지(志)를 저장

- 신장은 정(精)을 저장한다. 정이 안정되면 지(志)의 정신 활동이 이루어진다.
- 분노가 지나치면 지가 손상된다. 그렇게 되면 건망증과 요통이 생겨서 몸을 제대로 굽히지 못한다.
- 신장의 기가 허하면 몸이 차가워지고, 실하면 배가 부어오른다.

신장의 정은 선천적으로 갖추어지지만, 후천적으로 위장에서 만들어져 신장에 저장된다. 힘든 노동이나 섹스를 하여 신장의 정을 지나치게 낭비하면 몸이 차가워져서 요통, 하체 약화, 음위(陰萎: 발기부전) 등의 증상이 나타난다. 정이 허하면 지도 약해져서 건망증이 심해지고, 한 가지 일을 끈기 있게 계속하지 못한다. 초조함이 지나쳐도 지가 약해져서 신허증(腎虛症)이 나타난다.

원문에 기록된 신실(腎實)이란 신장의 열을 뜻하는 듯하다. 하초에 열이 차면 배가 부어오르고 변비 증상이 나타나며 소변을 보아도 시원하지 않다.

이상이 원문의 내용인데 다음과 같은 기록을 정리하는 것으로 마치고 있다.
- 침 치료를 하는 사람은 환자의 정신 상태를 잘 살펴야 한다.
- 오장의 질병 상태를 확실하게 파악한 다음에 장기의 허실을 조절할 수 있도록 노력해야 한다.

本神 第八
(法風)

黃帝問於岐伯曰: 凡刺之法, 先必本於神. 血脈營氣精神, 此五藏之所藏也. 至其淫泆離藏則精失魂魄飛揚志意恍亂智慮去身者, 何因而然乎? 天之罪與? 人之過乎? 何謂德氣生精神魂魄心意志思智慮? 請問其故.

岐伯答曰: 天之在我者德也, 地之在我者氣也, 德流氣薄而生者也. 故生之來謂之精, 兩精相搏謂之神, 隨神往來者謂之魂, 並精而出入者謂之魄, 所以任物者謂之心, 心有所憶謂之意, 意之所存謂之志, 因志而存變謂之思, 因思而遠慕謂之慮, 因慮而處物謂之智. 故智者之養生也, 必順四時而適寒暑, 和喜怒而安居處, 節陰陽而調剛柔, 如是則僻邪不至, 長生久視. 是故忧惕思慮者則傷神, 神傷則恐懼流淫而不止. 因悲哀動中者, 竭絶而失生. 喜樂者, 神憚散而不藏. 愁憂者, 氣閉塞而不行. 盛怒者, 迷惑而不治. 恐懼者, 神蕩憚而不收.
心怵惕思慮則傷神, 神傷則恐懼自失, 破䐃脫肉, 毛悴色夭, 死於冬. 脾愁憂而不解則傷意, 意傷則悗亂, 四肢不擧, 毛悴色夭, 死於春. 肝悲哀動中則傷魂, 魂傷則狂忘不精, 不精則不正當人, 陰縮而攣筋, 兩脅骨不擧, 毛悴色夭, 死於秋. 肺喜樂無極則傷魄, 魄傷則狂, 狂者意不存人, 皮革焦, 毛悴色夭, 死於夏. 腎盛怒而不止則傷志, 志傷則喜忘其前言, 腰脊不可以俛仰屈伸, 毛悴色夭, 死於季夏; 恐懼而不解則傷精, 精傷則骨痠痿厥, 精時自下. 是故五藏, 主藏精者也, 不可傷, 傷則失守而陰虛, 陰虛則無氣, 無氣則死矣. 是故用針者, 察觀病人之態, 以知精神魂魄之存亡得失之意, 五者以傷, 針不可以治之也.
肝藏血, 血舍魂, 肝氣虛則恐, 實則怒. 脾藏營, 營舍意, 脾氣虛則四肢不用, 五藏不安, 實則腹脹經溲不利. 心藏脈, 脈舍神, 心氣虛則悲, 實則笑不休. 肺藏氣, 氣舍魄, 肺氣虛則鼻塞不利少氣, 實則喘喝胸盈仰息. 腎藏精, 精舍志, 腎氣虛則厥, 實則脹, 五藏不安. 必審五藏之病形, 以知其氣之虛實, 謹而調之也.

09 / 終始 종시

증상과 치료 방법

기백: 십이경맥의 시작과 끝을 알고 음양을 조절하는 것이 치료입니다.

이것이 본 편의 내용이다. 음경(陰經)의 상태는 촌구 부위의 맥이 뛰는 상태[脈動]를 통해서 알 수 있고, 양경(陽經)의 상태는 족양명위경(足陽明胃經)의 인영혈(人迎穴)을 통해서 알 수 있다. 이렇듯 음양 두 부위의 맥동을 비교함으로써 그 균형이 어떤 식으로 무너졌는지를 확인하는 것이다. 이러한 진단 방법을 '인영맥구진(人迎脈口診)'이라고 한다. 여기에 대해서는 〈금복〉편의 인영맥구진법에 기록되어 있으므로 그 밖의 기록만을 정리한다.

- 손을 움켜쥐기는 해도 펴지 못하는 사람은 근육에 병이 있기 때문이다. 손을 펴기는 해도 움켜쥐지 못하는 사람은 뼈에 병이 있기 때문이다.
- 통증을 호소하는 경우에는 그 부위의 경맥에 사기가 침입했을 가능성이 매우 높다.
- 허리 윗부분의 질병은 수태음폐경(手太陰肺經)과 수양명대장경(手陽明大腸經)을 치료한다. 허리 아랫부분의 질병은 족태음비경(足太陰脾經)과 족양명위경을 치료한다. 또한 병든 부위가 상체인 경우에는 하체의 경혈을 치료하고, 하체인 경우에는 상체의 경혈을 치료하는 방

법도 있다. 일례로 요통일 때에 위중혈(委中穴)을 치료하는 경우가 여기에 해당한다. 어쨌든 그 질병을 일으킨 근원을 찾아 먼저 치료하는 것이 중요하다.

- 통증이 있을 때에 손으로 눌러도 아무런 느낌이 들지 않는 이유는 깊은 부위에 병이 있기 때문이다. 이때는 침을 깊이 찌르는 것이 좋다. 그러나 질병이 생긴 부위가 상체일 때는 양병(陽病)이므로 침을 얕게 찔러야 한다.

이상의 원문 기록은 굳이 해설을 덧붙이지 않아도 충분히 이해할 수 있을 것이다. 손으로 누를 때에 통증이 강하면 얕은 부위의 통증이므로 침을 깊이 찌르지 말아야 한다. 손으로 누를 때에 기분이 좋아지면 만성적(慢性的)인 통증이다. 이때는 침을 찌른 상태에서 오랜 시간 그대로 놓아두어야 한다. 약간 깊이 찌르는 것은 상관없지만, 너무 강하게 자극하지 않도록 주

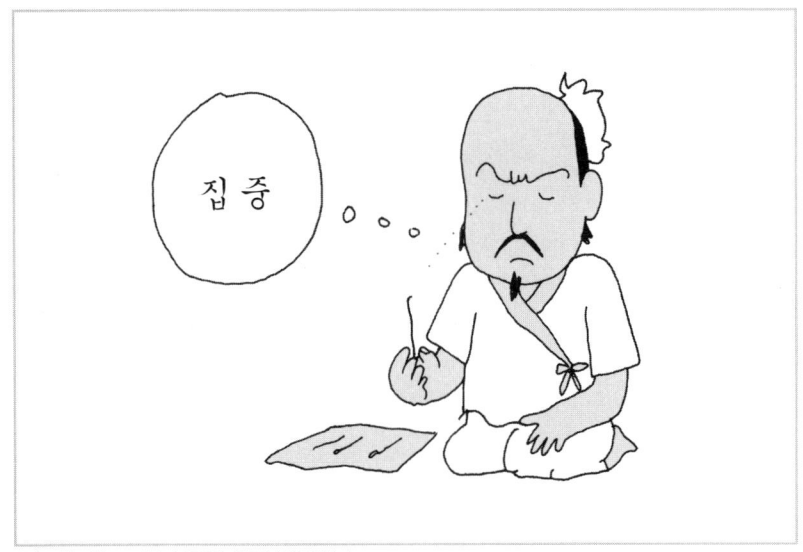

치료할 때는 모든 신경을 침에 집중한다

의해야 한다. 손으로 누를 때에 통증에 아무런 변화가 없으면 깊은 부위의 병이다. 요통인 경우에 흔히 볼 수 있는데 주로 구두침(灸頭針)을 사용한다.

침을 놓을 때 주의사항
- 치료할 때는 환자의 체격과 정신 상태를 잘 관찰해야 한다.
- 치료할 때는 정신을 통일하여 모든 신경을 침에 집중해야 한다.
- 섹스 전후에는 침을 놓지 말아야 한다.
- 음주 전후에는 침을 놓지 말아야 한다.
- 화가 난 상태에서는 침을 놓지 말아야 한다. 또한 치료한 뒤에 화를 내서도 안 된다.
- 과로했을 때는 침을 놓지 말아야 한다. 또한 치료한 뒤에 무리한 노동을 해서도 안 된다.
- 공복이거나 만복일 때는 침을 놓지 말아야 한다.
- 두려움을 느끼거나 놀란 환자는 기분을 안정시킨 뒤에 치료해야 한다.
- 수레(자동차)를 타고 온 환자는 잠시 휴식을 취하게 한 뒤에 침을 놓아야 한다.
- 걸어 온 환자는 두 시간 정도 쉬게 한 뒤에 침을 놓아야 한다.

이상의 주의사항은 요즘에도 충분히 응용할 수 있다. 글자 그대로 해석하면 무리가 따르므로 현실에서 활용할 수 있는 부분만을 발췌하여 응용하기 바란다.

병증에 대해서는 다음 편에 자세히 기록되어 있으므로 여기에서는 생략한다.

終始 第九

(法野)

凡刺之道, 畢於終始, 明知終始, 五藏爲紀, 陰陽定矣. 陰者主藏, 陽者主府, 陽受氣於四末, 陰受氣於五藏. 故瀉者迎之, 補者隨之, 知迎知隨, 氣可令和. 和氣之方, 必通陰陽, 五藏爲陰, 六府爲陽, 傳之後世, 以血爲盟, 敬之者昌, 慢之者亡, 無道行私, 必得夭殃. 謹奉天道, 請言終始, 終始者, 經脈爲紀, 持其脈口人迎, 以知陰陽有餘不足, 平與不平, 天道畢矣. 所謂平人者不病, 不病者, 脈口人迎應四時也, 上下相應而俱往來也, 六經之脈不結動也, 本末之寒溫之相守司也, 形肉血氣必相稱也, 是謂平人. 少氣者, 脈口人迎俱少而不稱尺寸也. 如是者, 則陰陽俱不足, 補陽則陰竭, 瀉陰則陽脫. 如是者, 可將以甘藥, 不可飮以至劑. 如此者弗灸, 不巳者因而瀉之, 則五藏氣壞矣. 人迎一盛, 病在足少陽, 一盛而躁, 病在手少陽. 人迎二盛, 病在足太陽, 二盛而躁, 病在手太陽, 人迎三盛, 病在足陽明, 三盛而躁, 病在手陽明. 人迎四盛, 且大且數, 名曰溢陽, 溢陽爲外格. 脈口一盛, 病在足厥陰, 厥陰一盛而躁, 在手心主. 脈口二盛, 病在足少陰, 二盛而躁, 在手少陰. 脈口三盛, 病在足太陰, 三盛而躁, 在手太陰. 脈口四盛, 且大且數者, 名曰溢陰, 溢陰爲內關, 內關不通死不治. 人迎與太陰脈口俱盛四倍以上, 名曰關格, 關格者與之短期.

人迎一盛, 瀉足少陽而補足厥陰, 二瀉一補, 日一取之, 必切而驗之, 踈取之上, 氣和乃止. 人迎二盛, 瀉足太陽, 補足少陰, 二瀉一補, 二日一取之, 必切而驗之, 踈取之上, 氣和乃止. 人迎三盛, 瀉足陽明而補足太陰, 二瀉一補, 日二取之, 必切而驗之, 踈取之上, 氣和乃止. 脈口一盛, 瀉足厥陰而補足少陽, 二補一瀉, 日一取之, 必切而驗之, 疏而取上, 氣和乃止. 脈口二盛, 瀉足少陰而補足太陽, 二補一瀉, 二日一取之, 必切而驗之, 踈取之上, 氣和乃止. 脈口三盛, 瀉足太陰而補足陽明, 二補一瀉, 日二取之, 必切而驗之, 踈而取之上, 氣和乃止. 所以日二取之者, 太陽主胃, 大富於穀氣, 故可日二取之也. 人迎與脈口俱盛三倍以上, 命曰陰陽俱溢, 如是者不開, 則血脈閉塞, 氣無所行, 流淫於中, 五藏內傷. 如此者, 因而灸之, 則變易而爲他病矣.

凡刺之道, 氣調而止, 補陰瀉陽, 音氣益彰, 耳目聰明, 反此者血氣不行. 所謂氣至而有效者, 瀉則益虛, 虛者脈大如其故而不堅也, 堅如其故者, 適雖言故, 病未去也. 補則益實, 實者脈大如其故而益堅也, 夫如其故而不堅者, 適雖言快, 病未去也. 故補則實, 瀉則虛, 痛雖不隨針, 病必衰去. 必先通十二經脈之所生病, 而後可得傳於終始矣. 故陰陽不相移, 虛實不相傾, 取之其經.

凡刺之屬, 三刺至穀氣, 邪僻妄合, 陰陽易居, 逆順相反, 沉浮異處, 四時不得, 稽留淫泆, 須針而去. 故一刺則陽邪出, 再刺則陰邪出, 三刺則穀氣至, 穀氣至而止. 所謂穀氣至者, 已補而實, 已瀉而虛, 故以知穀氣至也. 邪氣獨去者, 陰與陽未能調, 而病知愈也. 故曰補則實, 瀉則虛, 痛雖不隨針, 病必衰去矣. 陰盛而陽虛, 先補其陽, 後瀉其陰而和之. 陰虛而陽盛, 先補其陰, 後瀉其陽而和之. 三脈動于足大指之間, 必審其實虛. 虛而瀉之, 是謂重虛, 重虛病益甚. 凡刺此者, 以指按之, 脈動而實且疾者疾瀉之, 虛而徐者則補之, 反此者病益甚. 其動也, 陽明在上, 厥陰在中. 少陰在下. 膺腧中膺, 背腧中背. 肩膊虛者, 取之上. 重舌, 刺舌柱以鈹針也. 手屈而不伸者, 其病在筋, 伸而不屈者, 其病在骨, 在骨守骨, 在筋守筋. 補須一方實, 深取之, 稀按其痏, 以極出其邪氣; 一方虛, 淺刺之, 以養其脈, 疾按其痏, 無使邪氣得入. 邪氣來也緊而疾, 穀氣來也徐而和. 脈實者, 深刺之, 以泄其氣; 脈虛者, 淺刺之, 使精氣無得出, 以養其脈, 獨出其邪氣. 刺諸痛者, 其脈皆實. 故曰: 從腰以上者, 手太陰陽明皆主之; 從腰以下者, 足太陰陽明皆主之. 病在上者下取之, 病在下者高取之, 病在頭者取之足, 病在腰者取之膕. 病生於頭者頭重, 生於手者臂重, 生於足者足重, 治病者先刺其病所從生者也. 春氣在毛, 夏氣在皮膚, 秋氣在分肉, 冬氣在筋骨, 刺此病者各以其時為齊. 故刺肥人者, 以秋冬之齊; 刺瘦人者, 以春夏之齊. 病痛者陰也, 痛而以手按之不得者陰也, 深刺之. 病在上者陽也. 病在下者陰也. 癢者陽也, 淺刺之. 病先起陰者, 先治其陰而後治其陽; 病先起陽者, 先治其陽而後治其陰. 刺熱厥者, 留針反為寒; 刺寒厥者, 留針反為熱. 刺熱厥者, 二陰一陽; 刺寒厥者, 二陽一陰. 所謂二陰者, 二刺陰也; 一陽者, 一刺陽也. 久病者邪氣入深, 刺此病者, 深內而久留之, 間日而復刺之, 必先調其左右, 去其血脈, 刺道畢矣.

凡刺之法, 必察其形氣, 形肉未脫, 少氣而脈又躁, 躁厥者, 必為繆刺之, 散氣可收, 聚氣可布. 深居靜處, 占神往來, 閉戶塞牖, 魂魄不散, 專意一神, 精氣之分, 毋聞人聲, 以收其精, 必一其神, 令志在針, 淺而留之, 微而浮之, 以移其神, 氣至乃休. 男內女外, 堅拒勿出, 謹守勿內, 是謂得氣.

凡刺之禁: 新內勿刺, 新刺勿內. 已醉勿刺, 已刺勿醉. 新怒勿刺, 已刺勿怒. 新勞勿刺, 已刺勿勞. 已飽勿刺, 已刺勿飽. 已飢勿刺, 已刺勿飢. 已渴勿刺, 已刺勿渴. 大驚大恐, 必定其氣, 乃刺之. 乘車來者, 臥而休之, 如食頃乃刺之.

出行來者, 坐而休之, 如行十里頃乃刺之. 凡此十二禁者, 其脈亂氣散, 逆其營衛, 經氣不次, 因而刺之, 則陽病入於陰, 陰病出爲陽, 則邪氣復生, 麤工勿察, 是謂伐身, 形體淫泆, 乃消腦髓, 津液不化, 脫其五味, 是謂失氣也.

太陽之脈, 其終也, 戴眼反折瘛瘲, 其色白, 絶皮乃絶汗, 絶汗則終矣, 少陽終者, 耳聾, 百節盡縱, 目系絶, 目系絶一日半則死矣, 其死也, 色靑白乃死. 陽明終者, 口目動作, 喜驚妄言, 色黃, 其上下之經盛而不行則終矣. 少陰終者, 面黑齒長而垢, 腹脹閉塞, 上下不通而終矣. 厥陰終者, 中熱嗌乾, 喜溺心煩, 甚則舌卷卵上縮而終矣. 太陰終者, 腹脹閉不得息, 氣噫善嘔, 嘔則逆, 逆則面赤, 不逆則上下不通, 上下不通則面黑皮毛燋而終矣.

10 / 經脈
경맥
경락과 병증

본 편에는 각각의 경락이 흐르는 부위와 병들었을 때의 증상에 대해 기록되어 있다. 뇌공(雷公)이 질문하고 황제가 답하는 형식으로 이루어졌다. 황제는 다음과 같이 말했다.

- 사람이 세상에 태어나기 전에는 어머니의 태(胎) 속에서 정(精)이 만들어지고, 정에서 뇌수(腦髓)가 만들어진다. 그리고 뼈가 줄기가 되어 경맥에 영양을 공급한다. 그렇게 해서 근육이 붙고 피부가 덮이며 모발(毛髮)이 자란다.
- 세상에 태어나서 음식물을 섭취하면 위장에서 소화, 흡수되는데 그러한 활동에 의해 형성된 기혈은 경맥을 통하여 온몸을 순환한다.
- 따라서 경맥의 변화를 통하여 환자의 상태를 알고, 경맥의 허실을 조절함으로써 질병을 치료하는 것이다. 이런 이유에서 경맥의 흐름을 잘 알아야 한다.

수태음폐경(手太陰肺經)

경락의 흐름(流注)
수태음폐경은 중완혈(中脘穴)에서 시작되어 수분혈(水分穴)로 내려가서 대장을 감돌고 상완혈(上脘穴)을 통하여 위로 올라가 폐장에 속한다. 그리고 기관(氣管)을 거쳐 옆으로 나가 중부혈(中府穴)로 가서 겨드랑이에서 팔을 통하여 열결(列缺), 경거(經渠), 태연(太淵), 어제(魚際), 소상(小商)에서 끝난다.

또한 열결에서 가지가 뻗어 나와 수양명대장경(手陽明大腸經)하고 만난다. 열결은 수태음폐경의 별락(別絡: 다른 낙맥)이다.

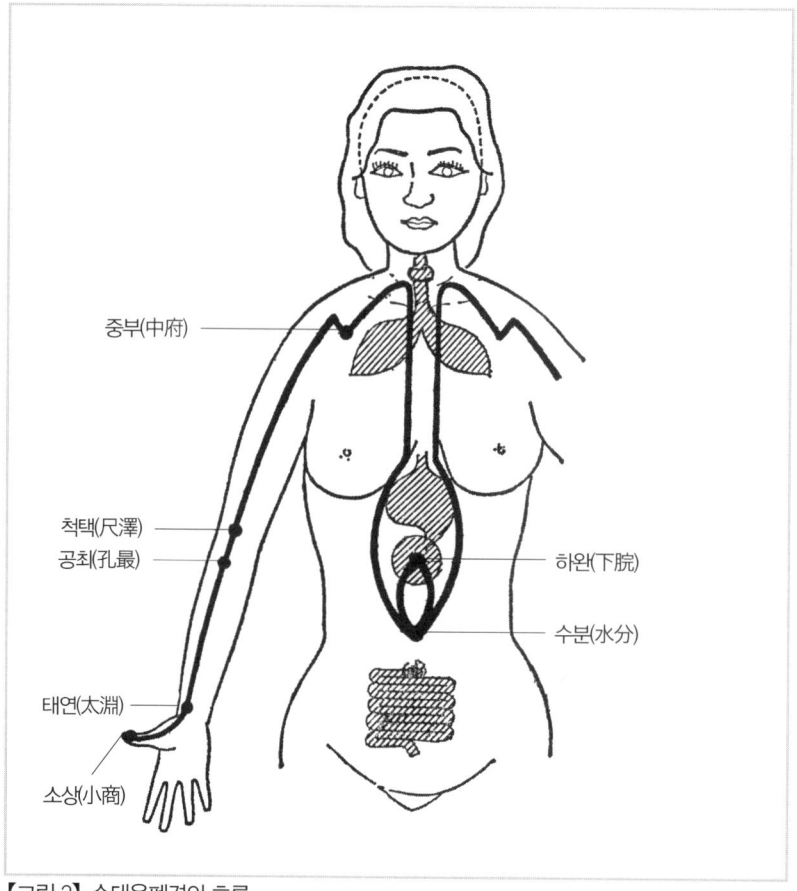

【그림 3】 수태음폐경의 흐름

병증

가슴이 답답하고, 호흡이 곤란하고, 기침이 나고, 결분혈(缺盆穴)이 아프다. 또한 수태음폐경이 흐르는 부위가 차갑게 식어 통증을 느낀다. 인후(咽喉)가 건조하고, 눈이 흐릿하고, 손바닥에 열이 나고, 하품을 자주 하고, 소변을 자주 보고, 어깨와 등 부위에 통증을 느낀다. 열이 나면서 땀이 나거나 오한이 난다.

이상이 원문의 내용이다. 한의학을 공부할 때에 배운 경락은 수태음폐경이라면 중부(中府), 운문(雲門) 이하의 경락뿐이다. 경락이라기보다는 경혈을 그 순서에 따라 달달 외우는 예가 더 많았다. 이렇게 해서는 수태음폐경이 어느 부위를 지배하고, 다른 경락하고 어떤 관계에 있는지 알 수 없다.

환자는 여러 종류의 잡다한 증상을 나타낸다. 그것을 정리하여 어떤 경락하고 관계하는 병인지 알아내는 것이 진단이다. 어떠한 증상을 호소하든 반드시 어떤 경락하고 관계하기 마련이며 그렇지 않은 경우는 없다. 그러한 관계를 알아내려면 경락의 흐름을 모두 알아야 하는데, 중부와 운문 이하의 흐름만으로는 부족하다. 일례로 수태음폐경의 경우, 폐장의 증상을 치료할 때에 이용하는 것은 당연하다. 하지만 대장하고도 관계한다는 사실을 알면 치질이나 설사까지 치료할 수 있다.

원문에는 수태음폐경은 중초(中焦)에서 발생한다고 기록되어 있을 뿐이고, 그 구체적인 경혈은 기록되어 있지 않다. 그러나 경혈의 이름을 소개하면 경맥이 흐르는 부위를 보다 확실하게 알 수 있다. 치료하는 데에 매우 편리하므로 앞으로도 이러한 방식으로 경혈을 소개한다.

한편 별락도 주의해야 한다. 경혈의 이름을 밝힌 부분은 다른 경락하고 연결되는 곳이다. 그런 이유에서 말단의 흐름도 경혈의 이름을 밝혔다. 침구학을 공부하는 사람이라면 누구나 아는 부위일 것이다. 그림으로 표시했으니 참조하기 바란다.

원문에는 병증이 시동(是動)과 소생(所生)의 두 종류로 나누어 기록되어 있다. 또한 별락 특유의 증상도 나온다.

시동은 그 경맥의 기가 변했을 때의 증상, 외사에 의해 병들었을 때의 증상이라고 기록되어 있다. 소생은 그 경맥의 혈액이 변화를 일으켰을 때의 증상, 그 경맥하고 이어진 장부가 병들었을 때의 증상이라고 한다.

저자는 다음과 같이 생각한다. 시동은 외부로부터 영향을 받아 병들 때의 증상이다. 외부로부터 영향을 끼치는 것들 중에는 외사도 있고 다른 경맥의 병도 있다. 그러므로 시동에는 기나 경맥뿐만 아니라 혈액과 장부의 증상도 포함된다.

여기에 대해 소생은 그 장부와 경맥이 질병을 일으키는 원인에 해당한다. 혈액과 장부의 증상뿐만 아니라 경맥의 증상도 포함된다.

이러한 이유에서 병증을 특별히 시동과 소생으로 구별할 필요가 없다고 본다. 그것이 오장의 병이든 육부의 병이든, 결국에는 병든 부위하고 관계하는 경락에 그 반응이 나타나기 마련이다. 중요한 것은 증상의 허실을 파악하여 경락을 보사하는 것이다. 물론 증상을 허실로 구별하는 것은 매우 어려운 일이다. 그러나 여기에는 일반적인 기준이 있으므로 그것을 소개한다.

병증의 허실 구분
- 전체적인 증상: 허(虛)하면 약하고, 실(實)하면 강하다.
- 열병일 때: 허하면 오한이 나고 소변을 자주 보는데 그 색깔이 백색이다. 실하면 발열이 있고 소변의 색깔이 짙다.

- 통증: 허하면 손으로 누르거나 따뜻하게 하면 기분이 좋아진다. 실하면 차갑게 할 때에 기분이 좋고, 손으로 누르면 통증이 심해진다.
- 종기: 허하면 손으로 누를 때에 들어간 부위가 좀처럼 원상태로 돌아오지 않는다. 열감(熱感)이 적다. 발적(發赤: 피부나 점막에 염증이 생겼을 때에 그 부위가 빨갛게 부어오르는 현상)은 있지만 광택이 없다. 실하면 손으로 누를 때에 들어간 부위가 즉시 원상태로 돌아온다. 열감이 강하고 그곳에서 맥동을 느낄 수 있다. 발적이 있는 경우에는 광택이 난다.

이러한 내용 이외에 맥의 상태로도 구별한다. 맥에 힘이 있으면 실, 힘이 없으면 허라는 식이다. 원문에서는 맥구(脈口: 촌구 전체의 맥)와 인영(人迎)의 맥동(脈動) 차이에 의해서 허실을 구별하고 있다.

수태음폐경의 허실과 치료

오른손 촌구 부위의 맥을 짚을 때에 힘이 없으면 허다. 경거(經渠)나 태연(太淵)을 보한다.

오른손 촌구 부위의 맥을 짚을 때에 힘이 있으면 실이다. 폐장이 실한 경우에는 여러 가지 치료 방법이 있다. 폐장의 표에 해당하는 수양명대장경을 사할 때는 상양혈(商陽穴)을 이용한다. 수태음폐경의 공최(孔最)나 열결(列缺)을 직접 사하는 것도 좋은 방법이다. 또한 상극 관계를 이용하여 보하는 방법도 있다.

폐장이 실한 것은 간장이 허하기 때문이다. 이때는 족궐음간경(足厥陰肝經)에서 폐장의 성질을 가진 중봉(中封: 금혈金穴)과 족소음신경(足少陰腎經)의 금혈인 부류(復溜)를 보한다. 동시에 수태음폐경의 어제(魚際)도 보한다. 또한 수소음심경(手少陰心經)의 영도(靈道)와 수태음폐경의 어제

(魚際)를 보하면 실한 상태를 제거할 수 있다.

실제로는 다른 맥의 상태와 병인, 병증에 따라 가장 적당하다고 생각되는 방법을 이용한다. 일례로 허로(虛勞) 때문에 폐장이 실한 경우에는 족궐음간경을 보하는 방법을 이용한다. 열병 때문이라면 수소음심경을 보하는 방법을 이용한다.

이러한 내용은 모두 저자가 임상 경험을 통해서 얻은 답이다. 다른 경락에 대해서도 이와 같은 방법으로 설명한다.

인영맥구진의 허실 결정
- 실: 인영맥이 맥구(촌구 전체의 맥)보다 큰 경우.
- 허: 인영맥이 맥구보다 작은 경우.

인영맥구진에 대해서는 〈금복〉 편에 자세히 기록되어 있다.

수양명대장경(手陽明大腸經)

경락의 흐름
집게손가락 손톱뿌리 부위의 상양(商陽)에서 시작된다. 이간(二間), 삼간(三間), 합곡(合谷), 양계(陽谿), 편력(偏歷), 온류(溫溜), 하렴(下廉), 상렴(上廉), 삼리(三里), 곡지(曲池), 주료(肘髎), 오리(五里), 비노(臂臑), 견우(肩髃), 거골(巨骨) 등의 순서로 어깨까지 올라간다. 그리고 거골에서 대추혈(大椎穴)을 거쳐 결분혈(缺盆穴)을 돌아서 족양명위경을 통하여 폐장을 감돈 다음 천추혈(天樞穴)에서 다시 대장하고 연결된다.

결분(缺盆)에서 따로 가지가 뻗어 나와 흉쇄유돌근(胸鎖乳突筋)을 통하여 아랫니에서 입술을 감돈 다음에 콧방울 양쪽의 영향혈(迎香穴)에서 끝난다.

수양명대장경의 별락은 편력혈(偏歷穴)에서 나와 수태음폐경하고 만난다.

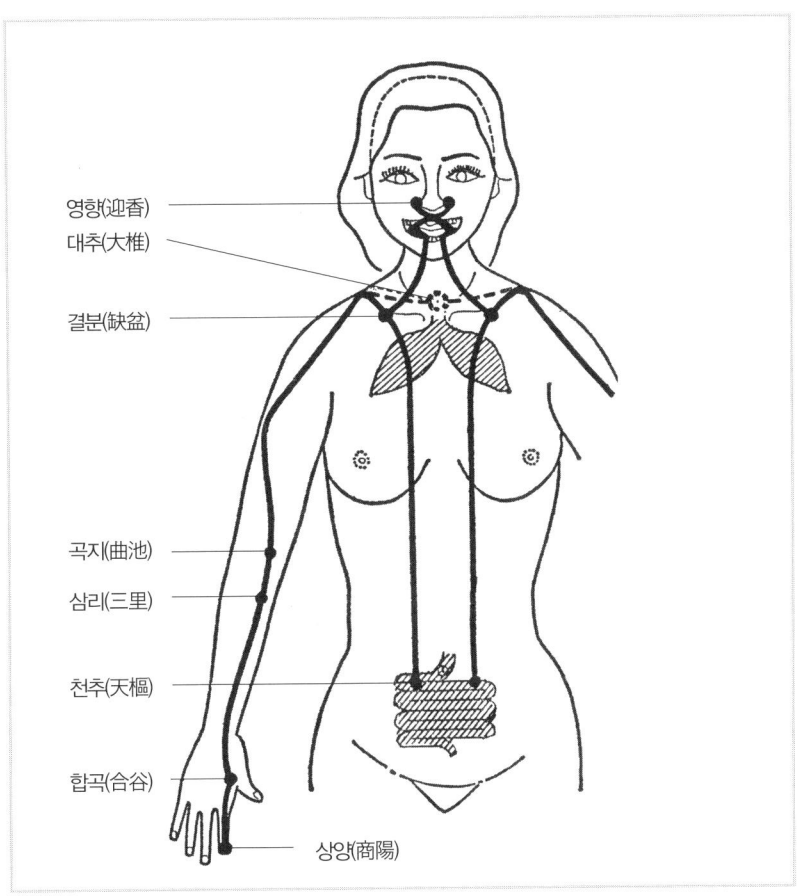

【그림 4】 수양명대장경의 흐름

병증

치통이 나고, 흉쇄유돌근에 응어리가 잡히고, 눈이 황색으로 변하고, 입이 마르고, 코피가 나고, 인후가 부어 통증을 느낀다. 수양명대장경이 흐르는 부위에 통증을 느끼고 열이 나거나 차갑게 식기도 한다.

수양명대장경의 허실과 치료

원문에 기록된 기준에 따라 수양명대장경의 증상을 허실로 구별한다. 일례로 치통인 경우 따뜻하게 할 때에 편안한 느낌이 들면 허이고, 차갑게 할 때에 편안한 느낌이 들면 실이다.

수양명대장경이 허하거나 실한 증상을 나타내는 것은 어딘가 음기가 허하기 때문이다. 수양명대장경을 손으로 누르거나 맥을 짚어서 실이라는 판단이 내려지면, 먼저 어느 곳의 음기가 허해서 그러한 상태가 나타났는지 알아야 한다. 음기의 허는 맥의 상태, 병인, 병증 등으로 알 수 있다.

수양명대장경의 실을 사할 경우에는 상양(商陽), 이간(二間), 삼간(三間) 등을 이용한다. 폐장이 허해서 수양명대장경의 실이 생기면 태연(太淵)과 경거(經渠)를 먼저 보한다. 그리고 비장이 허해서 생긴 것이면 대릉(大陵)과 태백(太白)을 보한 다음에 수양명대장경을 사한다. 수양명대장경의 실은 폐장과 비장이 허해서 생기는 경우가 많다. 반면에 간장이나 신장이 허해서 생기는 경우는 드물다.

한편 수양명대장경의 허는 폐장과 간장이 허할 때에 생기는 경우가 많다. 이때는 곡지(曲池), 삼리(三里), 합곡(合谷) 등을 보한다.

족양명위경(足陽明胃經)

경락의 흐름

승읍혈(承泣穴)에서 시작되어 족태양방광경의 정명혈(睛明穴)로 이어지

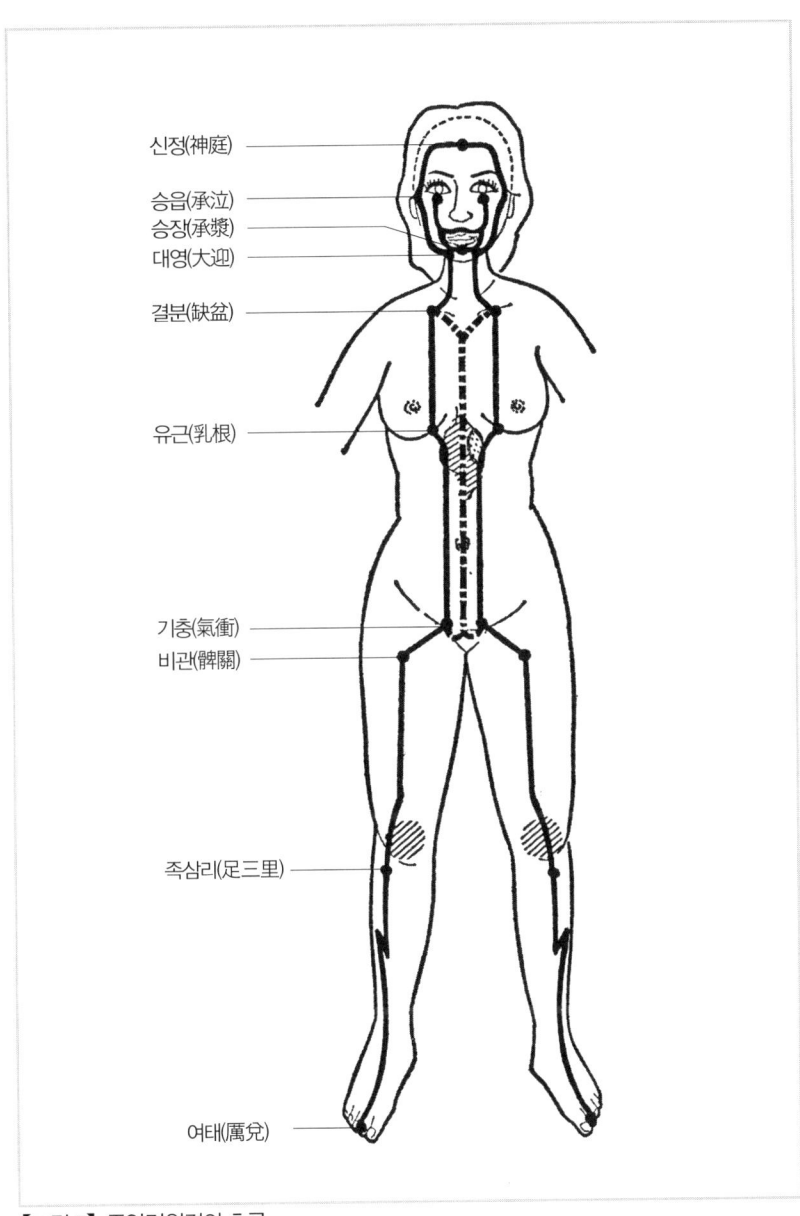

【그림 5】 족양명위경의 흐름

고, 한편으로는 코, 윗니, 입술, 아래턱을 거쳐 객주인(客主人)과 현로혈(懸顱穴)에 이른다. 다른 가지는 목 앞을 지나 결분혈(缺盆穴)에 이른다. 결분(缺盆)에서 다시 가지가 뻗어 나와 폐장, 위장, 비장, 대장, 소장을 감싼다.

본경은 가슴에서 천추(天樞)를 지나 기충(氣衝)에 이르고 서혜(鼠蹊)를 지나 대퇴부 앞쪽으로 내려가서 족삼리혈(足三里穴)을 거쳐 다리의 둘째 발가락까지 이른다. 족삼리혈에서는 다른 가지가 뻗어 나와 셋째발가락까지 이르고, 충양혈(衝陽穴)에서도 가지가 뻗어 나와 족태음비경하고 연결된다.

족양명위경의 별락은 풍륭혈(豐隆穴)에서 나와 족태음비경하고 연결된다. 다른 가지는 목덜미까지 올라가 족태양방광경하고 교차한다.

병증

오한을 느끼고, 신음소리를 잘 내고, 하품을 자주 하고, 이마가 흑색으로 변한다. 증세가 심하면 사람 상대하는 것을 싫어하고, 나무 두드리는 소리만 듣고도 두려움을 느낀다. 안정을 유지하지 못한 채 방에만 틀어박히려고 한다. 그리고 밖으로 나가 뛰어다니거나, 높은 곳에 올라가 노래를 부르거나, 옷을 벗어 던진 채 알몸이 되려고 한다. 배가 부어오르고 장(腸)에서 소리가 난다. 열이 나고 땀을 흘리지만 오한이 나지는 않는다. 코가 막히고 코피가 나며 입술이 꺼칠해진다. 목덜미와 인후가 부어 통증을 느끼고 목소리가 나오지 않는다. 배에 물이 차고 무릎관절이 부어 통증을 느낀다. 족양명위경이 흐르는 부위에 통증을 느끼고 다리에 힘이 빠지며 간질 증상을 보인다.

족양명위경의 허실과 치료

족양명위경의 증상은 꽤 많지만 모두 허실로 구별할 수 있다. 일례로 족양명위경의 열은 실한 경우가 많은데 다리에 힘이 빠지면 허이다. 증상으로 구별할 수 없을 때는 맥의 허실이나 촉진으로 판단한다.

족양명위경이 실하거나 허한 이유는 어딘가에 음허(陰虛)가 있기 때문이다. 이때는 반드시 음경을 보한 뒤에 족양명위경을 보사한다.

족양명위경의 실은 대부분 비장이 허할 때에 나타난다. 그리고 족양명위경의 허는 간장과 신장이 허할 때에 나타난다. 위장이 실할 때는 삼리(三里), 상거허(上巨虛), 하거허(下巨虛) 등을 이용한다. 그리고 보할 때는 주로 충양(衝陽)을 이용한다.

족태음비경(足太陰脾經)

경락의 흐름

엄지발가락의 은백(隱白)에서 시작하여 대도(大都), 태백(太白), 공손(公孫), 상구(商丘) 등의 각 경혈을 지나, 하지(下肢)와 대퇴부 안쪽을 통하여 배로 돌아온다. 중극(中極)과 관원(關元)의 두 혈을 거쳐 복결혈(腹結穴)과 대횡혈(大橫穴)을 지나 비장과 위장에 속한다. 그 곳에서 다른 가지가 나와 위장에서 심장으로 올라간다. 본경은 가슴 옆쪽으로 올라가 중부혈(中府穴)을 통하여 혀뿌리하고 연결된다.

족태음비경의 별락은 공손(公孫)에서 나와 족양명위경을 지난다. 그리고 다른 가지가 상행하여 위장을 감싼다.

병증

혀를 움직이기 어렵고, 구토, 설사, 복통, 위통, 트림 등의 증세가 있다. 배가 부어오르지만 배변을 하거나 방귀를 뀌면 편안해진다. 몸이 나른하고 소변을 시원하게 볼 수 없다. 족태음비경이 흐르는 부위가 붓고 통증을 느낀다. 잠을 편히 잘 수 없다.

족태음비경의 허실과 치료

비장이 허하면 위장과 장에 증상이 나타난다. 그러므로 비장의 증상은 대부분 보법으로 치료한다. 오른손 관상의 맥만 떠 있는 경우가 있다. 그 이유는 과식을 하여 비장은 허한데 위장은 실하기[脾虛胃實] 때문이다. 이때에 맥을 짚으면 힘이 없다.

왼손 촌구 부위의 맥만 허하면 비장과 위장에 증상이 나타난다. 이것은 신경(神經)을 지나치게 혹사시켜 비장이 허해졌기 때문이다.

간염이나 신장염 같은 염증성 질환에 걸렸거나 풍사(風邪)의 침입을 받으면 현맥(弦脈)이면서 삭맥(數脈)이 나온다. 그 이유는 내장 어딘가에 열이 찼기 때문이다. 현맥이 나오면서 힘이 전혀 없거나 상당하다면, 어떤 경우이든 비장이 허하고 위장의 기가 부족하기 마련이다.

이러한 경우는 모두 비허증(脾虛症)이다. 노궁(勞宮), 대릉(大陵), 내관(內關), 태백(太白), 대도(大都), 공손(公孫) 등을 보하는 것이 기본이다. 이때는 병인이나 증상과 맥의 상태에 따라 구분한다. 비장을 보해도 위장과 대장의 열이 제거되지 않을 때는 양경을 사한다.

비장은 음 중의 지음(至陰)으로 혈액을 통솔하는 능력이 있다. 그런데 비장이 허하면 혈액을 통솔하는 힘이 약화되어 각종 출혈을 일으킨다. 각혈이나 치질에 의한 출혈과 혈뇨 등이다. 또한 차가운 성질을 가진 음기가 허

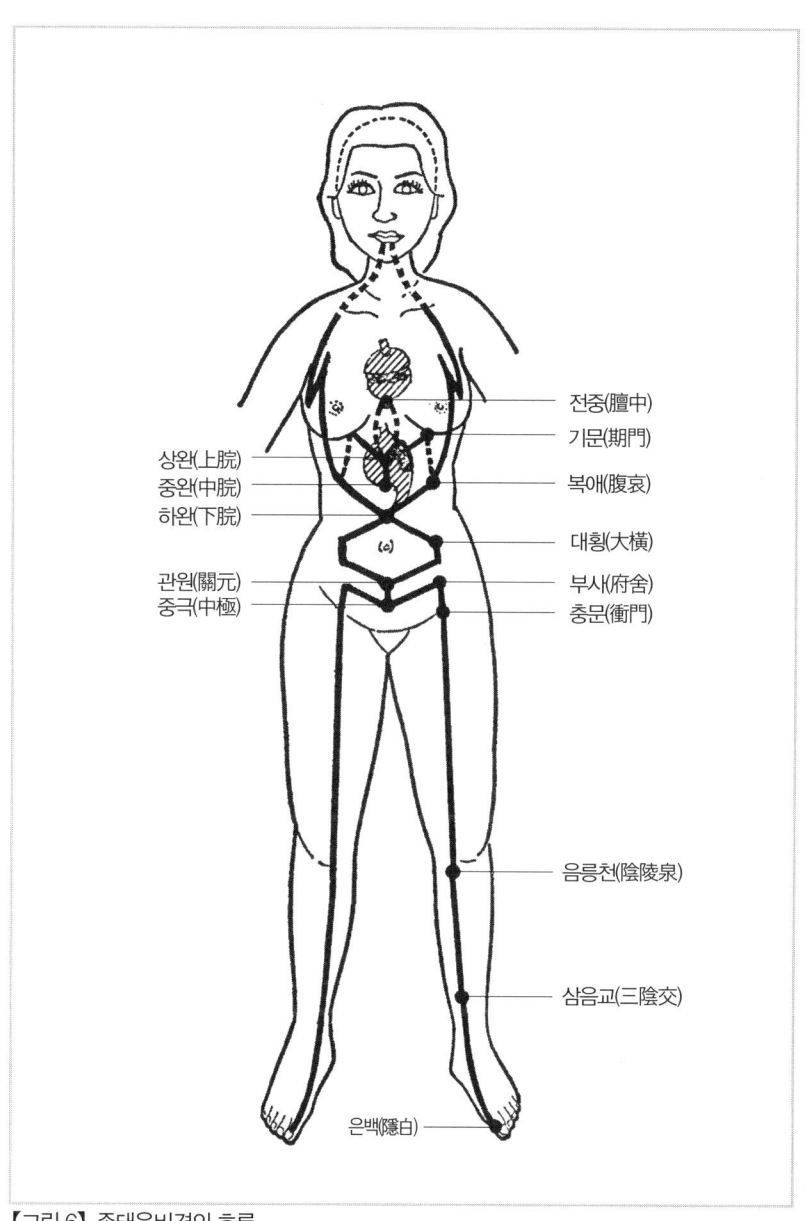

【그림 6】 족태음비경의 흐름

해져서 열증(熱症)을 나타내기도 한다.

비장의 음허(陰虛) 때문에 생긴 열은 번열(煩熱)이므로 오한은 없다. 번열이 나면 저녁에 열이 나면서 손발이 뜨겁고 식은땀을 흘리고 가슴이 뛴다. 또한 건망증, 불면증, 생리불순, 피로를 쉽게 느끼는 등의 증상도 나타난다. 비장의 음허가 심하면 온몸으로 혈액을 보내지 못하므로 신장이나 간장에 정(精)과 혈이 부족해진다.

비장에 음허가 생기는 원인은 출산, 섹스, 노동 등이다.

수소음심경(手少陰心經)

경락의 흐름

심중(心中: 전중혈膻中穴)에서 시작하여 임맥(任脈)을 통해 소장을 감싼다. 다른 가지는 임맥을 따라 올라가 인후(咽喉)를 지나 족양명위경을 통하여 눈 안쪽까지 이른다. 본경은 심장에서 옆으로 나와 폐장을 지나 겨드랑이의 극천혈(極泉穴)을 거쳐 위팔 안쪽을 통해 통리(通理), 음극(陰郄), 신문(神門), 소부(少府), 소충(少衝)에서 끝난다. 소충에서는 수태양소장경하고 연결된다.

별락은 통리혈(通里穴)에서 나와 본경을 따라 심장까지 올라가 혀뿌리에서 눈까지 간다.

병증

입이 마르고, 가슴에 통증을 느끼고, 눈이 황색으로 변하고, 손바닥이 뜨겁다. 언어장애가 생기고, 수소음심경이 흐르는 부위에 통증을 느낀다.

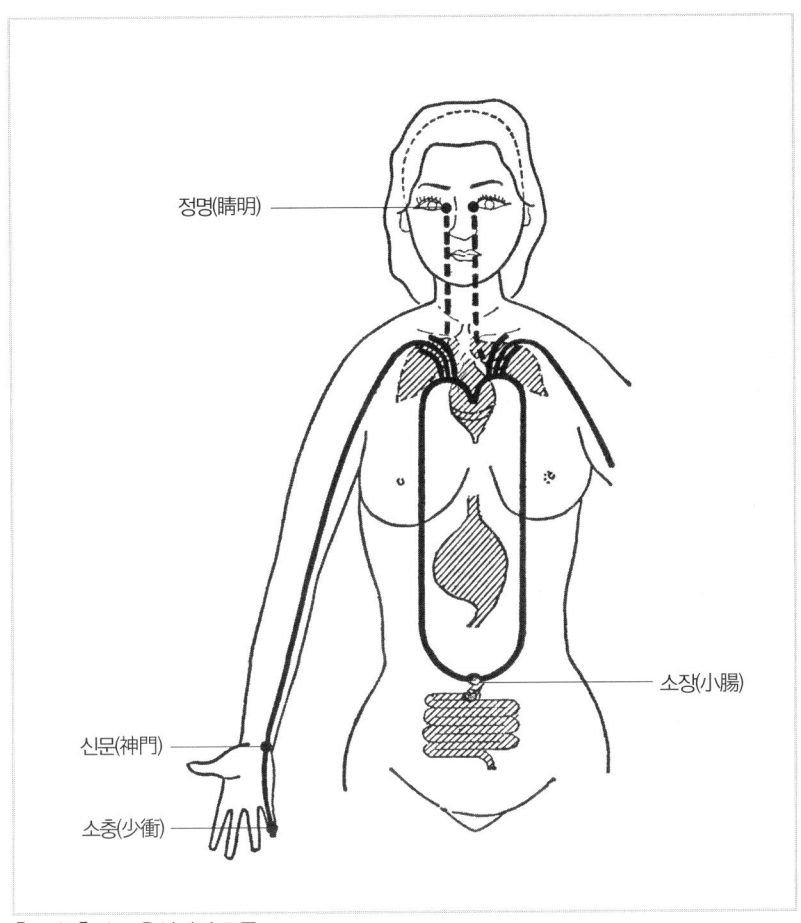

【그림 7】 수소음심경의 흐름

수소음심경의 허실과 치료

앞에서 설명했듯이 왼손 촌구 부위의 허맥(虛脈)은 비허증(脾虛症)으로 보고 치료한다. 왼손 촌구 부위의 맥만 떠 있으면 소장에 열이 있다는 뜻이다. 주로 설사를 할 때에 나오는 맥이다. 역시 비허증으로 보고 치료한다.

신장이 허하면 심장이 실해진다. 이때는 왼손 촌구 부위의 맥을 짚으면 힘이 느껴진다. 왼손 척중이 허한 상태이면 부류혈(復溜穴)과 연곡혈(然谷穴)을 보한다.

심장은 양기가 많은 장기이다. 감기 초기에 오한이 심하면 수소음심경의 신문혈(神門穴)을 보한다.

수태양소장경(手太陽小腸經)

경락의 흐름

새끼손가락 끝의 소택혈(少澤穴)에서 시작하여 전곡(前谷), 후계(後谿), 완골(腕骨)을 거쳐 위팔을 따라 올라가 어깨관절의 노수(臑兪)에서 대추혈(大椎穴)로 간다. 대추혈에서 결분혈(缺盆穴)을 통해 흉쇄유돌근 뒤쪽을 지나서 뺨으로 올라가 눈, 귀, 코하고 연결된다. 결분에서 다른 가지가 뻗어 임맥을 통하여 심장과 위장하고 관계하며 배꼽에서는 소장하고 연결된다.

수태양소장경의 별락은 지정혈(支正穴)에서 나와 수소음심경하고 연결되어 팔꿈치에서 어깨까지 올라간다.

병증

인후가 아프고, 뺨이 붓고, 어깨가 결리고, 목을 돌리기 어렵고, 팔이 아프다. 난청(難聽)이 생기고, 눈이 황색으로 변하고, 사마귀나 습진이 생긴다. 수태양소장경이 흐르는 부위에 통증을 느낀다.

수태양소장경의 허실과 치료

수태양소장경의 허실증(虛實症)은 비장이 허할 때에 나타난다. 따라서

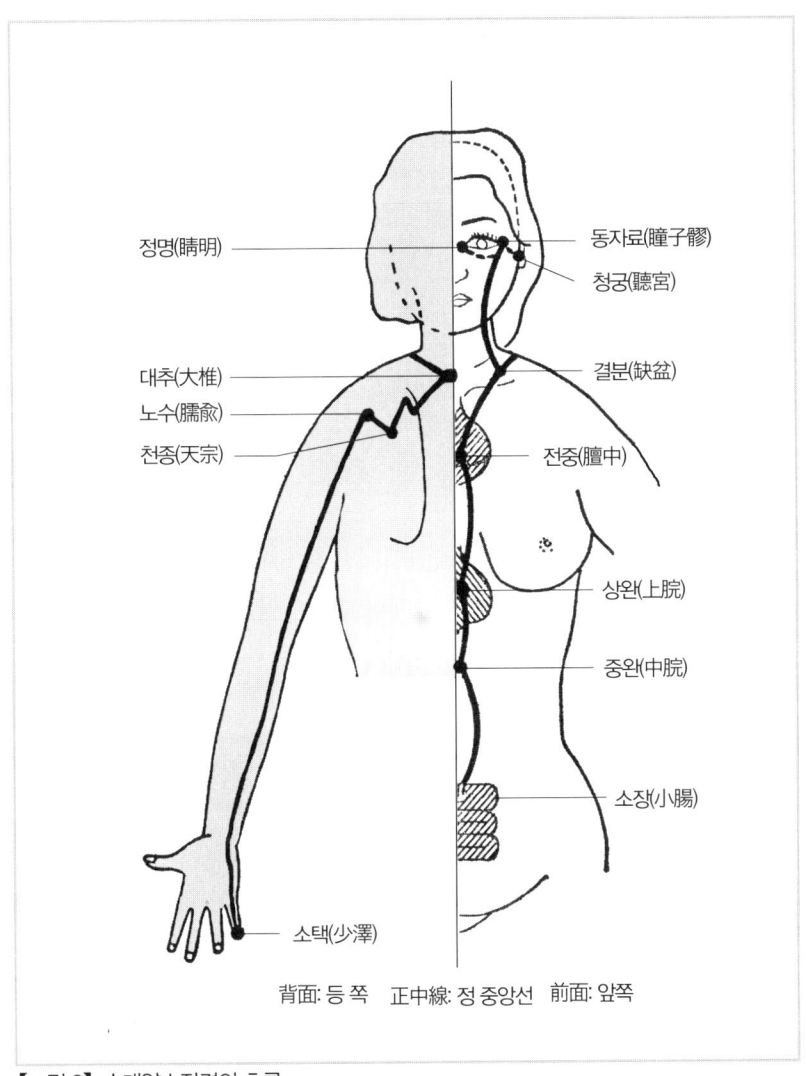

【그림 8】 수태양소장경의 흐름

비장을 보하고 동시에 수태양소장경을 보사한다. 맥이 강하거나 수태양소장경을 누를 때에 통증을 느끼면 사한다. 맥이 약하거나 수태양소장경을 누를 때에 편안한 느낌이 들면 보한다.

목을 돌릴 수 없을 만큼 어깨가 심하게 결리면 후계혈(後谿穴)을 보한다. 목이 아프고 맥이 강하면 소택(少澤)을 사한다.

족태양방광경(足太陽膀胱經)

경락의 흐름

정명혈(睛明穴)에서 시작하여 머리, 목덜미, 어깨, 등, 허리, 대퇴부, 하지를 거쳐 새끼발가락에서 끝난다. 도중에 대추혈(大椎穴), 도도혈(陶道穴)하고 얽히며 신장과 방광에 속한다.

족태양방광경의 별락은 비양혈(飛陽穴)에서 나와 족소음신경하고 연결된다.

병증

코 막힘, 코피, 두통, 목덜미가 결리는 증상과 통증이 있고, 요통을 포함한 족태양방광경과 장딴지에 통증이 있다. 치질, 학질, 간질, 눈이 황색으로 변하는 증상이 있다. 또한 눈물을 자주 흘린다.

족태양방광경의 허실과 치료

족태양방광경의 허실증은 간장이나 신장의 기가 허할 때에 나타난다. 급성 열병은 폐장이 허해서 생긴 것으로 족태양방광경이 실하거나 허해진다.

다른 양경과 마찬가지로 맥진과 촉진(觸診)을 통해서 허실을 판단한다. 보할 때는 비양(飛陽)과 부양(跗陽)의 두 경혈을 이용한다. 등 쪽에 침을 얕게 찌를 경우에는 곤륜혈(崑崙穴), 비양혈(飛陽穴), 부양혈에도 침을 얕게

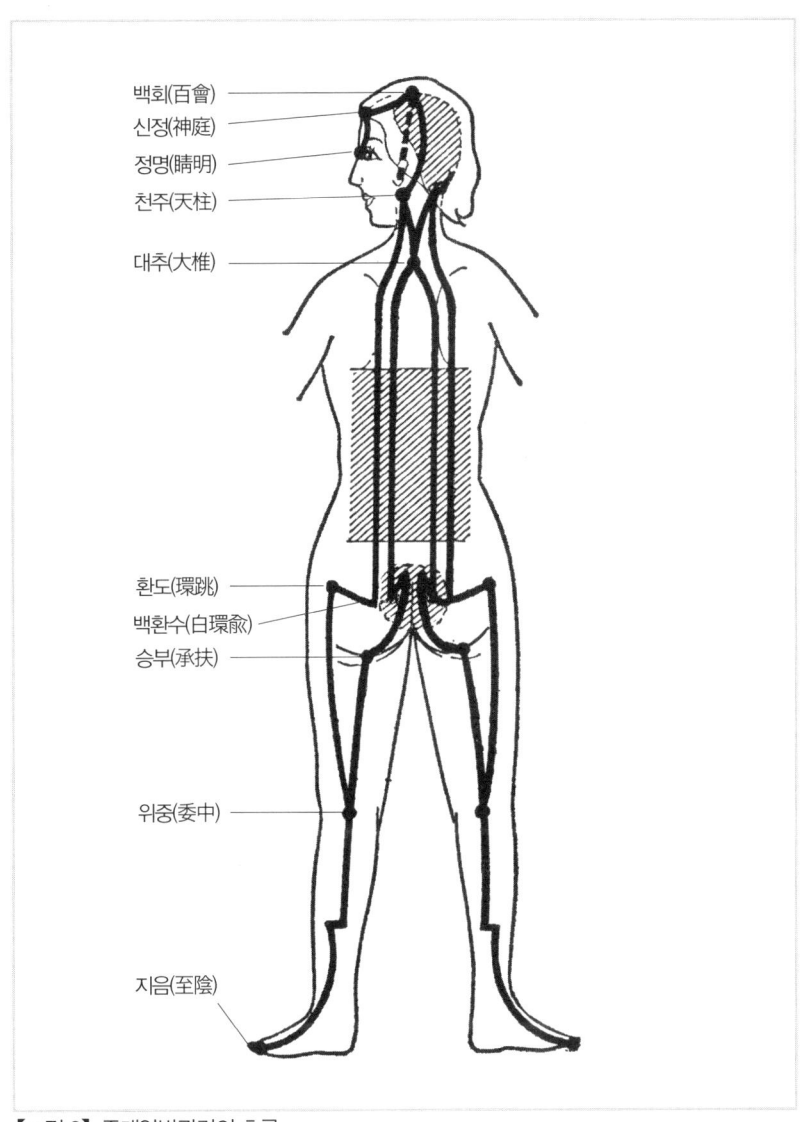

【그림 9】 족태양방광경의 흐름

찌르면 다리가 따뜻해진다. 사법을 할 때는 금문혈(金門穴)을 이용한다.

족소음신경(足少陰腎經)

경락의 흐름
새끼발가락의 족태양방광경에서 시작하여 용천(湧泉)으로 가서 연곡(然谷), 태계(太谿), 대종(大鐘), 조해(照海), 수천(水泉) 등 각 경혈을 통하여 아킬레스건 안쪽에서 대퇴부 안쪽으로 상행한다. 그리고 간장을 통하여 폐장을 돌아 인후를 거쳐 혀뿌리에서 끝난다. 폐장을 지날 때에 가지가 갈라져 나와 심장하고 연결된다.

족소음신경의 별락은 대종(大鐘)에서 나와 뒤꿈치를 돌아 족태양방광경하고 이어지는데 따로 가지가 뻗어 본경과 나란히 상행하여 수궐음심포경(手厥陰心包經)하고 연결된다.

병증
가슴이 답답하고, 입이 마르고, 인후에 통증을 느낀다. 아랫배에서 인후로 무엇인가 치밀어 오르는 듯한 느낌이 든다. 공복인데도 식욕이 나지 않고 안색이 흑색으로 변한다. 기침을 하면 침에 피가 섞여 나오고 호흡이 곤란하다. 두려움을 잘 타고, 가슴이 뛰고, 팔다리가 차갑다. 발바닥이 뜨겁고, 쉽게 지치고, 설사를 하고, 요통이 있다. 대소변을 보기 어려울 때도 있다.

족소음신경의 허실과 치료
신장병의 원인은 모두 신장이 허하기 때문이다. 그러나 맥과 증상에 따라 병리와 치료 경혈이 달라진다.

왼손 척중의 맥이 매끄럽고 허하고[滑虛] 왼손 촌구가 매끄럽고 실할[滑

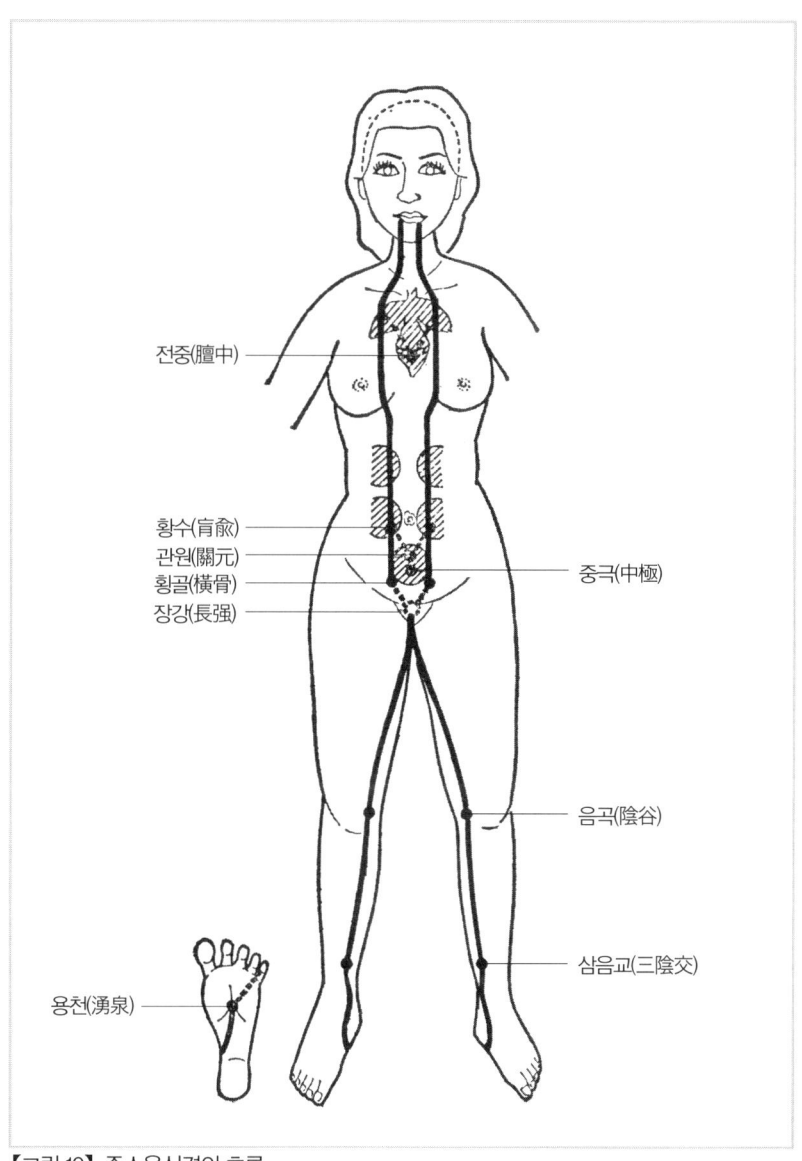

【그림 10】 족소음신경의 흐름

實] 때는, 가슴이 뛰면서 답답하고 발바닥이 뜨겁고 소변보기가 어렵다. 또한 입이 마르고 쉽게 지치는 등의 증상을 호소한다. 고혈압, 심장병, 당뇨병 등을 앓는 사람들에게 흔히 나타나는 증상이다. 맥이 실하거나 삭맥(數脈)이 나올수록 중증이다. 이때는 연곡(然谷)과 부류(復溜)를 보한다. 이러한 증상은 섹스, 노동, 음식으로 인해 신장의 정혈(精血)이 건조해질 때에 나타난다.

이와는 반대로 허리 아랫부분이 차가워지고, 현기증이 나고, 아랫배에서 무엇인가 치밀어 오르는 듯한 느낌이 들고, 인후에 무엇인가 막힌 듯한 느낌이 들고, 공복인데도 음식물을 먹을 수 없다고 호소하는 사람도 있다. 이것은 신장의 양기가 부족할 때에 나타나는 증상이다.

대부분의 경우 맥은 떠 있고 힘이 없다. 특히 척중 부위에 가볍게 손가락을 짚으면 쉽게 알 수 있으며, 손가락을 누르면 텅 빈 듯한 느낌이 든다. 비만 체질이면서 이러한 증상을 호소하는 사람의 맥은 그다지 떠 있지 않다. 그러나 척중 부위에 힘이 없는 것은 같다.

척택(尺澤), 부류(復溜), 음곡(陰谷), 태계(太谿) 등의 각 경혈을 보하여 치료한다.

수궐음심포경(手厥陰心包經)

경락의 흐름

심중(心中)에서 시작하여 임맥을 따라 내려가 음교혈(陰交穴)까지 간다. 본경은 가슴을 지나 천지혈(天池穴)로 가서 수소음심경과 수태음폐경의 중간을 거쳐 대릉(大陵), 노궁(勞宮), 중충(中衝)에서 끝난다. 중충혈(中衝穴)은 가운뎃손가락의 손톱뿌리 부위인데, 여기에서 수소양삼초경(手少陽三

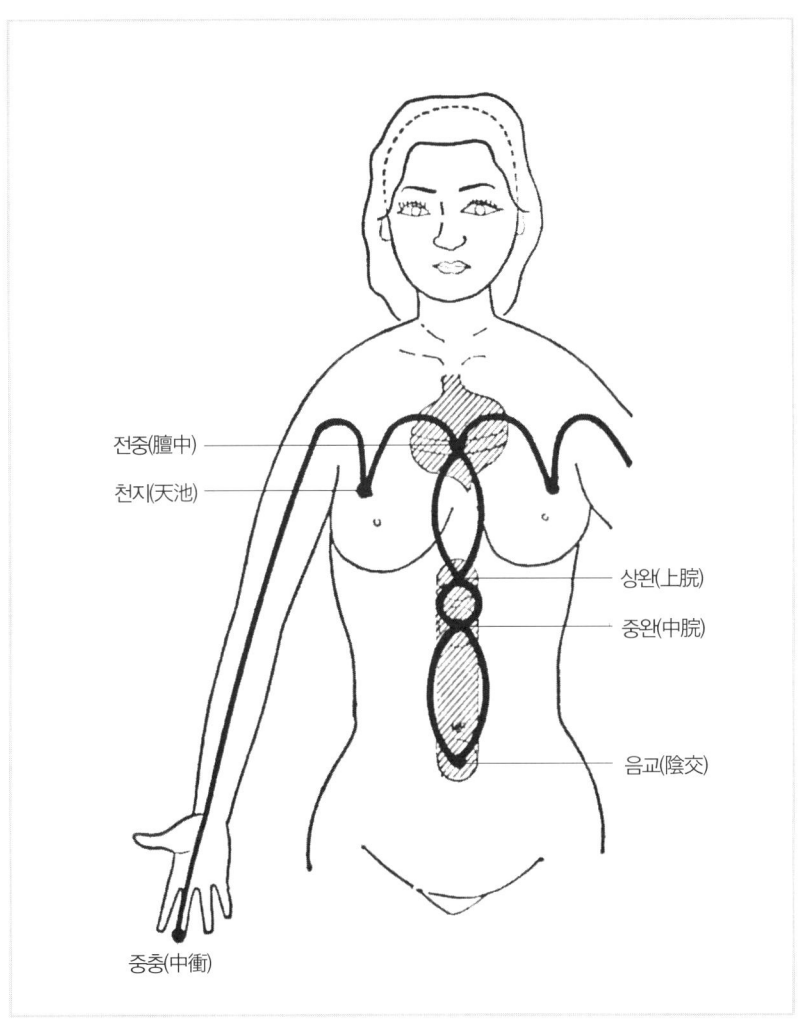

【그림 11】 수궐음심포경의 흐름

焦經)하고 연결된다.

    수궐음심포경의 별락은 내관혈(內關穴)에서 나와 본경을 따라 상행하여 심장까지 간다.

병증

심장에 통증이 생기고 가슴이 뛰면서 답답하다. 손바닥이 뜨겁고 잘 웃는다. 수궐음심포경이 지나는 부위에 통증을 느낀다.

수궐음심포경의 허실과 치료

가슴이 뛰고 답답한 증상은 앞에서 설명한 신허증으로 치료하거나 비허증으로 보고 수궐음심포경을 치료하면 치유할 수 있다.

류머티즘으로 생긴 열 때문에 심장이 나쁜 사람은 잘 웃거나 말을 많이 한다. 이때는 내관혈(內關穴)이나 대릉혈(大陵穴)을 보하면 안정을 찾는다.

수소양삼초경(手少陽三焦經)

경락의 흐름

넷째손가락 손톱뿌리 부위의 관충혈(關衝穴)에서 시작된다. 손등을 따라 상행하여 견료혈(肩髎穴)과 견정혈(肩井穴)을 지나 결분혈(缺盆穴)로 간다. 결분혈에서는 가지가 하행하여 심장을 감돌아 임맥을 거쳐 음교혈(陰交穴)까지 간다. 본경은 결분혈에서 대추혈(大椎穴)로 가서 족소양담경과 흉쇄유돌근 사이를 지나 상행하여 귀를 돌아 눈초리에 이른다. 눈초리에서 족소양담경하고 교차한다.

수소양삼초경의 별락은 외관혈(外關穴)에서 나와 본경을 따라 상행하여 심장까지 간다.

병증

난청이 생기고, 인후가 붓고, 수소양삼초경이 지나는 부위에 통증을 느

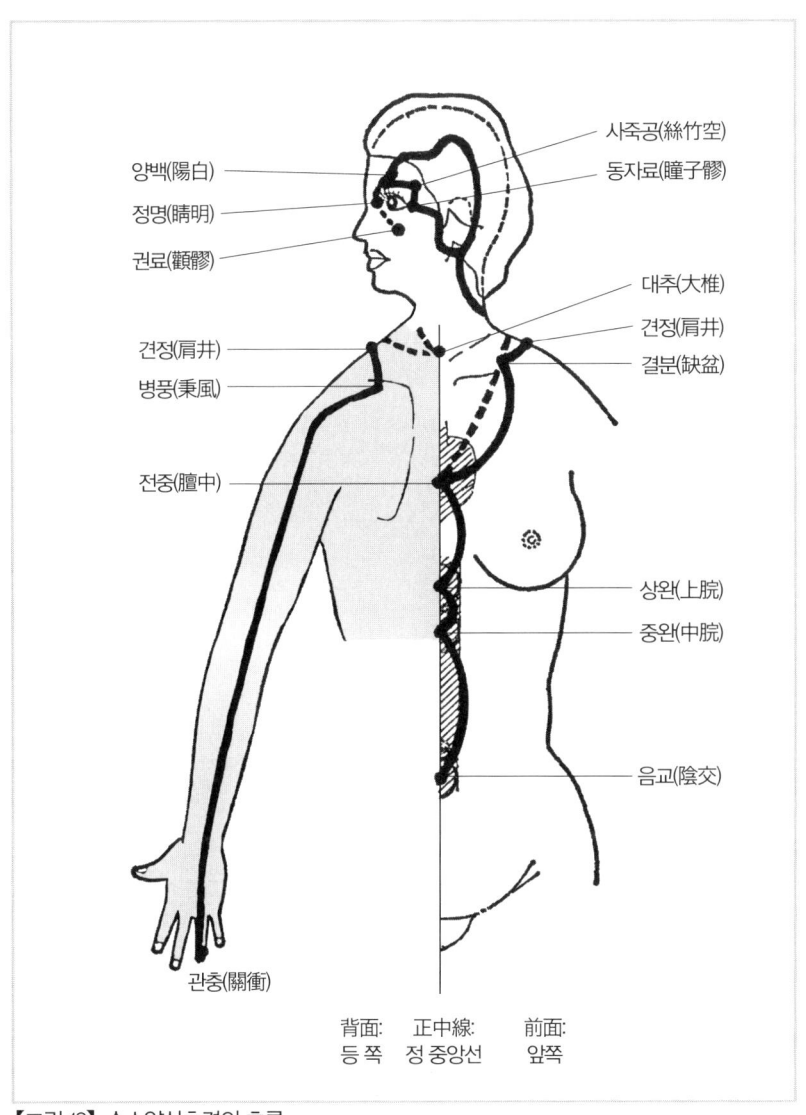

【그림 12】 수소양삼초경의 흐름

끼거나 팔에 힘이 들어가지 않고, 땀을 자주 흘린다.

수소양삼초경의 허실과 치료

체력이 쇠약한 사람이나 온몸이 차가운 사람은 양지혈(陽池穴)이나 외관혈(外關穴)을 보한다. 담낭의 열이 심하게 날 때는 수소양삼초경의 중저혈(中渚穴)을 사하기도 한다.

족소양담경(足少陽膽經)

경락의 흐름

동자료(瞳子髎)에서 시작되어 귀에서 옆머리를 돌아 견정(肩井)과 대추(大椎)를 거쳐서 결분(缺盆)에 이른다. 결분혈(缺盆穴)에서 가지가 뻗어 나와 가슴을 지나서 간장과 담낭을 돌아 기충혈(氣衝穴)을 거쳐 환도혈(環跳穴)에 이른다.

본경은 결분혈에서 옆구리를 지나 일월혈(日月穴), 경문혈(京門穴), 거료혈(居髎穴)을 통하여 대퇴부와 하지의 바깥쪽을 따라 내려가서 넷째발가락에서 끝난다. 또한 다리의 임읍혈(臨泣穴)에서 가지가 뻗어 나와 족궐음간경하고 교차한다.

족소양담경의 별락은 광명혈(光明穴)에서 나와 발등으로 가서 족궐음간경하고 교차한다.

병증

입이 쓰고, 가슴과 옆구리에 통증을 느끼고, 한숨을 쉰다. 얼굴에 검버섯이나 기미가 끼고, 피부의 광택이 사라진다. 족소양담경이 지나는 부위가 차갑게 식어 통증을 느끼거나 열이 난다. 옆머리를 포함하여 족소양담경이 흐르는 부위에 통증을 느낀다. 열병일 때는 땀이 나고 발열과 오한을

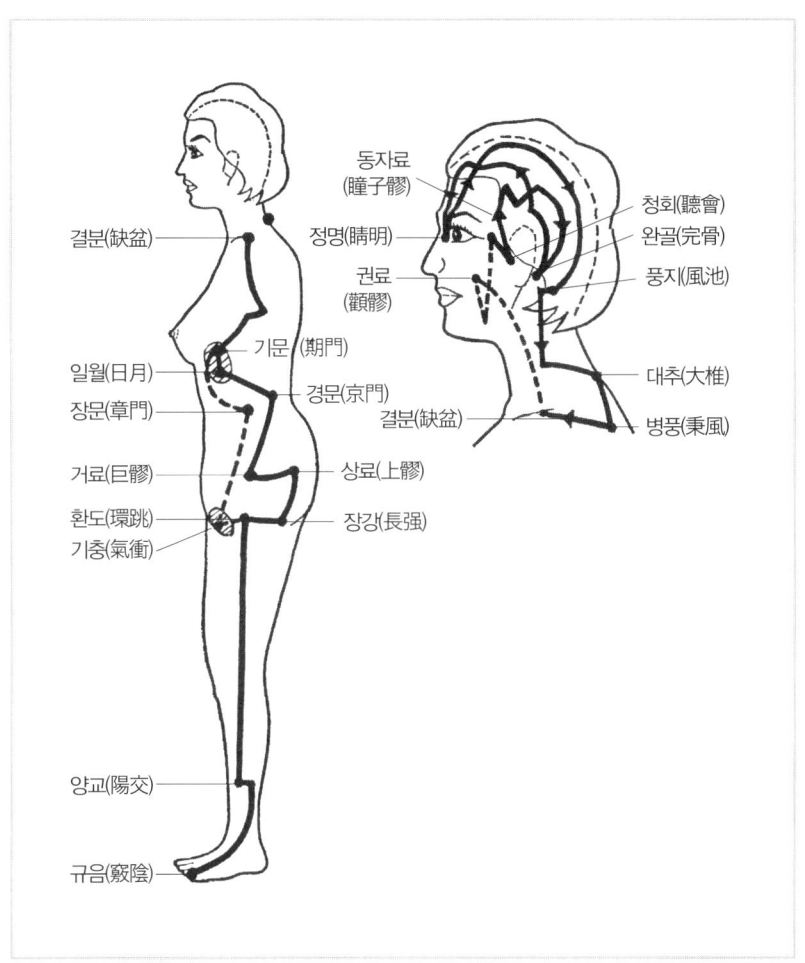

【그림 13】 족소양담경의 흐름

되풀이한다.

족소양담경의 허실과 치료

족소양담경은 대개 간장이 허하면 실해진다. 또한 간장에 열이 나면 그 반응이 족소양담경에 나타난다. 실할 때는 왼손 관상에 가볍게 손가락을 짚는 것만으로도 맥을 알 수 있다. 실한 상태에서 전체적인 맥의 상태도 강하면 사법을 가하는데, 이때는 양교(陽交), 외구(外丘), 절골(絶骨) 등을 이용한다.

족소양담경의 허는 비장과 간장이 허할 때에 자주 나타난다. 맥은 전체적으로 약하고 가느다란 경우가 많다. 족소양담경에는 양기가 있지만, 그것이 허하므로 담낭이 허한 증상은 냉기가 중심이 되므로 기력이 줄어든다. 보법을 가할 때는 양보(陽輔), 광명(光明), 구허(丘墟), 족임읍(足臨泣) 등을 이용한다.

족궐음간경(足厥陰肝經)

경락의 흐름

엄지발가락 바깥쪽의 발톱뿌리 부위에서 시작하여 행간(行間), 태충(太衝), 중봉(中封)으로 나가 하지와 대퇴부 안쪽을 따라 상행한다. 삼음교(三陰交)는 족태음비경에 속하지만 족궐음간경과 족소음신경도 지난다. 대퇴부 안쪽에서 서혜부(鼠蹊部: 사타구니 부근)를 지나 음부(陰部)를 돌아서 곡골(曲骨), 중극(中極), 관원(關元) 등의 각각의 혈을 거쳐 위장을 돌아 기문혈(期門穴)에서 간장과 담낭에 속한다. 그리고 다시 상행하여 가슴 옆을 지나 인후로 가서 얼굴에서 입과 눈을 감돌아 머리 한가운데의 백회혈(百會穴)에 이른다. 다른 가지는 기문혈에서 폐장으로 향한다.

족궐음간경의 별락은 여구혈(蠡溝穴)에서 나와 족소양담경하고 만나 정강이를 따라 음부까지 간다.

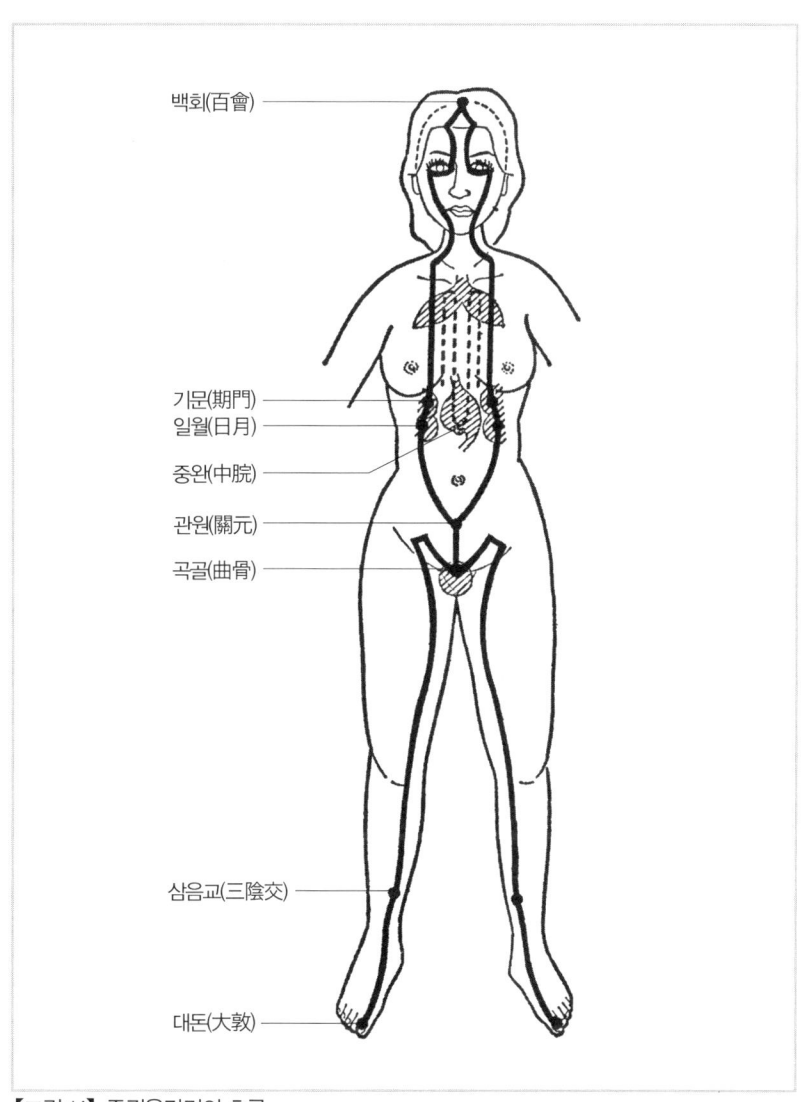

【그림 14】 족궐음간경의 흐름

병증

허리와 음낭(陰囊)에 통증이 있고, 여자는 아랫배에 통증도 있다. 입이 마르고, 얼굴에 기미와 검버섯이 피고, 야뇨증과 소변불통, 음호산(陰狐疝: 창자가 음낭 속으로 내려왔다 들어갔다 하며 아픈 병)이 있다.

족궐음간경의 허실과 치료

간장의 기는 대개 노동이나 섹스에 의해 허해진다. 또한 초조한 마음이 앞설 때도 허해진다. 대부분의 경우 왼손의 맥 전체가 부맥(浮脈)과 대맥(大脈)이 나오고 가라앉으며 쇠약하다. 이것은 간장의 혈액이 지나치게 부족하기 때문이다. 혈액이 부족하면 온몸이 차가워지는 냉증이 생긴다. 간장이 허할 때는 태충(太衝), 곡천(曲泉), 중봉(中封), 여구 등을 보한다.

왼손 관상 부위를 누를 때에 맥이 강하면 간장이 실한 상태이다. 열병이나 간염인 경우에 흔히 볼 수 있는데 행간혈(行間穴)을 사한다. 또한 간의 열은 담낭에 나타나므로 족소양담경을 사하기도 한다.

이상이 십이경맥의 흐름과 질병에 걸렸을 때의 증상이다. 원문에는 이 외에도 중요한 사항이 기록되어 있다. 그 내용을 정리하는 것으로 본 편을 끝낸다.

음경맥의 기가 끊겼을 때의 증상

- 수태음폐경은 기를 순환시켜 피부와 모발을 따뜻하게 한다. 폐장의 기[肺氣]가 끊기면 피부와 체모에 광택이 사라지고 손톱이 갈라진다.
- 수소음심경의 기가 끊기면 혈액의 흐름이 나빠진다. 머리카락에 윤기가 사라지고 얼굴이 흑색으로 변한다.
- 족태음비경의 기가 끊기면 기육(肌肉: 피하지방)에 영양분이 공급되지 않는다. 따라서 기육이 야위고 탄력을 잃으며 혀의 색깔이 나빠지고 입술이 젖혀진다.

- 족소음신경의 기가 끊기면 뼈가 나빠진다. 이[齒]와 머리카락은 신장의 기하고 관계하므로, 신기가 허하면 이가 빠지고 머리카락의 윤기가 사라진다.
- 족궐음간경의 기가 끊기면 근육에 힘이 들어가지 않는다. 혀가 말려 들고 고환(睾丸)이 위축된다.

경락에 대해
- 십이경맥은 모두 깊은 부위를 지나기 때문에 그 상태를 확인할 수 없다. 그러나 수태음폐경의 촌구 부위에는 경맥이 떠올라 있으므로 촌구맥을 통해서 허실을 알 수 있다.
- 항상 떠올라 보이는 것은 낙맥이다. 경결(硬結: 조직이나 그 한 부위에 염증이나 출혈 때문에 결합 조직이 증식하여 단단해짐)이나 혈락을 목적으로 삼을 때는 낙맥에 침을 놓는다. 만약 혈락의 색깔이 청색이라면 냉기, 적색이라면 열기 때문에 통증을 느끼는 것이다. 일례로 어제(魚際) 부위가 청색이라면 위장에 냉기가 있다는 뜻이고, 적색이라면 위장에 열기가 있다는 뜻이다.

별락에 대해
- 임맥(任脈)의 별락은 구미혈(鳩尾穴)에서 나와 복부(腹部)로 뻗는다. 실하면 뱃살에 통증을 느끼고, 허하면 가려움을 느낀다. 이때는 구미혈을 치료한다.
- 독맥(督脈)의 별락은 장강혈(長强穴)에서 나와 등을 따라 상행하여 목덜미에서 머리에 이른다. 또한 하행해서는 견갑(肩胛) 부위의 좌우에 이른다. 한편 따로 장강혈(長强穴)에서 가지가 뻗어 나와 족태양방광

경하고 연결된다. 실하면 등이 굳어지고, 허하면 머리가 무거워지면서 현기증을 일으킨다. 이때는 장강혈을 치료한다.
- 비장의 대락(大絡)은 대포혈(大包穴)에서 나와 가슴으로 뻗는다. 실하면 온몸이 쑤시는 것처럼 아프고, 허하면 관절에서 힘이 빠져나간다.

經脈 第十

雷公問於黃帝曰: 禁脈之言, 凡刺之理, 經脈爲始, 營其所行, 制其度量, 內次五藏, 外別六府, 願盡聞其道.
黃帝曰: 人始生, 先成精, 精成而腦髓生, 骨爲幹, 脈爲營, 筋爲剛, 肉爲牆, 皮膚堅而毛髮長, 穀入於胃, 脈道以通, 血氣乃行.
雷公曰: 願卒聞經脈之始也.
黃帝曰: 經脈者, 所以能決死生, 處百病, 調虛實, 不可不通.
肺手太陰之脈, 起於中焦, 下絡大腸, 還循胃口, 上膈屬肺, 從肺系橫出腋下, 下循臑內, 行少陰心主之前, 下肘中, 循臂內上骨下廉, 入寸口, 上魚, 循魚際, 出大指之端; 其支者, 從腕後直出次指內廉, 出其端. 是動則病肺脹滿膨膨而喘咳, 缺盆中痛, 甚則交兩手而瞀, 此爲臂厥. 是主肺所生病者, 咳, 上氣喘渴, 煩心胸滿, 臑臂內前廉痛厥, 掌中熱. 氣盛有餘, 則肩背痛風寒, 汗出中風, 小便數而欠. 氣虛則肩背痛寒, 少氣不足以息, 溺色變. 爲此諸病, 盛則瀉之, 虛則補之, 熱則疾之, 寒則留之, 陷下則灸之, 不盛不虛, 以經取之. 盛者寸口大三倍於人迎, 虛者則寸口反小於人迎也.
大腸手陽明之脈, 起於大指次指之端, 循指上廉, 出合谷兩骨之間, 上入兩筋之中, 循臂上廉, 入肘外廉, 上臑外前廉, 上肩, 出髃骨之前廉, 上出於柱骨之會上, 下入缺盆絡肺, 下膈屬大腸; 其支者, 從缺盆上頸貫頰, 入下齒中, 還出挾口, 交人中, 左之右, 右之左, 上挾鼻孔. 是動則病齒痛頸腫. 是主津液所生病者, 目黃口乾, 鼽衄, 喉痺, 肩前臑痛, 大指次指痛不用. 氣有餘則當脈所過者熱腫. 虛則寒慄不復. 爲此諸病, 盛則瀉之, 虛則補之, 熱則疾之, 寒則留之, 陷下則灸之, 不盛不虛, 以經取之. 盛者人迎大三倍於寸口, 虛者人迎反小於寸口也.

胃足陽明之脈, 起於鼻之交頞中, 旁納太陽之脈, 下循鼻外, 入上齒中, 還出挾口環脣, 下交承漿, 却循頤後下廉, 出大迎, 循頰車, 上耳前, 過客主人, 循髮際, 至額顱; 其支者, 從大迎前下人迎, 循喉嚨, 入缺盆, 下膈屬胃絡脾; 其直者, 從缺盆下乳內廉, 下挾臍, 入氣街中; 其支者, 起於胃口, 下循腹裏, 下至氣街中而合, 以下髀關, 抵伏兎, 下膝臏中, 下循脛外廉, 下足跗, 入中指內間; 其支者, 下廉三寸而別, 下入中指外間; 其支者, 別跗上, 入大指間, 出其端. 是動則病洒洒振寒, 善呻數欠顔黑, 病至則惡人與火, 聞木聲則惕然而驚, 心欲動, 獨閉戶塞牖而處, 甚則欲上高而歌, 棄衣而走, 賁響腹脹, 是爲骭厥. 是主血所生病者, 狂瘧溫淫汗出, 鼽衄, 口喎脣胗, 頸腫喉痺, 大腹水腫, 膝臏腫痛, 循膺乳氣街股伏兎骭外廉足跗上皆痛, 中指不用. 氣盛則身以前皆熱, 其有餘於胃, 則消穀善飢, 溺色黃. 氣不足則身以前皆寒慄, 胃中寒則脹滿. 爲此諸病盛則瀉之, 虛則補之, 熱則疾之, 寒則留之, 陷下則灸之, 不盛不虛, 以經取之. 盛者人迎大三倍於寸口, 虛者人迎反小於寸口也.

脾足太陰之脈, 起於大指之端, 循指內側白肉際過核骨後, 上內踝前廉, 上踹內, 循脛骨後, 交出厥陰之前, 上膝股內前廉, 入腹屬脾絡胃, 上膈, 挾咽, 連舌本, 散舌下; 其支者, 復從胃, 別上膈, 注心中. 是動則病舌本强, 食則嘔, 胃脘痛, 腹脹善噫, 得後與氣則快然如衰, 身體皆重. 是主脾所生病者, 舌本痛, 體不能動搖, 食不下, 煩心, 心下急痛, 溏瘕泄水閉黃疸, 不能臥, 强立, 股膝內腫厥, 足大指不用. 爲此諸病, 盛則瀉之, 虛則補之, 熱則疾之, 寒則留之, 陷下則灸之, 不盛不虛, 以經取之. 盛者寸口大三倍於人迎, 虛者寸口反小於人迎也.

心手少陰之脈, 起於心中, 出屬心系, 下膈絡小腸; 其支者, 從心系上挾咽, 繫目系; 其直者, 復從心系卻上肺, 下出腋下, 下循臑內後廉, 行太陰心主之後, 下肘內, 循臂內後廉, 抵掌後銳骨之端, 入掌內後廉, 循小指之內出其端. 是動則病嗌乾, 心痛, 渴而欲飮, 是爲臂厥. 是主心所生病者, 目黃脇痛, 臑臂內後廉痛厥, 掌中熱痛. 爲此諸病, 盛則瀉之, 虛則補之, 熱則疾之, 寒則留之, 陷下則灸之, 不盛不虛, 以經取之. 盛者寸口大再倍於人迎, 虛者寸口反小於人迎也.

小腸手太陽之脈, 起於小指之端, 循手外側上腕, 出踝中, 直上循臂骨下廉, 出肘內側兩筋之間, 上循臑外後廉, 出肩解, 繞肩胛, 交肩上, 入缺盆絡心, 循咽下膈, 抵胃屬小腸; 其支者, 從缺盆循頸上頰, 至目銳眥, 却入耳中; 其支者,別頰上頔抵鼻, 至目內眥, 斜絡於顴. 是動則病嗌痛頷腫, 不可以顧, 肩似拔, 臑似折. 是主液所生病者, 耳聾目黃頰腫, 頸頷肩臑肘臂外後廉痛. 爲此諸病, 盛則瀉之, 虛則補之, 熱則疾之, 寒則留之, 陷下則灸之, 不盛不虛, 以經取之. 盛者人迎大再倍於寸口, 虛者人迎反小於寸口也.

膀胱足太陽之脈, 起於目內眥, 上額交巓; 其支者, 從巓至耳上角; 其直者, 從巓入絡腦, 還出別下項, 循肩髆內, 挾脊抵腰中, 入循膂, 絡腎屬膀胱; 其支者, 從腰中下挾脊貫臀, 入膕中; 其支者, 從髆內左右, 別下貫胛, 挾脊內, 過髀樞, 循髀外從後廉下合膕中, 以下貫踹內, 出外踝之後, 循京骨, 至小指外側. 是動則病衝頭痛, 目似脫, 項如拔, 脊痛腰似折, 髀不可以曲, 膕如結, 踹如裂, 是爲踝厥. 是主筋所生病者, 痔瘧狂癲疾, 頭囟項痛, 目黃淚出鼽衄, 項背腰尻膕踹脚皆痛, 小指不用. 爲此諸病, 盛則瀉之, 虛則補之, 熱則疾之, 寒則留之, 陷下則灸之, 不盛不虛, 以經取之. 盛者人迎大再倍於寸口, 虛者人迎反小於寸口也.

腎足少陰之脈, 起於小指之下, 邪走足心, 出於然谷之下, 循內踝之後, 別入跟中, 以上踹內, 出膕內廉, 上股內後廉, 貫脊屬腎絡膀胱; 其直者, 從腎上貫肝膈, 入肺中, 循喉嚨, 挾舌本; 其支者, 從肺出絡心, 注胸中. 是動則病飢不欲食, 面如漆柴, 咳唾則有血, 喝喝而喘, 坐而欲起, 目䀮䀮如無所見, 心如懸若飢狀, 氣不足則善恐, 心惕惕如人將捕之, 是爲骨厥. 是主腎所生病者, 口熱舌乾, 咽腫上氣, 嗌乾及痛, 煩心心痛, 黃疸腸澼, 脊股內後廉痛, 痿厥嗜臥, 足下熱而痛. 爲此諸病, 盛則瀉之, 虛則補之, 熱則疾之, 寒則留之, 陷下則灸之, 不盛不虛, 以經取之. 灸則強食生肉, 緩帶披髮, 大杖重履而步. 盛者寸口大再倍於人迎, 虛者寸口反小於人迎也.

心主手厥陰心包絡之脈, 起於胸中, 出屬心包絡, 下膈, 歷絡三膲; 其支者, 循胸出脇, 下腋三寸, 上抵腋, 下循臑內, 行太陰少陰之間, 入肘中, 下臂行兩筋之間, 入掌中, 循中指出其端; 其支者, 別掌中, 循小指次指出其端. 是動則病手心熱, 臂肘攣急, 腋腫, 甚則胸脇支滿, 心中憺憺大動, 面赤目黃, 喜笑不休. 是主脈所生病者, 煩心心痛, 掌中熱. 爲此諸病, 盛則瀉之, 虛則補之, 熱則疾之, 寒則留之, 陷下則灸之, 不盛不虛, 以經取之. 盛者寸口大一倍於人迎, 虛者寸口反小於人迎也.

三焦手少陽之脈, 起於小指次指之端, 上出兩指之間, 循手表腕, 出臂外兩骨之間, 上貫肘, 循臑外上肩, 而交出足少陽之後, 入缺盆, 布膻中, 散落心包, 下膈, 循屬三焦; 其支者, 從膻中上出缺盆, 上項, 系耳後直上, 出耳上角, 以屈下頰至頤; 其支者, 從耳後入耳中, 出走耳前, 過客主人前, 交頰, 至目銳眥. 是動則病耳聾渾渾焞焞, 嗌腫喉痺. 是主氣所生病者, 汗出, 目銳眥痛, 頰痛, 耳後肩臑肘臂外皆痛, 小指次指不用. 爲此諸病, 盛則瀉之, 虛則補之, 熱則疾之, 寒則留之, 陷下則灸之, 不盛不虛, 以經取之. 盛者人迎大一倍於寸口, 虛者人迎反小於寸口也.

膽足少陽之脈, 起於目銳眥, 上抵頭角, 下耳後, 循頸行手少陽之前, 至肩上, 却交出手少陽之後, 入缺盆; 其支者, 從耳後入耳中, 出走耳前, 至目銳眥後; 其支者, 別銳眥, 下大迎, 合於手少陽, 抵於頤, 下加頰車, 下頸合缺盆以下胸中, 貫膈絡肝屬膽, 循脅裏, 出氣街, 繞毛際, 橫入髀厭中; 其直者, 從缺盆下腋, 循胸過季脅, 下合髀厭中, 以下循髀陽, 出膝外廉, 下外輔骨之前, 直下抵絶骨之端, 下出外踝之前, 循足跗上, 入小指次指之間; 其支者, 別跗上, 入大指之間, 循大指歧骨內出其端跗上, 貫爪甲, 出三毛. 是動則病口苦跗上䀮太息, 心脅痛不能轉側, 甚則面微有塵, 體無膏澤, 足外反熱, 是爲陽厥. 是主骨所生病者, 頭痛頷痛, 目銳眥痛, 缺盆中腫痛, 腋下腫, 馬刀俠癭, 汗出振寒, 瘧, 胸脅肋髀膝外至脛絶骨外踝前及諸節皆痛, 小指次指不用. 爲此諸病, 盛則瀉之, 虛則補之, 熱則疾之, 寒則留之, 陷下則灸之, 不盛不虛, 以經取之. 盛者人迎大一倍於寸口, 虛者人迎反小於寸口也.

肝足厥陰之脈, 起於大指叢毛之際, 上循足跗上廉, 去內踝一寸, 上踝八寸, 交出太陰之後, 上膕內廉, 循股陰入毛中, 過陰器, 抵小腹, 挾胃屬肝絡膽, 上貫膈, 布脅肋, 循喉嚨之後, 上入頏顙, 連目系, 上出額, 與督脈會於巓; 其支者, 從目系下頰裏, 環唇內; 其支者, 復從肝別貫膈, 上注肺. 是動則病腰痛不可以俛仰, 丈夫㿉疝, 婦人少腹腫, 甚則嗌乾, 面塵脫色. 是主肝所生病者, 胸滿嘔逆飧泄, 狐疝遺溺閉癃. 爲此諸病, 盛則瀉之, 虛則補之, 熱則疾之, 寒則留之, 陷下則灸之, 不盛不虛, 以經取之. 盛者寸口大一倍於人迎, 虛者寸口反小於人迎也.

手太陰氣絶則皮毛焦, 太陰者行氣溫於皮毛者也, 故氣不榮則皮毛焦, 皮毛焦則津液去皮節, 津液去皮節者則爪枯毛折, 毛折者則毛先死, 兩篤丁死, 火勝金也. 手少陰氣絶則脈不通, 脈不通則血不流, 血不流則髦色不澤, 故其面黑如漆柴者, 血先死, 壬篤癸死, 水勝火也. 足太陰氣絶者則脈不榮肌肉, 脣舌者肌肉之本也, 脈不榮則肌肉軟, 肌肉軟則舌萎人中滿, 人中滿則脣反, 脣反者肉先死, 甲篤乙死, 木勝土也. 足少陰氣絶則骨枯, 少陰者冬脈也, 伏行而濡骨髓者也, 故骨不濡則肉不能著也, 骨肉不相親則肉軟却, 肉軟却故齒長而垢髮無澤, 髮無澤者骨先死, 戊篤己死, 土勝水也. 足厥陰氣絶則筋絶, 厥陰者肝脈也, 肝者筋之合也, 筋者聚於陰氣, 而脈絡於舌本也, 故脈弗榮則筋急, 筋急則引舌與卵, 故脣靑舌卷卵縮則筋先死, 庚篤辛死, 金勝木也. 五陰氣俱絶則目系轉, 轉則目運, 目運者爲志先死, 志先死則遠一日半死矣. 六陽氣絶, 則陰與陽相離, 離則腠理發泄, 絶汗乃出, 故旦占夕死, 夕占旦死. 經脈十二者, 伏行分肉之間, 深而不見; 其常見者, 足太陰過於外踝之上, 無所隱故也. 諸脈之浮而常見者, 皆絡脈也. 六經絡手陽明少陽之大絡, 起於五指間, 上合肘中. 飮酒者, 衛氣先行皮膚, 先充絡脈, 絡脈先盛, 故衛氣已平, 營氣乃滿, 而經脈大盛. 脈之卒然動者, 皆邪氣居之, 留於本末; 不動則熱, 不堅則陷且空, 不與衆同, 是以知其何脈之動也.

雷公曰: 何以知經脈之與絡脈異也?

黃帝曰: 經脈者常不可見也, 其虛實也以氣口知之, 脈之見者皆絡脈也.

雷公曰: 細子無以明其然也.

黃帝曰: 諸絡脈皆不能經大節之間, 必行絶道而出, 入復合於皮中, 其會皆見於外. 故諸刺絡脈者, 必刺其結上, 甚血者雖無結, 急取之以瀉其邪而出其血, 留之發爲痺也. 凡診絡脈, 脈色靑則寒且痛, 赤則有熱. 胃中寒, 手魚之絡多靑矣; 胃中有熱, 魚際絡赤; 其暴黑者, 留久痺也; 其有赤有黑有靑者, 寒熱氣也; 其靑短者, 少氣也. 凡刺寒熱者皆多血絡, 必間日而一取之, 血盡而止, 乃調其虛實; 其小而短者少氣, 甚者瀉之則悶, 悶甚則仆不得言, 悶則急坐之也. 手太陰之別, 名曰列缺, 起於腕上分間, 並太陰之經直入掌中, 散入於魚際. 其病實則手銳掌熱, 虛則欠㰦, 小便遺數, 取之去腕半寸, 別走陽明也. 手少陰之別, 名曰通里, 去腕一寸半, 別而上行, 循經入於心中, 繫舌本, 屬目系. 其實則支膈, 虛則不能言, 取之掌後一寸, 別走太陽也. 手心主之別, 名曰內關, 去腕二寸, 出於兩筋之間, 循經以上繫於心, 包絡心系. 實則心痛, 虛則爲頭强, 取之兩筋間也. 手太陽之別, 名曰支正, 上腕五寸, 內注少陰; 其別者, 上走肘, 絡肩髃. 實則節弛肘廢, 虛則生肬, 小者如指痂疥, 取之所別也. 手陽明之別, 名曰偏歷, 去腕三寸, 別入太陰; 其別者, 上循臂, 乘肩髃, 上曲頰偏齒; 其別者, 入耳合於宗脈. 實則齲聾, 虛則齒寒痺隔, 取之所別也. 手少陽之別, 名曰外關, 去腕二寸, 外繞臂, 注胸中, 合心主. 病實則肘攣, 虛則不收, 取之所別也. 足太陽之別, 名曰飛揚, 去踝七寸, 別走少陰. 實則鼽窒頭背痛, 虛則鼽衄, 取之所別也. 足少陽之別, 名曰光明, 去踝五寸, 別走厥陰, 下絡足跗. 實則厥, 虛則痿躄, 坐不能起, 取之所別也. 足陽明之別, 名曰豐隆, 去踝八寸,別走太陰; 其別者, 循脛骨外廉, 上絡頭項, 合諸經之氣, 下絡喉嗌. 其病氣逆則喉痹瘁瘖, 實則狂癲, 虛則足不收脛枯, 取之所別也. 足太陰之別, 名曰公孫, 去本節之後一寸, 別走陽明; 其別者, 入絡腸胃. 厥氣上逆則霍亂, 實則腸中切痛, 虛則鼓脹, 取之所別也. 足少陰之別, 名曰大鍾, 當踝後繞跟, 別走太陽; 其別者, 並經上走於心包, 下外貫腰脊. 其病氣逆則煩悶, 實則閉癃, 虛則腰痛, 取之所別者也. 足厥陰之別, 名曰蠡溝, 去內踝五寸, 別走少陽; 其別者, 徑脛上睾, 結於莖. 其病氣逆則睾腫卒疝, 實則挺長, 虛則暴癢, 取之所別也. 任脈之別, 名曰尾翳, 下鳩尾, 散於腹. 實則腹皮痛, 虛則痒搔, 取之所別也. 督脈之別, 名曰長强, 挾脊上項, 散頭上, 下當肩胛左右, 別走太陽, 入貫膂. 實則脊强, 虛則頭重, 高搖之, 挾脊之有過者, 取之所別也. 脾之大絡, 名曰大包, 出淵腋下三寸, 布胸脅. 實則身盡痛, 虛則百節盡皆縱, 此脈若羅絡之血者, 皆取之脾之大絡脈也. 凡此十五絡者, 實則必見, 虛則必下, 視之不見, 求之上下, 人經不同. 絡脈異所別也.

11 / 經別
경별
경락의 흐름

　본 편에서는 황제가 십이경맥의 중요성을 설명하면서 기백에게 그 주행 부위에 대해 묻는다. 기백은 이미 〈경맥〉편에서 설명했으므로, 여기에서는 본경(本經)하고 별도로 주행하는 경맥에 대해서만 설명한다. 대부분 본경하고 같은 부위를 흐르는데, 그 내용을 간단히 정리하면 다음과 같다.

- 족태양방광경(足太陽膀胱經)의 경별은 위중혈(委中穴)에서 상행하여 승부혈(承扶穴)을 지나 항문, 방광, 신장하고 관계하면서 등을 따라 심장까지 간다.
- 족소음신경(足少陰腎經)의 경별은 위중혈에서 나와 상행하여 신수(腎兪)를 거쳐 대맥(帶脈)에 속한 다음에 다시 혀뿌리까지 간다.
- 족소양담경(足少陽膽經)의 경별은 환도혈(環跳穴)에서 나와 음모(陰毛) 안으로 들어가 상행하는데 간장, 담낭, 심장을 통하여 인후(咽喉)를 거쳐 얼굴로 올라가 눈에서 머리까지 간다.
- 족궐음간경(足厥陰肝經)의 경별은 본경하고 같은 부위를 주행한다.
- 족양명위경(足陽明胃經)의 경별은 본경에서 갈라져 복부, 위장, 비장을 거쳐 심장, 인후, 입까지 상행하여 눈을 통해서 얼굴까지 간다.
- 족태음비경(足太陰脾經)의 경별은 본경하고 같은 부위를 주행한다.
- 수태양소장경(手太陽小腸經)의 경별은 본경하고 같은 부위를 주행한다.

- 수소음심경(手少陰心經)의 경별은 연액혈(淵腋穴)에서 나와 심장과 기관지를 거쳐 얼굴까지 간다.
- 수소양삼초경(手少陽三焦經)의 경별은 본경에서 갈라져 백회혈(百會穴)까지 올라갔다가 하행하여 결분혈(缺盆穴)을 거쳐 가슴까지 간다.
- 수궐음심포경(手厥陰心包經)의 경별은 연액혈에서 나와 가슴과 기관지를 거쳐 완골혈(脘骨穴)에 이른다.
- 수양명대장경(手陽明大腸經)의 경별은 본경하고 같은 부위를 주행한다.
- 수태음폐경(手太陰肺經)의 경별은 본경하고 같은 부위를 주행한다.

경별은 대부분 본경하고 같은 부위를 주행한다. 따라서 본경의 흐름과 함께 경별이 어느 부위를 주행하는지 알아야 한다.

經別 第十一

黃帝問於岐伯曰: 余聞人之合於天道也, 內有五藏, 以應五音五色五時五味五位也; 外有六府, 以應六律, 六律建陰陽諸經而合之十二月十二辰十二節十二經水十二時十二經脈者, 此五藏六府之所以應天道. 夫十二經脈者, 人之所以生, 病之所以成, 人之所以治, 病之所以起, 學之所始, 工之所止也, 麤之所易, 上之所難也. 請問其離合出入奈何?
岐伯稽首再拜曰: 明乎哉問也! 此麤之所過, 上之所息也, 請卒言之.
足太陽之正, 別入於膕中, 其一道下尻五寸, 別入於肛, 屬於膀胱, 散之腎, 循膂當心入散; 直者, 從膂上出於項, 復屬於太陽, 此爲一經也. 足少陰之正, 至膕中, 別走太陽而合, 上至腎, 當十四顀, 出屬帶脈; 直者, 繫舌本, 復出於項, 合於太陽, 此爲一合. 成以諸陰之別, 皆爲正也.
足少陽之正, 繞髀入毛際, 合於厥陰; 別者, 入季脅之間, 循胸裏屬膽, 散之上肝貫心, 以上挾咽, 出頤頷中, 散於面, 繫目系, 合少陽於外眥也. 足厥陰之正, 別跗上, 上至毛際, 合於少陽, 與別俱行, 此爲二合也.
足陽明之正, 上至髀, 入於腹裏, 屬胃, 散之脾, 上通於心, 上循咽出於口, 上頞䪼, 還繫目系, 合於陽明也. 足太陰之正, 上至髀, 合於陽明, 與別俱行, 上結於咽, 貫舌中, 此爲三合也.
手太陽之正, 指地, 別於肩解, 入腋走心, 繫小腸也. 手少陰之正, 別入於淵腋兩筋之間, 屬於心, 上走喉嚨, 出於面, 合目內眥, 此爲四合也.
手少陽之正, 指天, 別於巓, 入缺盆, 下走三焦, 散於胸中也. 手心主之正, 別下淵腋三寸, 入胸中, 別屬三焦, 出循喉嚨, 出耳後, 合少陽完骨之下, 此爲五合也.
手陽明之正, 從手循膺乳, 別於肩髃, 入柱骨下, 走大腸, 屬於肺, 上循喉嚨, 出缺盆, 合於陽明也. 手太陰之正, 別入淵腋少陰之前, 入走肺, 散之大陽, 上出缺盆, 循喉嚨, 復合陽明, 此六合也.

12 / 經水 (경수)

자법

본 편은 십이경맥과 중국 대륙의 하천(河川)을 대응시켜 각 경맥의 특징을 설명했는데, 이해하기 어려운 부분이 많다. 그 밖에 침을 놓는 시간과 깊이에 대한 설명이 있다. 이 내용은 실제로 도움이 될 것 같아 정리했다.

- 족양명위경(足陽明胃經)에 침을 놓을 때는 깊이 6푼을 찔러 열 번 호흡할 동안 유침(留鍼)한다.
- 족태양방광경(足太陽膀胱經)에 침을 놓을 때는 깊이 5푼을 찔러 일곱 번 호흡할 동안 유침한다.
- 족소양담경(足少陽膽經)에 침을 놓을 때는 깊이 4푼을 찔러 다섯 번 호흡할 동안 유침한다.
- 족태음비경(足太陰脾經)에 침을 놓을 때는 깊이 3푼을 찔러 네 번 호흡할 동안 유침한다.
- 족소음신경(足小陰腎經)에 침을 놓을 때는 깊이 2푼을 찔러 세 번 호흡할 동안 유침한다.
- 족궐음간경(足厥陰肝經)에 침을 놓을 때는 깊이 1푼을 찔러 두 번 호흡할 동안 유침한다.
- 수삼음삼양경(水三陰三陽經)은 깊이 2푼까지 찌르는데, 한 번의 호흡이 이루어지기 전에 빼야 한다.
- 침의 자극이 지나치면 원기를 잃고 신체 깊은 부위에 열이 쌓인다.

침의 깊이는 골도법(骨度法)을 기준으로 한다. 유침이란 침을 찌른 상태에서 그대로 내버려두는 것을 말한다.

經水 第十二

黃帝問於岐伯曰: 經脈十二者, 外合於十二經水, 而內屬於五藏六府. 夫十二經水者, 其有大小深淺廣狹遠近各不同, 五藏六府之高下大小受穀之多少亦不等, 相應奈何? 夫經水者, 受水而行之; 五藏者, 合神氣魂魄而藏之; 六府者, 受穀而行之, 受氣而揚之; 經脈者, 受血而營之. 合而以治奈何? 刺之深淺, 灸之壯數, 可得聞乎?

岐伯答曰: 善哉問也! 天至高, 不可度, 地至廣, 不可量, 此之謂也. 且夫人生於天地之間, 六合之內, 此天之高地之廣也, 非人力之所能度量而至也. 若夫八尺之士, 皮肉在此, 外可度量切循而得之, 其死可解剖而視之, 其藏之堅脆, 府之大小, 穀之多少, 脈之長短, 血之淸濁, 氣之多少, 十二經之多血少氣, 與其少血多氣, 與其皆多血氣, 與其皆少血氣, 皆有大數. 其治以針艾, 各調其經氣, 固其常有合乎?

黃帝曰: 余聞之, 快於耳, 不解於心, 願卒聞之.

岐伯答曰: 此人之所以參天地而應陰陽也, 不可不察. 足太陽外合淸水, 內屬於膀胱, 而通水道焉. 足少陽外合於渭水, 內屬於膽. 足陽明外合於海水, 內屬於胃. 足太陰外合於湖水, 內屬於脾. 足少陰外合於汝水, 內屬於腎. 足厥陰外合於澠水, 內屬於肝. 手太陽外合於淮水, 內屬於小腸, 而水道出焉. 手少陽外合於漯水, 內屬於三焦. 手陽明外合於江水, 內屬於大腸. 手太陰外合於河水, 內屬於肺. 手少陰外合濟水, 內屬於心. 手心主外合於漳水, 內屬於心包. 凡此五藏六府十二經水者, 外有源泉而內有所稟, 此皆內外相貫, 如環無端, 人經亦然. 故天爲陽, 地爲陰, 腰以上爲天, 腰以下爲地. 故海以北者爲陰, 湖以北者爲陰中之陰, 漳以南者爲陽, 河以北至漳者爲陽中之陰, 漯以南至江者爲陽中之太陽, 此一隅之陰陽也, 所以人與天地相參也.

黃帝曰: 夫經水之應經脈也, 其遠近淺深, 水血之多少, 各不同, 合而以刺之奈何?

岐伯答曰: 足陽明, 五藏六府之海也, 其脈大血多, 氣盛熱壯, 刺此者不深弗散, 不留不瀉也. 足陽明刺深六分, 留十呼. 足太陽深五分, 留七呼. 足少陽深四分, 留五呼. 足太陰深三分, 留四呼. 足少陰深二分, 留三呼. 足厥陰深一分, 留二呼. 手之陰陽, 其受氣之道近, 其氣之來疾, 其刺深者皆無過二分, 其留皆無過一呼. 其少長大小肥瘦, 以心撩之, 命曰法天之常. 灸之亦然. 灸而過此者得惡火, 則骨枯脈濇; 刺而過此者, 則脫氣.

黃帝曰: 夫經脈之大小, 血之多少, 膚之厚薄, 肉之堅脆, 及膕之大小, 可爲量度乎?

岐伯答曰: 其可爲度量者, 取其中度也, 不甚脫肉而血氣不衰也. 若失度之人, 痟瘦而形肉脫者, 惡可以度量刺乎. 審切循捫按, 視其寒溫盛衰而調之, 是謂因適而爲之眞也.

13 / 經筋
경근
병증과 치료 방법

각각의 경맥이 주행하는 부위의 근육을 경근(經筋)이라고 한다. 원문에는 경근의 주행 부위가 기록되어 있다. 본경의 흐름을 이해하면 경근도 이해할 수 있으므로 생략한다.

경근이 병든 것을 경근병이라 한다. 당연히 근육 이상이 주요 증상이다.

- 방광경근(膀胱經筋)의 증상: 새끼발가락, 뒤꿈치, 무릎 안쪽, 등, 목덜미 등 족태양방광경(足太陽膀胱經)이 지나는 부위에 통증을 느끼거나 근육이 옥죄이는 증상이 나타난다. 어깨가 쫙 펴지지 않고 결분혈(缺盆穴)에 통증을 느낀다.
- 담경근(膽經筋)의 증상: 넷째발가락 부위의 근육이 경련을 일으켜 무릎을 굽혔다 폈다 할 수 없다. 무릎 안쪽이나 엉덩이 바깥쪽도 옥죄이는 듯한 느낌이 들고, 그 때문에 옆구리나 가슴 옆 부위에 통증을 느낀다. 눈 주위 근육에 이상이 생기면 눈을 뜰 수 없다.
- 위경근(胃經筋)의 증상: 다리의 족양명위경(足陽明胃經)이 지나는 부위가 옥죄이는 듯한 느낌이 들고 경련을 일으킨다. 대퇴부의 족양명위경이 지나는 부위의 근육이 옥죄이고 서혜부(鼠蹊部)가 붓는다. 복근이 옥죄이는 증상이 결분(缺盆)에서 얼굴까지 이르러 눈과 입이 비틀린다. 만약 한기가 원인인 경우에는 근육 경련을 일으켜서 눈을 감을 수 없고, 열기가 원인인 경우에는 근육이 느슨해져서 눈을 뜰 수 없다.

- 비경근(脾經筋)의 증상: 엄지발가락, 안쪽 복사뼈, 무릎 안쪽 등이 옥죄여서 통증을 느낀다. 대퇴부 안쪽의 근육이 땅겨서 음부(陰部)가 옥죄이는 듯한 통증을 느낀다. 배꼽과 양쪽 옆구리에 통증을 느끼고, 그 때문에 가슴과 등에도 통증이 나타난다.
- 신경근(腎經筋)의 증상: 발바닥이나 본경이 주행하는 부위의 근육이 옥죄여서 통증을 느낀다. 경련이나 간질은 신경근이 병들었을 때에 나타나는 증상이다. 족소음신경(足少陰腎經)의 표에 속하는 태양경이 병들면 몸을 앞으로 숙일 수 없다. 족소음신경이 병들면 몸을 뒤로 굽힐 수 없다.
- 간경근(肝經筋)의 증상: 엄지발가락, 안쪽 복사뼈, 대퇴부 안쪽 등 족궐음간경(足厥陰肝經)이 지나는 부위가 옥죄여서 통증을 느낀다. 또한 음부(陰部)가 제 기능을 발휘하지 못한다. 한기가 원인인 경우에는 음부가 수축되고, 열기가 원인인 경우에는 축 늘어진다.
- 소장경근(小腸經筋)의 증상: 소장, 팔꿈치 안쪽, 겨드랑이 등 본경이 지나는 부위가 옥죄여서 통증을 느낀다. 견갑골(肩胛骨) 바깥쪽과 견갑골에서 목덜미에 이르는 부위에도 통증을 느낀다. 귀가 울리거나 아프고, 현기증이 나고, 목덜미가 부어 열이 나기도 한다.
- 삼초경근(三焦經筋)의 증상: 본경이 주행하는 부위의 근육이 옥죄여서 통증을 느낀다. 또한 혀가 말려들기도 한다.
- 대장경근(大腸經筋)의 증상: 본경이 주행하는 부위의 근육이 옥죄여서 통증을 느낀다. 어깨가 쫙 펴지지 않고 목을 좌우로 움직이지 못한다.
- 폐경근(肺經筋)의 증상: 본경이 주행하는 부위의 근육이 옥죄여서 통증을 느낀다. 심하면 가슴 근육이 옥죄여서 호흡이 곤란하고 피를 토한다.

- 심포경근(心包經筋)의 증상: 본경이 주행하는 부위의 근육이 옥죄여서 통증을 느낀다. 또한 가슴에 통증이 나타나면서 호흡이 곤란해진다.
- 심경근(心經筋)의 증상: 본경이 주행하는 부위의 근육이 옥죄여 통증을 느낀다. 심장 아랫부분이 굳어져 복근이 땅긴다. 또한 팔꿈치에도 통증을 느낀다.

이러한 내용을 통해 알 수 있겠지만, 경근 증세의 대부분은 본경이 주행하는 부위의 근육 이상이다. 이런 점에서 생각하면 침을 맞으러 오는 환자들은 대부분 경근병이라고 말할 수 있다. 물론 경근병처럼 보여도 내장 질환을 가진 사람도 많다. 경근병을 치료할 때는 내장의 상태도 좋아지도록 함께 치료해야 한다. 그러면 치료 효과가 두 배로 좋아진다. 그러한 치료를 하려면 본경의 흐름을 잘 알아야 한다.

끝으로 경근병에 대한 치료 내용을 정리한다.

- 경근병이 한기가 원인인 경우에는 근육이 옥죄여 통증을 느끼고, 열기가 원인인 경우에는 근육이 느슨해진다. 한기가 원인인 환자에게는 구두침(灸頭鍼)을 사용하지만, 열기가 원인인 환자에게는 구두침을 사용하면 안 된다. 치료는 통증을 느끼는 경혈을 이용한다.

최근에는 구두침을 애용하는 사람이 많다. 그러나 서비스가 아니라 치료를 목적으로 할 경우에는 신중해야 한다.

풍사(風邪) 같은 급성 질병이거나 폐렴 같은 내장 질환이면서 염증이 심하면 구두침은 적합하지 않다. 또한 원문에도 기록되어 있지만 근육 이완이 있을 때도 적합하지 않다. 한마디로 고전의학에서 열로 표현한 경우에는 모두 부적합하다고 생각하면 된다.

經筋 第十三

足太陽之筋, 起於足小指上, 結于踝, 邪上結于膝, 其下循足外踝, 結于踵, 上循跟, 結於膕; 其別者, 結于腨外, 上膕中內廉, 與膕中並上結于臀, 上挾脊上項; 其支者, 別入結于舌本; 其直者, 結于枕骨, 上頭下顔, 結于鼻; 其支者, 爲目上網, 下結于頄; 其支者, 從腋后外廉, 結于肩髃; 其支者, 入腋下, 上出缺盆, 上結於完骨; 其支者, 出缺盆, 邪上出于頄. 其病小指支, 跟腫痛, 膕攣, 脊反折, 項筋急, 肩不擧, 腋支, 缺盆中紐痛, 不可左右搖. 治在燔針劫刺, 以知爲數, 以痛爲輸, 名曰仲春痺也.

足少陽之筋, 起於小指次指, 上結外踝, 上循脛外廉, 結於膝外廉; 其支者, 別起外輔骨, 上走髀, 前者結於伏兎之上, 後者結於尻; 其直者, 上乘䏚季脅, 上走腋前廉, 繫於膺乳, 結於缺盆; 直者, 上出腋, 貫缺盆, 出太陽之前, 循耳後, 上額角, 交巓上, 下走頷, 上結於頄; 支者, 結於目眥爲外維. 其病小指次指支轉筋, 引膝外轉筋, 膝不可屈伸, 膕筋急, 前引髀, 後引尻, 即上乘䏚季脅痛, 上引缺盆膺乳頸, 維筋急, 從左之右, 右目不開, 上過右角, 並蹻脈而行, 左絡於右, 故傷左角, 右足不用, 命曰維筋相交. 治在燔針劫刺, 以知爲數, 以痛爲輸, 名曰孟春痺也.

足陽明之筋, 起於中三指, 結於跗上, 邪外上加於輔骨, 上結於膝外廉, 直上結於髀樞, 上循脅, 屬脊; 其直者, 上循骭, 結於膝; 其支者, 結於外輔骨, 合少陽; 其直者, 上循伏兎, 上結於髀, 聚於陰器, 上腹而布, 至缺盆而結, 上頸, 上挾口, 合于頄, 下結於鼻, 上合於太陽, 太陽爲目上網, 陽明爲目下網; 其支者, 從頰結於耳前. 其病足中指支, 脛轉筋, 脚跳堅, 伏兎轉筋, 髀前腫, 㿉疝, 腹筋急, 引缺盆及頰, 卒口僻, 急者目不合, 熱則筋縱, 目不開. 頰筋有寒, 則急引頰移口; 有熱則筋弛縱緩, 不勝收故僻. 治之以馬膏, 膏其急者; 以白酒和桂, 以塗其緩者, 以桑鉤鉤之, 即以生桑灰置之坎中, 高下以坐等, 以膏熨急頰, 且飮美酒, 噉美炙肉, 不飮酒者, 自强也, 爲之三拊而已. 治在燔針劫刺, 以知爲數, 以痛爲輸, 名曰季春痺也.

足太陰之筋, 起於大指之端內側, 上結於內踝; 其直者, 絡於膝內輔骨, 上循陰股, 結於髀, 聚於陰器, 上腹, 結於臍, 循腹裏, 結於肋, 散於胸中; 其內者, 著於脊. 其病足大指支, 內踝痛, 轉筋痛, 膝內輔骨痛, 陰股引髀而痛, 陰器紐痛, 下引臍兩脅痛, 引膺中脊內痛. 治在燔針劫刺, 以知爲數, 以痛爲輸, 命曰孟秋痺也.

足少陰之筋, 起於小指之下, 並足太陰之筋邪走內踝之下, 結於踵, 與太陽之筋合而上結於內輔之下, 並太陰之筋而上循陰股, 結於陰器, 循脊內挾膂, 上至項, 結於枕骨, 與足太陽之筋合. 其病足下轉筋, 及所過而結者皆痛及轉筋. 病在此者主癇瘈及痙, 在外者不能俯, 在內者不能仰. 故陽病者腰反折不能俯, 陰病者不能仰. 治在燔針劫刺, 以知爲數, 以痛爲輸, 在內者熨引飮藥, 此筋折紐, 紐發數甚者, 死不治, 名曰仲秋痺也.

足厥陰之筋, 起於大指之上, 上結於內踝之前, 上循脛, 上結內輔之下, 上循陰股, 結於陰器, 絡諸筋. 其病足大指支, 內踝之前痛, 內輔痛, 陰股痛轉筋, 陰器不用, 傷於內則不起, 傷於寒則陰縮入, 傷於熱則縱挺不收. 治在行水淸陰氣. 其病轉筋者, 治在燔針劫刺, 以知爲數, 以痛爲輸, 命曰季秋痺也.

手太陽之筋, 起於小指之上, 結於腕, 上循臂內廉, 結於肘內銳骨之後, 彈之應小指之上, 入結於腋下; 其支者, 後走腋後廉, 上繞肩胛, 循頸出走太陽之前, 結於耳後完骨; 其支者, 入耳中; 直者, 出耳上, 下結於頷, 上屬目外眥. 其病小指支, 肘內銳骨後廉痛, 循臂陰入腋下, 腋下痛, 腋後廉痛, 繞肩胛引頸而痛, 應耳中鳴痛, 引頷目瞑, 良久乃得視, 頸筋急則爲筋瘻頸腫. 寒熱在頸者, 治在燔針劫刺之, 以知爲數, 以痛爲輸, 其爲腫者, 復而銳之. 本支者, 上曲牙, 循耳前, 屬目外眥, 上頷, 結於角. 其痛當所過者支轉筋. 治在燔鍼劫刺, 以知爲數, 以痛爲輸, 名曰仲夏痺也.

手少陽之筋, 起於小指次指之端, 結於腕, 中循臂結於肘, 上繞臑外廉, 上肩走頸, 合手太陽; 其支者, 當曲頰入繫舌本; 其支者, 上曲牙, 循耳前, 屬目外眥, 上乘頷, 結於角. 其病當所過者即支轉筋, 舌卷. 治在燔針劫刺, 以知爲數, 以痛爲輸, 名曰季夏痺也.

手陽明之筋, 起於大指次指之端, 結於腕, 上循臂, 上結於肘外, 上臑, 結於髃; 其支者, 繞肩胛, 挾脊; 直者, 從肩髃上頸; 其支者, 上頰, 結於頄; 直者, 上出手太陽之前, 上左角, 絡頭, 下右頷. 其病當所過者支痛及轉筋, 肩不擧頸, 不可左右視. 治在燔針劫刺, 以知爲數, 以痛爲輸, 名曰孟夏痺也.

手太陰之筋, 起於大指之上, 循指上行, 結於魚後, 行寸口外側, 上循臂, 結肘中, 上臑內廉, 入腋下, 出缺盆, 結肩前髃, 上結缺盆, 下結胸裏, 散貫賁, 合賁下, 抵季脅. 其病當所過者支轉筋痛, 甚成息賁, 脅急吐血. 治在燔針劫刺, 以知爲數, 以痛爲輸, 名曰仲冬痺也.

手心主之筋, 起於中指, 與太陰之筋並行, 結於肘內廉, 上臂陰, 結腋下, 下散前後挾脅; 其支者, 入腋, 散胸中, 結於臂. 其病當所過者支轉筋, 前及胸痛息賁. 治在燔針劫刺, 以知爲數, 以痛爲輸, 名曰孟冬痺也.

手太陰之筋, 起於小指之內側, 結於銳骨, 上結肘內廉, 上入腋, 交太陰, 挾乳裏, 結於胸中, 循臂, 下繫於臍. 其病內急, 心承伏梁, 下爲肘網. 其病當所過者支轉筋, 筋痛. 治在燔針劫刺, 以知爲數, 以痛爲輸. 其成伏梁唾血膿者, 死不治. 經筋之病, 寒則反折筋急, 熱則筋弛縱不收, 陰痿不用. 陽急則反折, 陰急則俯不伸. 焠刺者, 刺寒急也, 熱則筋縱不收, 無用燔針. 名曰季冬痺也. 足之陽明, 手之太陽, 筋急則口目爲僻, 眥急不能卒視, 治皆如右方也.

14 / 骨度
골 도
골도법

　골도법은 고전의학의 특징 중 하나인데 여기에서는 간단히 설명한다. 골도법에서는 사람의 키를 7자 반으로 정하고 있다. 키가 2미터인 사람이든 1미터인 사람이든 모두 7자 반이다. 즉 7자 반을 기준으로 삼아 신체 각 부위의 길이를 결정하고 경혈의 위치를 표시한 것이다.

　일례로 소상혈(少商穴)은 손톱뿌리 부위에서 3푼이라고 표현한다. 여기에서 3푼을 미터법으로 환산하는 것은 아무런 의미가 없다. 실제로는 1밀리미터일 수도 있고 3밀리미터일 수도 있기 때문이다. 따라서 키를 7자 반으로 정하고, 그것을 기준으로 환산하여 3푼 되는 지점이라고 생각해야 한다.

　이러한 방법을 생각해낸 이유는 사람마다 체격이 각각 다르기 때문이다. 1푼을 1밀리미터로 정하면, 어떤 사람이든지 경혈과 경혈 사이의 간격이 똑같기 때문에 정확한 경혈을 잡기 어렵다.

　예를 들면, 공최혈(孔最穴)은 척택혈(尺澤穴)에서부터 3치 아래에 있다고 한다. 체격이 크고 작든 모두 마찬가지라면 정확하게 경혈을 잡을 수 없다. 앞 팔의 길이를 정하고, 그것을 기준으로 환산하여 3치 되는 지점을 찾아야 한다. 따라서 실제의 미터법으로 측정한다면, 그 사람의 키와 체격 조건에 비례하여 사람마다 차이가 있기 마련이다.

　원문에서는 신체 각 부위의 길이를 제시했는데 그 내용을 소개한다. 이러한 기준에 의해 경혈을 보다 정확하게 찾을 수 있을 것이다.

- 키는 7자[尺] 5치[寸].
- 머리둘레는 2자 6치.
- 가슴둘레는 4자 5치.
- 허리둘레는 4자 2치.
- 앞머리카락에서 턱까지는 1자.
- 뒷머리카락에서 턱까지는 2자 2치.
- 바깥 후두결절[外喉頭結節]에서 흉골(胸骨) 위쪽 끝까지는 4치.
- 흉골 위쪽 끝에서 아래쪽 끝까지는 9치.
- 흉골 아래쪽 끝에서 배꼽까지는 8치.
- 배꼽에서 치골(恥骨)과 연골(軟骨) 접합 부위 위쪽 끝까지는 6치 반.
- 치골의 폭은 6치 반.
- 치골과 연골의 접합 부위 위쪽 끝에서 대퇴골내과(大腿骨內踝) 위쪽 끝까지는 1자 8치.
- 대퇴골내과 위쪽 끝에서 경골내과(脛骨內踝) 아래쪽 끝까지는 3치 반.
- 경골내과 아래쪽 끝에서 안쪽 복사뼈까지는 1자 3치.
- 안쪽 복사뼈에서 땅바닥까지는 3치.
- 슬와횡문(膝窩橫紋)에서 발등까지는 1자 6치.
- 두정결절돌기(頭頂結節突起)에서 제7경추(頸椎)까지는 1장(丈).
- 겨드랑이에서 늑골 끝까지는 1자 2치.
- 늑골 끝에서 대퇴골 시작 부위까지는 6치.
- 대퇴골 시작 부위에서 무릎뼈 중앙까지는 1자 9치.
- 무릎뼈 중앙에서 바깥 복사뼈까지는 1자 6치.
- 양쪽 유두(乳頭) 사이의 폭은 9치 반.

- 어깨에서 팔꿈치까지는 1자 7치.
- 팔꿈치에서 손목관절까지는 1자 2치 반.

骨度 第十四

黃帝問於伯高曰: 脈度言經脈之長短, 何以立之?
伯高曰: 先度其骨節之大小廣狹長短, 而脈度定矣.
黃帝曰: 願聞衆人之度. 人長七尺五寸者, 其骨節之大小長短各幾何?
伯高曰: 頭之大骨圍二尺六寸, 胸圍四尺五寸, 腰圍四尺二寸. 髮所覆者, 顱至項尺二寸. 髮以下至頤長一尺, 君子終折. 結喉以下至缺盆中長四寸, 缺盆以下至䯏骬至長九寸, 過則肺大, 不滿則肺小. 䯏骬以下至天樞長八寸, 過則胃大, 不及則胃小. 天樞以下至橫骨長六寸半, 過則迴腸廣長, 不滿則狹短. 橫骨長六寸半, 橫骨上廉以下至內輔之上廉長一尺八寸. 內輔之上廉以下至下廉長三寸半, 內輔下廉下至內踝長一尺三寸, 內踝以下至地長三寸, 膝膕以下至跗屬, 長一尺六寸, 跗屬以下至地長三寸, 故骨圍大則太過, 小則不及. 角以下至柱骨長一尺, 行腋中不見者長四寸, 腋以下至季脅長一尺二寸, 季脅以下至髀樞長六寸, 髀樞以下至膝中長一尺九寸, 膝以下至外踝長一尺六寸, 外踝以下至京骨長三寸, 京骨以下至地長一寸. 耳後當完骨者廣九寸, 耳前當耳門者廣一尺三寸, 兩顴之間相去七寸, 兩乳之間廣九寸半, 兩髀之間廣六寸半. 足長一尺二寸, 廣四寸半, 肩至肘長一尺七寸, 肘至腕長一尺二寸半, 腕至中指本節長四寸, 本節至其末長四寸半. 項髮以下至背骨長二寸半, 膂骨以下至尾骶二十一節長三尺, 上節長一寸四分, 分之一奇分在下, 故上七節至于膂骨九寸八分分之七, 此衆人骨之度也, 所以立經脈之長短也. 是故視其經脈之在於身也, 其見浮而堅, 其見明而大者, 多血; 細而沉者, 多氣也.

15 / 五十營 _{오십영}

생리

본 편에는 경맥의 기가 인체 내부를 순환하는 시간에 대한 내용이 기록되어 있다.

- 경맥의 기는 한 호흡에 6치씩 진행하므로 10번 호흡하면 여섯 자를 진행한다.
- 경맥의 길이는 모두 16장 2자이다. 따라서 경맥의 기는 270번 호흡 만에 온몸을 한 바퀴 돈다.
- 하루 밤낮을 물시계로 계산하면 100각(刻)이 된다. 이것을 기준으로 환산할 경우, 270번 호흡을 할 때에 물시계가 2각씩 진행하므로 2700번 호흡을 하면 물시계는 20각이 된다. 경맥의 기는 온몸을 10바퀴 돈다. 따라서 경맥의 기는 하루 밤낮에 신체를 50바퀴 돈다는 사실을 알 수 있다.

이러한 내용을 별자리하고 연계시켜 설명했는데, 임상하고는 관계가 없는 내용이므로 생략한다. 흥미가 있는 사람은 원문을 읽기 바란다.

五十營 第十五

黃帝曰: 余願聞五十營奈何?
岐伯答曰: 天周二十八宿, 宿三十六分, 人氣行一周, 千八分. 日行二十八宿, 人經脈上下左右前後二十八脈, 周身十六丈二尺, 以應二十八宿, 漏水下百刻, 以分晝夜. 故人一呼, 脈再動, 氣行三寸, 呼吸定息, 氣行六寸. 十息氣行六尺, 日行二分. 二百七十息, 氣行十六丈二尺, 氣行交通於中, 一周於身, 下水二刻, 日行二十五分. 五百四十息, 氣行再周於身, 下水四刻, 日行四十分. 二千七百息, 氣行十周於身, 下水二十刻, 日行五宿二十分. 一萬三千五百息, 氣行五十營於身, 水下百刻, 日行二十八宿, 漏水皆盡, 脈終矣. 所謂交通者, 並行一數也. 故五十營備, 得盡天地之壽矣, 凡行八百一十丈也.

16 / 營氣
영기
생리

황제: 신체 내부의 영기는 위장에서 음식물이 소화, 흡수되면서 생기는데, 폐장에 의해 온몸으로 보내지오.

본 편은 이러한 내용으로 시작되는데, 영기가 흐르는 경맥의 순서가 기록되어 있다.
- 수태음폐경(手太陰肺經) → 수양명대장경(手陽明大腸經) → 족양명위경(足陽明胃經) → 족태음비경(足太陰脾經) → 수소음심경(手少陰心經) → 수태양소장경(手太陽小腸經) → 족태양방광경(足太陽膀胱經) → 족소음신경(足少陰腎經) → 수궐음심포경(手厥陰心包經) → 수소양삼초경(手少陽三焦經) → 족소양담경(足少陽膽經) → 족궐음간경(足厥陰肝經), 그리고 다시 수태음폐경으로 되돌아온다. 다른 가지는 독맥(督脈) → 임맥(任脈) → 수태음폐경으로 이어진다. 이처럼 영기는 온몸을 순환하며 멈추는 일이 없다.

영기에 대해서는 뒤에서 자세한 설명이 나온다. 원문에는 이외에 특별한 설명은 없다.

營氣 第十六

黃帝曰: 營氣之道, 內穀爲寶. 穀入於胃, 乃傳之肺, 流溢於中, 布散於外, 精專者行於經隧, 常營無已, 終而復始, 是謂天地之紀. 故氣從太陰出, 注手陽明, 上行注足陽明, 下行至跗上, 注大指間, 與太陰合, 上行抵髀. 從脾注心中, 循手少陰出腋下臂, 注小指, 合手太陽, 上行乘腋出䪼內, 注目內眥, 上巔下項, 合足太陽, 循脊下尻, 下行注小指之端, 循足心注足少陰, 上行注腎, 從腎注心, 外散於胸中. 循心主脈出腋下臂, 出兩筋之間, 入掌中, 出中指之端, 還注小指次指之端, 合手少陽, 上行注膻中. 散於三焦, 從三焦注膽, 出脇注足少陽, 下行至跗上, 復從跗注大指間, 合足厥陰, 上行至肝, 從肝上注肺, 上循喉嚨, 入頏顙之竅, 究於畜門. 其支別者, 上額循巔下項中, 循脊入骶, 是督脈也, 絡陰器, 上過毛中, 入臍中, 上循腹裏, 入缺盆, 下注肺中, 復出太陰. 此營氣之所行也, 逆順之常也.

17 / 脈度
맥 도

경락과 생리

본 편은 앞의 두 편과 마찬가지로 짧은 문장이지만 중요한 내용이 기록되어 있다. 황제가 경맥의 길이에 대해 묻자, 기백은 다음과 같이 설명한다.

경맥의 길이

- 수삼양경맥(手三陽經脈: 대장경, 소장경, 삼초경)은 손에서 시작하여 머리에 이르는데 각 5자. 좌우 모두 6개가 있으므로 합하면 3장(丈).
- 수삼음경맥(手三陰經脈: 폐경, 심경, 심포경)은 손에서 시작하여 가슴에 이르는데 각 3자 5치. 좌우 모두 6개가 있으므로 합하면 2장 1자.
- 족삼양경맥(足三陽經脈: 위경, 방광경, 담경)은 다리에서 시작하여 머리에 이르는데 각 8자. 좌우 모두 6개가 있으므로 합하면 4장 8자.
- 족삼음경맥(足三陰經脈: 비경, 신경, 간경)은 다리에서 시작하여 가슴에 이르는데 각 6자 5치. 좌우 모두 6개가 있으므로 합하면 3장 9자.
- 교맥(蹻脈)은 다리에서 시작하여 눈에 이르는데 각 7자 5치. 양교맥과 음교맥 2개가 있으므로 합하면 1장 5자.
- 독맥(督脈)과 임맥(任脈)은 각 4자 5치이므로 합하면 9자.
- 이상이 큰 경맥의 길이이고, 모두 합하면 약 16장 2자가 된다.
- 경맥은 깊은 부위를 지난다. 한편 경맥에서는 가지가 나와 옆으로 달

리는데, 이것을 낙맥이라고 한다. 또한 낙맥에서 나온 가지를 손락(孫絡)이라고 한다.
- 손락에 혈액이 정체되면 사혈해야 한다. 경맥이 실하면 사하고 허하면 한약을 복용하게 하여 보법을 가해야 한다.
- 오장의 상태는 얼굴의 칠규(七竅: 7개의 구멍. 눈, 코, 귀, 입)의 상태를 통해서 알 수 있다.

오장과 칠규의 관계
- 폐기(肺氣)는 코하고 통한다. 폐장의 기가 정상이면 냄새를 잘 맡는다.
- 심기(心氣)는 혀하고 통한다. 심장의 기가 정상이면 맛을 잘 구별한다.
- 간기(肝氣)는 눈하고 통한다. 간장의 기가 정상이면 시력이 좋다.
- 비기(脾氣)는 입하고 통한다. 비장의 기가 정상이면 식욕이 좋다.
- 신기(腎氣)는 귀하고 통한다. 신장의 기가 정상이면 귀가 잘 들린다.
- 만약 오장의 기가 이상을 일으키면 칠공의 활동도 나빠진다.
- 사기(邪氣: 병사病邪)가 육부에 있을 때는 양경맥(陽經脈)의 기가 정체되어 양기만 왕성해지므로 옹(癰: 종양)이 생기기도 한다.
- 양기가 왕성해지면 음기가 허해진다. 음기가 허하면 혈액의 흐름이 나빠진다. 혈액이 정체되면 음기가 왕성해지기 때문에 양기가 허해진다.

이와 같이 신체의 음기와 양기는 서로 영향을 주고받으며 음허양성(陰虛陽盛), 양허음성(陽虛陰盛)의 상태일 때에 병증이 나타난다는 것이 고전의학의 기본적인 사고방식이다. 이 내용은 《소문》에도 반복적으로 설명되어 있다. 음허양성일 때는 주로 열증이 나타나고, 양허음성일 때는 주로 한증이 나타난다.

앞에서 설명한 오장과 칠규의 관계는 진단에 큰 도움이 된다. 경락치료가에게는 근본적인 치료를 할 때에 기준이 될 것이다. 일례로 병명이 어떤 것이든 눈이 나쁘면 간장을 보하고, 귀가 나쁘면 신장을 보한다는 식이다. 그렇지만 눈병이든 귓병이든 각각 양경(陽經)이 관계하므로, 그 허실을 알고 난 뒤에 보사를 가해야 완치할 수 있다.

원문에는 이외에 교맥에 대한 기록도 있는데, 그것을 정리하는 것으로 본 편을 끝낸다.

- 음교맥(陰蹻脈)은 족소음신경(足少陰腎經)의 다른 맥이다. 뒤꿈치뼈에서 시작하여 안쪽 복사뼈까지 가서 곧장 상행하여 대퇴부 안쪽을 거쳐 음부(陰部)로 향한다. 그리고 다시 상행하여 가슴을 지나 결분혈(缺盆穴)로 나와서 인영혈(人迎穴) 옆을 지나 얼굴로 올라가 정명혈(睛明穴)에서 족태양방광경으로 이어진다. 양교맥(陽蹻脈)도 뒤꿈치뼈에서 시작하여 바깥 복사뼈로 올라가 상행하여 정명혈(睛明穴)로 가서 족태양방광경과 음교맥하고 만난다. 이처럼 모든 음양의 경맥은 고리처럼 서로 연결되어 있다.

脈度 第十七

黃帝曰: 願聞脈度.
岐伯答曰: 手之六陽, 從手至頭, 長五尺, 五六三丈. 手之六陰, 從手至胸中, 三尺五寸, 三六一丈八尺, 五六三尺, 合二丈一尺. 足之六陽, 從足上至頭, 八尺, 六八四丈八尺. 足之六陰, 從足至胸中, 六尺五寸, 六六三丈六尺, 五六三尺, 合三丈九尺. 蹻脈從足至目, 七尺五寸, 二七一丈四尺, 二五一尺, 合一丈五尺. 督脈任脈各四尺五寸, 二四八尺, 二五一尺, 合九尺. 凡都合一十六丈二尺, 此氣之大經隧也. 經脈爲裏, 支而橫者爲絡, 絡之別者爲孫, 盛而血者疾誅之, 盛者瀉之, 虛者飲藥以補之.
五藏常內閱於上七竅也, 故肺氣通於鼻, 肺和則鼻能知臭香矣; 心氣通於舌, 心和則舌能知五味矣; 肝氣通於目, 肝和則目能辨五色矣; 脾氣通於口, 脾和則口能知五穀矣; 腎氣通於耳, 腎和則耳能聞五音矣. 五藏不和則七竅不通; 六府不合則留爲癰. 故邪在府則陽脈不和, 陽脈不和則氣留之, 氣留之則陽氣盛矣. 陽氣太盛則陰不利, 陰脈不利則血留之, 血留之則陰氣盛矣. 陰氣太盛, 則陽氣不能榮也, 故曰關. 陽氣太盛, 則陰氣弗能榮也, 故曰格. 陰陽俱盛, 不得相榮, 故曰關格. 關格者, 不得盡期而死也.
黃帝曰: 蹻脈安起安止? 何氣榮水?
岐伯答曰: 蹻脈者, 少陰之別, 起於然骨之後, 上內踝之上, 直上循陰股入陰, 上循胸裏入缺盆, 上出人迎之前, 入頄屬目內眥, 合於太陽陽蹻而上行, 氣並相還則爲濡目, 氣不榮則目不合.
黃帝曰: 氣獨行五藏, 不榮六府, 何也?
岐伯答曰: 氣之不得無行也, 如水之流, 如日月之行不休, 故陰脈榮其藏, 陽脈榮其府, 如環之無端, 莫知其紀, 終而復始. 其流溢之氣, 內漑藏府, 外濡腠理.
黃帝曰: 蹻脈有陰陽, 何脈當其數?
岐伯答曰: 男子數其陽, 女子數其陰, 當數者爲經, 其不當數者爲絡也.

18 / 營衛生會
영위생회

생리

　신체에는 영기(營氣)와 위기(衛氣)가 있다. 이 두 종류의 기는 쉬지 않고 온몸을 순환하는데, 그 활동에 의해 모든 생리 활동이 이루어진다는 것이 고전의학의 사고방식이다. 원문에는 그 영기와 위기가 어디에서 만들어지고 어떤 활동을 하는지, 또 혈액(血液)과는 어떤 관계가 있는지 설명되어 있다.

- 중초에 해당하는 위장은 음식물을 소화하여 기를 만든다. 여기에 상초(上焦)에 해당하는 폐장의 기가 작용하여 위기와 영기로 나뉜다.
- 영기와 혈액은 이름은 다르지만 같은 것이다. 영기는 한(寒)과 정(精)의 성질이 많은데, 음과 양으로 구별하면 음기라고 말할 수 있다. 신체 내부에서 영양을 공급하여 생명을 유지시킨다. 영기는 폐장에서 온몸으로 보내지는데, 수태음폐경(手太陰肺經) 안을 통하여 수양명대장경(手陽明大腸經)과 족양명위경(足陽明胃經) 순으로 온몸으로 공급되며 하루 밤낮에 신체를 50차례 순환한다.
- 위기(衛氣)는 상초의 폐장에서 곧장 체표면에 가장 가까운 태양경맥으로 간다. 역시 온몸을 순환하는데 영기하고 달리 경맥 안을 지나지는 않는다. 태양경맥에서 시작하여 경맥 바깥쪽을 지나 낮에는 양경(陽經)이 흐르는 부위, 밤에는 음경(陰經)이 흐르는 부위를 순환한다. 또한 체표면을 주로 방어한다.

- 위기는 열(熱)과 동(動)의 성질을 가진다. 활동적이기 때문에 양기라고 말할 수 있다. 밤이 되어도 위기(陽氣)가 음의 부위로 돌아가지 않으면 잠을 잘 수 없다.
- 위기는 활동적이기 때문에 신체가 따뜻해지면 경맥의 흐름하고는 관계없이 곧바로 체표면으로 나와 땀을 발산시킨다.

이상이 원문의 주요 내용으로 고전의학의 기초 생리학이라 할 수 있다. 임상에서는 어떤 의미를 가지는지 예를 들어 설명한다.

좌골신경통(坐骨神經痛)을 앓는 환자가 있다고 하자. 좌골신경이 속하는 부위는 양으로 낮에는 위기가 순환한다. 위기는 열기이므로 위기가 충분히 순환하면 통증을 느끼지 않는다. 그런데도 불구하고 통증을 느끼면 위기[熱氣]가 부족하기 때문이다. 만약 밤이나 새벽에 통증이 더욱 심해지면 위기가 심각할 만큼 부족하다는 뜻이다. 이때는 침을 얕게 찌르고 몸을 따뜻하게 하는 한약을 복용하여 위기를 보해야 한다.

이처럼 피부, 근육, 뼈가 있는 외부에 통증이 있을 때, 밤이나 새벽에 그 통증이 더욱 심하면 위기가 허하고 한증(寒症)인 상태라고 생각할 수 있다.

이번에는 내장(內臟)에 염증(炎症)이 있는 환자를 예로 들어보자. 내장은 영기가 많은 부위이다. 영기는 차가운 성질을 가지므로 내장에 열이 있다는 것은 영기가 부족하기 때문이라고 생각할 수 있다. 따라서 열을 제거하는 한약을 복용하거나 침을 약간 깊이 찔러서 영기를 보해야 한다.

이처럼 내장에 열이 있는 사람은 밤이 되면 증상이 더욱 악화된다. 그 이유는 밤이 되면 위기가 내장(음에 속하는 부위)으로 돌아와 내장의 열과 위기가 합쳐져 더욱 많은 열을 내기 때문이다. 그 결과로 열이 나거나 통증이 심해지는 것이다. 밤에 담석발작(膽石發作)을 하거나 잠을 자다가 기침을 심하게 하는 이유는, 모두 신체 내부의 열이 증가했기 때문이다.

이렇게 생각하면 어떤 방법으로 문진해야 하는지 이해할 수 있을 것이다. 문진을 통해서 어느 부위에 허실한열(虛實寒熱)이 있는지 알 수 있다. 그렇게 하려면, 먼저 위기와 영기가 어떤 관계이고 어떤 작용을 하는지 분명하게 알아야 한다. 또한 경락의 흐름과 장부의 생리도 알아야 모든 증상을 파악하는 단서가 된다.

기하고 관련한 내용은 《소문》과 《영추》에 폭넓게 기록되어 있으므로 가능하면 원문을 읽고 이해하는 것이 바람직하다. 끝으로 삼초하고 관련이 있는 기록을 정리한다.

- 중초는 기를 만들고, 상초는 기를 순환시킨다. 그러한 활동에 의해 만들어진 대소변을 배출시키는 것이 하초의 역할이다.

營衛生會 第十八

黃帝問於岐伯曰: 人焉受氣? 陰陽焉會? 何氣爲營? 何氣爲衛? 營安從生? 衛於焉會? 老壯不同氣, 陰陽異位, 願聞其會.
岐伯答曰: 人受氣于穀, 穀入于胃, 以傳與肺, 五藏六府, 皆以受氣, 其淸者爲營, 濁者爲衛, 營在脈中, 衛在脈外, 營週不休, 五十而復大會. 陰陽相貫, 如環無端, 衛氣行于陰二十五度, 行于陽二十五度, 分爲晝夜, 故氣至陽而起, 至陰而止. 故曰: 日中而陽隴爲重陽, 夜半而陰隴爲重陰. 故太陰主內, 太陽主外, 各行二十五度, 分爲晝夜. 夜半爲陰隴, 夜半後而爲陰衰, 平旦陰盡而陽受氣矣. 日中爲陽隴, 日西爲陽衰, 日入陽盡而陰受氣矣. 夜半而大會, 萬民皆臥, 命曰合陰, 平旦陰盡而陽受氣, 如是無已, 與天地同紀.
黃帝曰: 老人之不夜瞑者, 何氣使然? 少壯之人不晝瞑者, 何氣使然?
岐伯答曰: 壯者之氣血盛, 其肌肉滑, 氣道通, 榮衛之行, 不失其常, 故晝精而夜瞑. 老者之氣血衰, 其肌肉枯, 氣道澁, 五藏之氣相搏, 其營氣衰少而衛氣內伐, 故晝不精, 夜不瞑.

黃帝曰: 願聞營衛之所行, 皆何道從來?
岐伯答曰: 營出於中焦, 衛出於下焦.
黃帝曰: 願聞三焦之所出.
岐伯答曰: 上焦出於胃上口, 並咽以上貫膈而布胸中, 走腋, 循太陰之分而行, 還至陽明, 上至舌, 下足陽明, 常與營俱行於陽二十五度, 行於陰亦二十五度一周也, 故五十度而復大會於手太陰矣.
黃帝曰: 人有熱, 飲食下胃, 其氣未定, 汗則出, 或出於面, 或出於背, 或出於身半, 其不循衛氣之道而出何也?
岐伯曰: 此外傷於風, 內開腠理, 毛蒸理泄, 衛氣走之, 固不得循其道, 此氣慓悍滑疾, 見開而出, 故不得從其道, 故命曰漏泄.
黃帝曰: 願聞中焦之所出.
岐伯答曰: 中焦亦並胃中, 出上焦之後, 此所受氣者. 泌糟粕, 蒸津液, 化其精微, 上注於肺脈, 乃化而爲血, 以奉生身, 莫貴於此, 故獨得行於經隧, 命曰營氣.
黃帝曰: 夫血之與氣, 異名同類, 何謂也?
岐伯答曰: 營衛者精氣也, 血者神氣也, 故血之與氣, 異名同類焉. 故奪血者無汗, 奪汗者無血, 故人生有兩死而無兩生.
黃帝曰: 願聞下焦之所出.
岐伯答曰: 下焦者, 別回腸, 注於膀胱而滲入焉. 故水穀者, 常並居於胃中, 成糟粕, 而俱下於大腸, 而成下焦, 滲而俱下, 濟泌別汁, 循下焦而滲入膀胱焉.
黃帝曰: 人飲酒, 酒亦入胃, 穀未熟而小便獨先下何也?
岐伯答曰: 酒者熟穀之液也, 其氣悍以淸, 故後穀而入, 先穀而液出焉.
黃帝曰: 善. 余聞上焦如霧, 中焦如漚, 下焦如瀆, 此之謂也.

19 / 四時氣
사 시 기
병증과 치료 방법

본 편에는 각 계절의 자법(刺法)에 관한 내용이 기록되어 있는데 이미 앞에서 설명한 내용이다. 그 밖에 병증과 그에 따른 치료 방법이 기록되어 있는데 이해할 수 있는 부분만을 정리한다.

- 설사(泄瀉: 하리下痢)는 삼음교(三陰交)나 음릉천(陰陵泉)을 보한다. 몸이 따뜻해질 때까지 침을 찌른 채 내버려두는 것이 좋다.

설사에도 여러 가지 증상이 있는데 간단히 구별하면 다음과 같다.

첫째, 복통이 적고 발열과 오한이 있으면 수태음폐경(手太陰肺經)을 보하고 수양명대장경(手陽明大腸經)을 사한다. 보법은 태연(太淵)과 경거(經渠)를 이용하고, 사법은 양계(陽谿)를 이용한다.

둘째, 복통을 호소하는 설사는 대부분 비장이 허하기 때문이다. 이때는 태백(太白), 공손(公孫), 내관(內關), 대릉(大陵), 삼음교 등을 보한다.

셋째, 복통이 적고 냉기를 쐬기만 하면 설사가 날 때는 신장이 허하기 때문이다. 이때는 태계(太谿)와 음릉천을 보한다.

- 근육이 옥죄이는 증상이 신체 외부에 나타나면 양경(陽經)을 치료하고, 내부에 나타나면 음경(陰經)을 치료한다.

앞에서 경근병(經筋病)을 다룰 때에 설명했듯이 근육통이 있고, 내장에 질병이 없을 때는 통증이 있는 부위에 침을 놓는다. 이때는 재빠르게 찌르고 빼는 방법이 좋고, 약간 깊이 찔러 잠시 내버려두는 방법도 좋다. 또한 구두침을 사용하는 것도 좋은 방법이다.
- 근육에 통증이나 저리는 증상이 있고 냉증이 심하면 족삼리혈(足三里穴)을 치료한다. 대장이나 소장의 상태가 나쁠 때에도 족삼리혈을 치료한다. 그러나 실하면 사하고 허하면 보해야 한다.
- 뱃속에서 꼬르륵 소리가 나고, 무엇인가 치밀어 오르는 것처럼 가슴이 답답하고, 오랜 시간 서있을 수 없는 이유는 대장이 나쁘기 때문이다. 이때는 기해혈(氣海穴), 상거허혈(上巨虛穴), 족삼리혈을 치료해야 한다.

이상은 족삼리혈을 이용하여 치료하는 방법이다. 먼저 근육의 질병에 이용하는데 다리가 약하고 차가운 사람은 족삼리에 뜸을 뜨는 것이 좋다. 이 방법은 다리가 나른하고 무거운 사람에게도 효과가 있다.

족삼리는 변비, 설사, 위장병을 치료할 때도 널리 이용된다. 족삼리에 침을 놓으면 위장에 열이 있을 때에 효과가 잘 나타난다는 사실을 확인할 수 있다. 따라서 변비나 설사가 열성(熱性)인지 한성(寒性)인지 잘 파악한 뒤에 치료해야 한다.

그리고 족삼리는 현기증에도 효과가 있다. 위장에 열이 있기 때문에 얼굴이 붉어진 사람을 치료할 때도 이용한다.

- 아랫배에서 고환(睾丸), 허리, 등에 걸쳐 땅기는 듯한 느낌이 들고 가슴이 치밀어 올라 심장 부위에 통증을 느끼는 것은 소장의 활동이 나쁘기 때문이다. 소장의 경락은 고환, 허리, 등을 통하여 간장과 폐장을 관통해서 심장까지 간다.
- 실한 경우에는 손발이 차갑고 장(腸)의 열기 때문에 간장에도 열이 난다. 이때는 우선 기해혈을 치료한 다음에 수태음폐경을 보하고 족궐음간경(足厥陰肝經)을 사하여 열을 제거한다. 또한 하거허혈(下巨虛

穴)이나 수태양소장경(手太陽小腸經) 위의 반응점에 침을 놓는다.
- 쓴물을 자주 토하고, 한숨을 쉬고, 기가 부족해서 두려움을 잘 타고, 누군가에게 쫓기는 듯한 느낌이 드는 이유는 담낭이 나쁘기 때문이다. 이때는 먼저 위장을 조절하기 위해 족삼리를 취하고 족소양담경(足少陽膽經) 위에 있는 혈락에서 사혈하는 것이 좋다.

두려움을 잘 타는 이유는 간장과 담낭의 기가 허하기 때문이다. 일반적으로 간장이 허하면 담낭의 기가 실한데, 이때는 초조해하고 화를 잘 내며 무슨 일에나 적극성을 띤다. 하지만 몸이 차갑거나 원래 냉증이 있는 사람은 간장이 허해도 담낭이 실해지지 않으므로 간장과 담낭이 모두 허해진다. 이런 경우에는 무슨 일에나 소극적이고 자신감을 잃는다. 몸도 차가워지기 쉽고 가슴이 설레고 공복인데도 식욕을 느끼지 못하는 증상이 나타난다.

치료는 간장과 담낭을 모두 보한다. 원문에도 설명되어 있듯이 족양명위경(足陽明胃經)도 치료하는데, 족삼리혈보다는 충양혈(衝陽穴)이 더 효과적이다. 또한 사혈할 때는 깨알만큼 피를 내는 것으로 충분하다.
- 위장 부위가 답답하고 식욕이 없을 때는 하완혈(下脘穴)과 상완혈(上脘穴)을 치료한다.
- 아랫배가 부어올라 통증을 느끼고 소변을 시원하게 볼 수 없는 것은 삼초의 활동이 나쁘기 때문이다. 이때는 위양혈(委陽穴)을 치료하는 것이 좋다. 또한 족태양방광경이나 족궐음간경에 혈락이 있으면 사혈한다. 만약 아랫배가 부어올라 위장까지 이르면 족삼리혈도 치료한다.

이상이 원문의 주요 내용이다. 어떤 경우의 치료이든 증상의 허실한열(虛實寒熱)을 잘 판단한 다음에 보사해야 한다.

四時氣 第十九

黃帝問於岐伯曰: 夫四時之氣, 各不同形, 百病之起, 皆有所生, 灸刺之道, 何者爲定?
岐伯答曰: 四時之氣, 各有所在, 灸刺之道, 得氣穴爲定. 故春取經血脈分肉之間, 甚者深刺之, 間者淺刺之. 夏取盛經孫絡, 取分間絶皮膚. 秋取經腧, 邪在府, 取之合. 冬取井滎, 必深以留之.
溫瘧汗不出, 爲五十九痏, 風㽞膚脹, 爲五十七痏, 取皮膚之血者, 盡取之. 飧泄, 補三陰之上, 補陰陵泉, 皆久留之, 熱行乃止. 轉筋於陽治其陽, 轉筋於陰治其陰, 皆卒刺之. 徒㽞, 先取環谷下三寸, 以鈹針針之, 已刺而筩之, 而內之, 入而復之, 以盡其㽞, 必堅, 來緩則煩悗, 來急則安靜, 間日一刺, 㽞盡乃止. 飲閉藥, 方刺之時徒飲之, 方飲無食, 方食無飲, 無食他食, 百三十五日. 著痺不去, 久寒不已, 卒取其三里骨爲幹. 腸中不便, 取三里, 盛瀉之, 虛補之. 癘風者, 素刺其腫上, 已刺, 以銳針針其處, 按出其惡氣, 腫盡乃止, 常食方食, 無食他食.
腹中常鳴, 氣上衝胸, 喘不能久立, 邪在大腸, 刺肓之原巨虛上廉三里. 小腹控睾引腰脊, 上衝心, 邪在小腸者, 連睾系, 屬於脊, 貫肝肺, 絡心系. 氣盛則厥逆, 上衝腸胃, 燻肝, 散於肓, 結於臍. 故取之肓原以散之, 刺太陰以予之, 取厥陰以下之, 取巨虛下廉以去之. 按其所過之經以調之. 善嘔, 嘔有苦, 長太息, 心中憺憺, 恐人將捕之, 邪在膽, 逆在胃, 膽液泄則口苦, 胃氣逆則嘔苦, 故曰嘔膽. 取三里以下胃氣逆, 則刺少陽血絡以閉膽逆, 却調其虛實以去其邪. 飲食不下, 膈塞不通, 邪在胃脘, 在上脘則刺抑而下之, 在下脘則散而去之. 小腹痛腫, 不得小便, 邪在三焦約, 取之太陽大絡, 視其絡脈與厥陰小絡結而血者, 腫上及胃脘, 取三里. 睹其色, 察其以, 知其散復者, 視其目色, 以知病之存亡也. 一其形, 聽其動靜者, 持氣口人迎以視其脈, 堅且盛且滑者病日進, 脈軟者病將下諸經實者病三日已. 氣口候陰, 人迎候陽也.

20 五邪 오사

병증과 치료

본 편은 오장의 증상과 그것을 치료하는 경혈이 기록되어 있다. 임상하고 직접적인 관계가 있으므로 순서에 따라 소개하면서 저자의 생각도 덧붙인다.

폐장의 증상과 치료

- 피부 동통(疼痛: 쑤시고 아픈 통증), 발열, 오한, 기침, 천식 증상이 있고 땀을 많이 흘린다.
- 치료는 중부(中府), 운문(雲門), 폐수(肺兪), 결분(缺盆) 등을 이용한다. 폐수를 손으로 누르면 기분이 좋아진다.

이러한 증상이 나타날 때, 만약 오른손 촌구 부위 폐장의 맥까지 약하면 태연혈(太淵穴)과 경거혈(經渠穴)도 보한다. 그리고 폐장의 맥이 강하면 어제혈(魚際穴)을 보하거나 공최혈(孔最穴)을 사한다.

간장의 증상과 치료

- 양쪽 겨드랑이가 아프고, 위장이 아프고, 어혈(瘀血)이 있고, 관절이 아프고, 다리가 붓는다.
- 치료는 행간혈(行間穴)에 침을 놓아 양쪽 겨드랑이의 통증을 제거하고 족삼리(足三里)에 침을 놓아 위장을 따뜻하게 한다. 족궐음간경(足

厥陰肝經)이 흐르는 부위에 혈락이 있으면 사혈하여 어혈을 제거하고 귀 주위에 있는 혈락을 사하여 관절의 통증을 제거한다.

간장에 증상이 나타났을 때, 왼손 관상 부위 간장의 맥이 약하면 곡천혈(曲泉穴), 여구혈(蠡溝穴) 등을 보한다. 간장의 맥이 강하면 행간혈이나 수소양삼초경(手少陽三焦經)의 중저혈(中渚穴)을 사한다.

비장과 위장의 증상과 치료

- 위장이 실할 때는 위장에 열이 나서 식욕이 이상하게 왕성해진다. 위장이 허할 때는 위장이 차갑기 때문에 뱃속에서 소리가 나고 복통을 일으킨다.
- 위장이 실할 때는 족삼리혈을 사하고 허할 때는 보한다.

위장이 열기를 띠거나 냉기를 띠는 이유는 비장의 활동이 나쁘기 때문이다. 따라서 허하든지 실하든지 모두 족태음비경(足太陰脾經)의 태백혈(太白穴)과 공손혈(公孫穴)을 보한다. 그 이후에 위장이 실하면 족삼리, 상거허(上巨虛), 하거허(下巨虛) 등을 사한다.

위장이 허할 때도 먼저 족태음비경을 보한 다음에 충양(衝陽), 풍륭(豐隆), 족삼리(足三里) 등을 보한다. 한편 위장이 실할 때는 오른손 관상 부위의 비장과 위장의 맥이 강하고, 허할 때는 약하다.

신장의 증상과 치료

- 몸 깊은 부위에 통증이 있으므로 손으로 눌러서는 확인할 수 없다. 배가 부어오르고 변비 등의 증상이 있다. 허리, 어깨, 등, 목덜미 등에 통증을 느낀다. 중심을 잡지 못하고 비틀거린다.
- 치료는 용천혈(湧泉穴)과 곤륜혈(崑崙穴)을 이용한다. 또한 족소음신

경(足少陰腎經)과 족태양방광경(足太陽膀胱經)이 흐르는 부위에 혈락이 있으면 사혈한다.

왼손 척중 부위에 손가락을 가볍게 짚는 것만으로 맥의 상태를 알 수 있으면, 신장이 허한 것으로 음곡(陰谷)과 용천을 보한다. 척중 부위를 누를 때에 맥이 강하면 신장이나 하초에 열이 있다는 뜻으로 연곡혈(然谷穴)을 보한다. 그 밖에 태계혈(太谿穴)과 부류혈(復溜穴)도 신장이 허할 때에 이용하는 경혈이다.

심장의 증상과 치료
- 심장에 통증이 있고, 슬픔을 잘 느끼고, 현기증이 난다. 치료는 허실을 잘 판단하여 신문혈(神門穴)을 보하거나 사한다.

저자는 신문혈을 사법에 이용한 적은 없다. 그러나 왼손 촌구 부위의 맥이 약할 때에 신문혈을 보한 경우는 있다. 왼손 촌구 부위 심장의 맥이 강할 때는 족소음신경의 연곡혈을 보하여 심장의 열을 제거하고, 수소음심경(手少陰心經)을 직접 사하지는 않는다. 어쩔 수 없이 사법을 할 때는 수궐음심포경(手厥陰心包經)의 극문혈(郄門穴)을 사한다.

이상이 원문의 내용인데 반드시 임상에 응용해 보기 바란다.

五邪 第二十

邪在肺, 則病皮膚痛, 寒熱, 上氣喘, 汗出, 欬動肩背. 取之膺中外腧, 背三節五藏之傍, 以手疾按之, 快然, 乃刺之, 取之缺盆中以越之.
邪在肝, 則兩脅中痛, 寒中, 惡血在內, 行善掣, 節時脚腫, 取之行間以引脅下, 補三里以溫胃中, 取血脈以散惡血, 取耳間靑脈, 以去其掣.

邪在脾胃, 則病肌肉痛. 陽氣有餘, 陰氣不足, 則熱中善飢; 陽氣不足, 陰氣有餘, 則寒中腸鳴腹痛. 陰陽俱有餘, 若俱不足, 則有寒有熱. 皆調於三里.
邪在腎, 則病骨痛陰痹. 陰痹者, 按之而不得, 腹脹腰痛, 大便難, 肩背頸項痛, 時眩. 取之湧泉崑崙, 視有血者盡取之.
邪在心, 則病心痛喜悲, 時眩仆, 視有餘不足而調之其輸也.

21 / 寒熱病 한열병
병증과 치료

본 편에는 증상과 치료 방법이 기록되어 있는데 순서에 따라 정리한다.
- 오한과 발열이 나는 이유는 피모(皮毛)에 외사가 침입했기 때문이다. 모발(毛髮)에 광택이 사라지고 콧속이 건조해지며 땀은 나지 않는다. 이때는 수태음폐경(手太陰肺經)을 보하고 족태양방광경(足太陽膀胱經)의 비양혈(飛陽穴)을 치료한다.

이러한 증상은 《상한론》에서 말하는 태양병(太陽病)이다. 한약으로는 마황탕(麻黃湯)이나 갈근탕(葛根湯)을 처방하고, 침으로는 원문의 내용처럼 수태음폐경을 보하는데 태연혈(太淵穴)이나 경거혈(經渠穴)을 이용하는 것이 좋다. 그런 다음에 체표면(體表面)에서 가장 가까운 족태양방광경을 치료한다. 만약 맥이 강하면 비양혈을 사하고, 약하면 보한다.
- 오한과 발열 증상이 있을 때에 기육(肌肉)이 아프고, 입술이 건조하고, 땀이 나지 않는다. 이때는 족태음비경(足太陰脾經)을 보한다. 만약 족태양방광경에 혈락이 있으면 사혈하고 땀을 흘리게 한다.

여기에서 말하는 기육의 통증이란 근육 류머티즘이라고 생각된다. 폐장이 허(虛)할 때하고 같은 증상이다. 하지만 비장이 지배하는 입술이 건조하고 류머티즘하고 비슷한 통증을 느끼면 족태음비경을 보해야 한다. 저자의 경험에 의하면 수태양소장경도 함께 치료하는 것이 좋다.
- 오한과 발열이 나면서 뼈에 통증을 느끼는 환자는 안절부절 하면서 괴

로워하고 땀을 많이 흘린다. 만약 입이 마르지 않으면 치료할 수 있지만, 마르는 증상을 보이면 사망한다. 이때는 족소음신경(足少陰腎經)의 경락인 대종혈(大鐘穴)을 치료한다.

요즘으로 치면 다발성 관절 류머티즘 환자 중에 이러한 증상을 보이는 사람이 있다. 이때는 태계(太谿), 부류(復溜), 태연, 완골(腕骨), 신문(神門)을 이용하여 치료한다. 한약으로는 감초부자탕(甘草附子湯)으로 다스린다.

- 온몸의 관절이 쑤시고 아파서 움직일 수 없고 땀을 많이 흘리며 가슴이 답답하다. 이때는 소음경의 부류혈을 치료한다.

이러한 증상도 류머티즘과 같다. 오한이나 발열 증상에 관한 설명은 없지만 아마도 맥이 빠를 것이다. 부류혈을 보하면, 맥이 느려지고 가슴이 답답한 증상까지도 제거할 수 있다.

- 외상(外傷)에 의해 피를 흘렸을 때, 몸을 차갑게 하거나 찬바람을 쐬었을 때, 또는 타박상으로 내출혈(內出血)을 일으켰을 때는 손발이 나른해지고 몸을 자유롭게 움직이지 못하는 경우가 있다. 이때는 관원혈(關元穴)을 치료한다.
- 다리에서 냉기가 올라와서 배가 아플 때는 어떤 경맥에 속하는 냉기인지를 먼저 판단한 뒤에 음경(陰經)을 보하고 양경(陽經)을 사한다.

다리에서 냉기가 침입하면 족냉(足冷)뿐만 아니라 다리가 나른하고, 허리가 무겁고, 복통, 변비, 설사, 고환과 아랫배의 근육이 땅기는 등의 증상이 나타난다. 이때는 맥과 증상을 잘 살펴서 치료 경락을 결정해야 한다.

- 양경에 열이 차면 두통과 가슴이 답답하고 호흡이 곤란한 증상이 나타난다. 이때는 인영혈(人迎穴)을 치료한다.
- 갑자기 목소리가 나오지 않을 때는 부돌혈(扶突穴)에 침을 놓고 혀뿌리 부위에서 사혈한다.

- 갑자기 귀가 들리지 않거나 눈이 흐릿해질 때는 천유혈(天牖穴)을 치료한다.
- 갑자기 경련을 일으키거나 중심을 못 잡아서 몸을 제대로 가눌 수 없을 때는 천주혈(天柱穴)을 치료한다.
- 열이 내부에 침입하여 간장이나 폐장에 찰 때는 피를 토하거나 코피가 난다. 이때는 천부혈(天府穴)을 치료한다.
- 수양명대장경(手陽明大腸經)이 광대뼈 아래쪽에서 이[齒] 쪽으로 들어가는 부위를 대영혈(大迎穴)이라고 한다. 따라서 치통일 때는 수양명대장경을 치료해야 한다. 오한이 날 때는 보하고, 그렇지 않을 때는 사한다.
- 족태양방광경이 광대뼈 위쪽에서 이[齒] 쪽으로 들어가는 부위를 각손혈(角孫穴)이라고 한다. 따라서 윗니가 아플 때는 거료혈(居髎穴)이나 영향혈(迎香穴), 또는 코 바깥쪽의 족양명위경을 치료한다. 실하면 사하고 허하면 보한다.

치통과 관련한 이러한 치료는 침술가들이 자주 이용하는 방법이다. 단 허실보사(虛實補瀉)에 주의해야 한다. 원문에는 오한이 날 때에 보하라는 내용이 있지만, 치통을 앓는다고 해서 반드시 오한 증상을 나타내는 것은 아니다. 따라서 다음과 같이 생각할 수 있다. 치통일 때에 차갑게 하면 통증이 더욱 심해지는 것은 허이고, 통증이 줄어드는 것은 실로 판단한다. 이렇게 하여 보사를 정확하게 하면 통증은 즉시 가라앉는다.

- 족태양방광경은 목덜미에서 뇌(腦)로 들어가 눈 안쪽으로 연결된다. 또한 뇌로 들어간 족태양방광경은 양교맥(陽蹻脈)과 음교맥(陰蹻脈)으로 나뉜다. 이 음양의 교맥은 정명혈(睛明穴)에서 교차하므로 양기가 왕성할 때는 눈이 감기지 않고, 음기가 왕성할 때는 눈이 떠지지 않

는다. 눈과 머리가 아플 때는 옥침혈(玉枕穴)에 침을 놓는다.
- 내부의 열로 인해 손바닥과 발바닥에 열이 날 때는 족태음비경과 족소양담경에 침을 놓는다. 반대로 내부가 차가워서 손발까지 차가울 때는 족소음신경과 족양명위경에 침을 놓는다. 언어장애를 일으키고 침을 흘리며 가슴이 답답할 때는 족소음신경을 치료한다. 와들와들 오한이 나면서 땀이 나지 않고, 배가 부어오르고, 가슴이 답답할 때는 수태음폐경을 치료한다.

이상이 원문의 주요 내용이다. 치료한 경험이 별로 없는 경우에는 원문에 해설을 덧붙이지 않았다.

寒熱病 第二十一

皮寒熱者, 不可附席, 毛髮焦, 鼻槁腊, 不得汗. 取三陽之絡, 以補手太陰. 肌寒熱者, 肌痛, 毛髮焦而脣槁腊, 不得汗. 取三陽於下以去其血者, 補足太陰以出其汗. 骨寒熱者, 病無所安, 汗注不休. 齒未槁, 取其少陰於陰股之絡; 齒已槁, 死不治. 骨厥亦然. 骨痺, 擧節不用而痛, 汗注煩心. 取三陰之經, 補之.
身有所傷血出多, 及中風寒, 若有所墮墜, 四支懈惰不收, 名曰體惰. 取其小腹臍下三結交. 三結交者, 陽明太陰也, 臍下三寸關元也. 厥痺者, 厥氣上及腹. 取陰陽之絡, 視主病也, 瀉陽補陰經也.
頸側之動脈人迎. 人迎, 足陽明也, 在嬰筋之前. 嬰筋之後, 手陽明也, 名曰扶突. 次脈, 足少陽脈也, 名曰天牖. 次脈, 足太陽也, 名曰天柱. 腋下動脈, 臂太陰也, 名曰天府. 陽迎頭痛, 胸滿不得息, 取之人迎. 暴瘖氣鞕, 取扶突與舌本出血. 暴聾氣蒙, 耳目不明, 取天牖. 暴攣癎眩, 足不任身, 取天柱. 暴癉內逆, 肝肺相搏, 血溢鼻口, 取天府. 此爲天牖五部.
臂陽明有入頄遍齒者, 名曰大迎, 下齒齲取之. 臂惡寒補之, 不惡寒瀉之. 足太陽有入頄遍齒者, 名曰角孫, 上齒齲取之, 在鼻與頄前. 方病之時其脈盛,盛則瀉之, 虛則補之. 一日取之出鼻外. 足陽明有挾鼻入於面者, 名曰懸顱, 屬口, 對入繫目本, 視有過者取之, 損有餘, 益不足, 反者益其. 足太陽有通項入於腦者, 正屬目本, 名曰眼系, 頭目苦痛取之, 在項中兩筋間, 入腦乃別. 陰蹻陽蹻, 陰陽相交, 陽入陰, 陰出陽, 交於目銳眥, 陽氣盛則瞋目, 陰氣盛則瞑目. 熱厥取足太陰少陽, 皆留之; 寒厥取足陽明少陰於足, 皆留之. 舌縱涎下, 煩悗, 取足少陰. 振寒洒洒, 鼓頷, 不得汗出, 腹脹煩悗, 取手太陰. 刺虛者, 刺其去也; 刺實者, 刺其來也. 春取絡脈, 夏取分腠, 秋取氣口, 冬取經輸. 凡此四時, 各以時爲齊. 絡脈治皮膚, 分腠治肌肉, 氣口治筋脈, 經輸治骨髓五藏. 身有五部: 伏兔一; 腓二, 腓者腨也; 背三, 五藏之腧四; 項五. 此五部有癰疽者死. 病始手臂者, 先取手陽明太陰而汗出; 病始頭首者, 先取項太陽而汗出; 病始足脛者, 先取足陽明而汗出. 臂太陰可汗出, 足陽明可汗出, 故取陰而汗出甚者, 止之於陽; 取陽而汗出甚者, 止之於陰. 凡刺之害, 中而不去則精泄, 不中而去則致氣; 精泄則病甚而恇, 致氣則生爲癰疽也.

22 / 癲狂
전광
병증과 치료

《영추》에는 제20편 〈오사〉부터 질병의 증세에 관한 기록이 많이 나온다. 그 내용을 비교적 잘 정리했는데 문답하는 형식은 아니다. 오행설과 음양론은 별로 안 나오므로 그 내용을 곧바로 임상에 응용할 수 있다. 그러나 고전에 기록된 내용이므로 무턱대고 받아들이는 태도는 곤란하고, 임상을 통해서 충분히 연구해야 한다.

원문에는 전간(癲癇: 간질), 발광(發狂), 궐역병(厥逆病)의 증상에 관한 내용이 실려 있다. 그 내용을 그대로 임상에 응용하기는 어려우므로 저자가 이해한 부분만 발췌하여 해설한다.

전간 증상과 치료

- 발작을 일으키기 직전에는 말수가 줄고 좀처럼 웃지 않는다. 눈초리가 치켜 올라가고 충혈되며, 머리가 묵직한 통증이 생긴다. 그리고 발작을 일으키면 가슴이 답답해진다. 이때는 환자의 안색이 정상으로 돌아올 때까지 수태양소장경(手太陽小腸經), 수양명대장경(手陽明大腸經), 수태음폐경(手太陰肺經)을 치료한다.
- 발작을 일으키면 입이 당겨 올라가고, 목소리가 날카로워지고, 호흡이나 맥박이 거칠어진다. 이때는 수양명대장경과 수태양소장경을 치료하는데, 입이 오른쪽으로 당겨 올라가면 왼쪽, 왼쪽으로 당겨 올라

가면 오른쪽 경맥을 치료한다.
- 발작을 일으킬 때에 뒤로 넘어져 등을 다치는 경우가 있다. 이때는 족태양방광경, 족양명위경, 족태음비경을 치료한다.

이상이 전간의 주요 증상과 치료 방법이다. 이 밖에 불치 증상과 사증(死症)에 관한 내용도 있는데 참고가 될지 모르지만 일단 정리한다.
- 전간을 치료할 때 의사는 환자 옆에서 함께 지내면서 어떤 경맥을 치료할지 신중히 관찰해야 한다. 발작을 일으키면 실한 경맥에서 사혈한 피를 표주박 안에 넣어둔다. 그러면 다시 발작을 일으킬 때에 표주박 안의 피가 움직인다. 만약 피가 움직이지 않는 경우에는 장강혈(長强穴)에 스무 차례 정도 뜸을 뜬다.

표주박 안에 든 피가 움직일 리 없으므로, 어떤 전간이든지 장강혈에 뜸을 뜨는 게 효과적이라는 뜻으로 받아들여야 할 것이다.
- 야윌 대로 야위어서 몸에 뼈만 남고 땀을 흘리며 가슴이 답답한 증상을 보이는 전간환자가 자주 침을 뱉고 방귀를 뀌면 불치병이다.
- 온몸이 나른하고 근육이 땅기는 증상을 보이는 전간환자는 대저혈(大杼穴)을 치료한다. 만약 침을 자주 뱉고 방귀를 뀌면 불치병이다.
- 갑자기 쓰러져서 손발의 경맥이 모두 붓고 이완되는 전간환자가 있다. 이때는 경맥이 실하면 사혈하고, 허하면 천주혈(天柱穴), 대저혈, 대맥혈(帶脈穴)과 함께 손발 오수혈(五輸穴)의 허한 부위에 뜸을 뜬다. 만약 자주 침을 뱉고 방귀를 뀌면 불치병이다.
- 전간환자가 발작을 일으킬 때마다 미친 듯이 난폭하게 행동하면 사증이다.

발광 증상과 치료

- 발광이 난 사람은 이유 없이 슬퍼한다. 또한 건망증이 심하고, 툭하면 화를 내고, 두려움을 잘 탄다. 그 이유는 근심과 슬픔, 또는 기아 상태로 오랫동안 지냈기 때문이다. 이때는 수태음폐경, 수양명대장경, 족태음비경, 족양명위경을 치료한다.

- 발광이 나면 잠을 편안히 못 자고, 공복감을 느끼지 못하고, 자신이 세상에서 가장 똑똑하고 고귀하다고 생각해서 다른 사람을 매도하는 환자가 있다. 이때는 수양명대장경, 수태양소장경, 수태음폐경, 수소음심경, 임맥을 치료한다. 증상이 아주 심한 경우에는 앞의 모든 경맥을 치료하고, 가벼운 경우에는 적당한 경맥을 선택하여 치료한다.

- 발광이 나면 헛소리를 하고, 잘 놀라고, 잘 웃고, 노래를 흥얼거리는 등 쉬지 않고 이상하게 행동하는 환자가 있다. 그 이유는 무엇인가에 크게 놀랐기 때문이다. 이때는 수양명대장경, 수태양소장경, 수태음폐경을 치료한다.

- 발광이 나면 환시(幻視)나 환청(幻聽)이 생기고 떠나갈 듯이 고함지르는 환자가 있다. 그 이유는 정기를 너무 많이 소모했기 때문이다. 이때는 수태양소장경, 수태음폐경, 수양명대장경, 족태음비경 그리고 머리 부위를 치료한다.

- 발광이 나면 이상하게 식욕이 증가하고, 환각(幻覺)이 생기고, 코웃음을 잘 치는 환자가 있다. 그 이유는 기쁨이 지나쳤기 때문이다. 이때는 먼저 족태음비경, 족태양방광경, 족양명위경을 치료하고 수태음폐경, 수태양소장경, 수양명대장경을 치료한다.

- 병든 지 얼마 지나지 않아서 이러한 증상을 보이면 곡천혈(曲泉穴)에서 사혈한다. 이 방법으로도 효과가 없으면 장강혈에 스무 차례 정도

뜸을 뜬다.

주위에 발광환자를 치료해서 유명해진 의사가 많다. 그러나 유감스럽게도 저자에게는 아직 발표할 만한 임상 경험이 없다.

원문에는 치료 경락을 제시했지만 경혈에 관한 기록은 드물다. 그러나 고전 치료법을 공부하는 사람이라면 대강 경혈의 위치를 깨달았을 것이다. 한편 대부분의 전간환자는 간허증(肝虛症)이나 폐허간실증(肺虛肝實症)에 속하고, 발광환자는 비허증(脾虛症)에 속한다. 전간환자이든 발광환자이든 일반적인 기준은 음경(陰經)은 보하고 양경(陽經)은 사한다.

궐역병 증상과 치료
- 궐역병에 걸려서 다리가 갑자기 차가워지고, 가슴이 갈라지듯이 통증이 심하고, 내장이 찢기는 듯하고, 식욕을 느끼지 못하는 경우가 있다. 맥은 크지도 작지도 않지만 반드시 색맥(濇脈)이 나온다. 이때는 몸이 따뜻하면 족소음신경(足少陰腎經)을 치료하고, 차가우면 족양명위경(足陽明胃經)을 치료한다. 냉기가 있으면 보하고, 열기가 있으면 사한다.
- 궐역병에 걸려서 배가 부어오르고, 뱃속에서 소리가 나고, 가슴이 답답하고, 숨을 편히 쉬지 못하는 경우가 있다. 이때는 양쪽 겨드랑이의 경혈과 기침할 때에 손을 대면 울리는 부위, 그리고 등을 손으로 누를 때에 기분이 좋아지는 부위를 함께 치료한다.
- 소변을 볼 수 없을 때는 족소음신경과 족태양방광경을 치료하고, 장강혈에 침을 놓는다.
- 현기증이 심할 때는 족태음비경, 족양명위경, 족궐음간경을 치료한다. 이런 방법이 효과가 없으면 족소음신경을 이용한다.

궐역병이란 다리를 통해서 냉기가 침입하는 질병이다. 대개 허(虛)한 족경맥(足經脈)을 통해서 침입하는데, 족태음비경이나 족양명위경의 냉기는 복통과 변비를 일으킨다. 족궐음간경의 냉기는 요통, 족소양담경의 냉기는 현기증과 두통, 족소음신경의 냉기는 설사와 호흡곤란을 일으킨다. 족태양방광경의 냉기는 요통을 일으키고 소변을 시원하게 볼 수 없게 한다.

이때는 족삼리(足三里), 삼음교(三陰交), 구허(丘墟), 태계(太谿), 부류(復溜), 곤륜(崑崙) 등의 경혈에 침을 놓으면 다리가 따뜻해진다. 그 밖에도 경맥의 흐름을 잘 판단하여 적합한 경혈을 선택해서 치료해야 한다.

癲狂 第二十二

目眥外決於面者. 爲銳眥; 在內近鼻者爲內眥; 上爲外眥, 下爲內眥. 癲疾始生, 先不樂, 頭重痛, 視擧目赤, 甚作極已, 而煩心, 候之於顏, 取手太陽陽明太陰, 血變而止. 癲疾始作, 而引口啼呼喘悸者, 候之手陽明太陽, 左强者攻其右, 右强者攻其左, 血變而止. 癲疾始作先反僵, 因而脊痛候之足太陽陽明太陰手太陽, 血變而止. 治癲疾者, 常與之居, 察其所當取之處. 病至, 視之有過者瀉之, 置其血於瓠壺之中, 至其發時, 血獨動矣, 不動, 灸窮骨二十壯. 窮骨者, 骶骨也. 骨癲疾者, 顑齒諸腧分肉皆滿, 而骨居, 汗出煩悗. 嘔多沃沫, 氣下泄, 不治. 筋癲疾者, 身倦攣急大, 刺項大經之大杼脈, 嘔多沃沫, 氣下泄, 不治. 脈癲疾者, 暴仆, 四肢之脈皆脹而縱. 脈滿, 盡刺之出血; 不滿, 灸之挾項太陽, 灸帶脈於腰相去三寸, 諸分肉本輸. 嘔多沃沫, 氣下泄, 不治. 癲疾者, 疾發如狂者, 死不治.

狂始生, 先自悲也, 喜忘苦怒善恐者, 得之憂飢, 治之取手太陽陽明, 血變而止, 及取足太陰陽明. 狂始發, 少臥不飢, 自高賢也, 自辯智也, 自尊貴也, 善罵詈, 日夜不休, 治之取手陽明太陽太陰舌下少陰, 視之盛者, 皆取之, 不盛, 釋之也. 狂言驚善笑好歌樂妄行不休者, 得之大恐, 治之取手陽明太陽太陰.

狂, 目妄見耳妄聞善呼者, 少氣之所生也, 治之取手太陽太陰陽明足太陰頭兩顑. 狂者多食, 善見鬼神, 善笑而不發於外者, 得之有所大喜, 治之取足太陰太陽陽明, 後取手太陰太陽陽明. 狂而新發, 未應如此者, 先取曲泉左右動脈, 及盛者見血, 有頃已, 不已, 以法取之, 灸骨骶二十壯.

風逆暴四肢腫, 身漯漯, 唏然時寒, 飢則煩, 飽則善變, 取手太陰表裏, 足少陰陽明之經, 肉淸取滎, 骨淸取井經也. 厥逆爲病也, 足暴淸, 胸若將裂, 腸若將以刀切之, 煩而不能食, 脈大小皆濇, 暖取足少陰, 淸取足陽明, 淸則補之, 溫則瀉之. 厥逆腹脹滿. 腸鳴, 胸滿不得息, 取之下胸二脅咳而動手者, 與背腧以手按之立快者是也. 內閉不得溲, 刺足少陰太陽與骶上以長針, 氣逆則取其太陰陽明厥陰, 甚取少陰陽明動者之經也, 少氣, 身漯漯也, 言吸吸也, 骨痠體重, 懈惰不能動, 補足少陰. 短氣, 息短不屬, 動作氣索, 補足少陰, 去血絡也.

23 熱病 (열병)
병증과 치료

본 편에도 질병의 증세와 치료 방법이 기록되어 있다. 주로 열병에 관한 내용이지만 그 밖의 다른 내용도 있다. 원문을 그대로 받아들여 치료에 이용할 수는 없지만 참고는 될 것이다. 따라서 임상을 통해서 원문의 내용을 자신의 것으로 만드는 게 바람직하다.

반신불수 증상과 치료
- 편고(偏枯)라는 질병은 반신불수에 통증이 뒤따르지만 언어장애나 정신 이상은 없다. 이때는 큰 침으로 허(虛)를 보하고 실을 사한다.
- 비(痺)라는 질병은 통증을 느끼는 부위는 없지만 손발이 이완된다. 비에 걸린 환자가 정신이 맑고 언어장애가 없으면 치료되지만, 언어장애가 심하면 불치병이다.
- 편고나 비는 모두 침을 얕게 찌른다.

편고나 비는 오늘날의 뇌일혈(腦溢血), 뇌혈전(腦血栓), 뇌연화증(腦軟化症)이라고 말할 수 있다. 원문에도 나오듯이 언어장애가 심하거나 정신이 맑지 못한 경우, 저자의 경험을 통해 보더라도 치유하기 어렵다.

열병 증상과 치료
- 열병에 걸린 지 삼일쯤 되는 날, 촌구맥(寸口脈)이 가라앉고 인영맥(人

迎脈)이 강하면 양경(陽經)의 열병 치료혈을 사해서 땀을 내는 것이 좋다. 동시에 허한 음경(陰經)도 보한다.
- 열병에 걸린 지 7~8일쯤 되는 날, 촌구맥이 강하고 호흡이 곤란하면 수태음폐경의 소상혈(少商穴)을 얕게 찔러 땀을 내게 한다.
- 열병 초기 피부에 통증을 느끼고, 코가 막히고, 얼굴이 붓는 환자는 열병 치료혈을 얕게 찌른다. 만약 코에 발진이 있으면 수태음폐경(手太陰肺經)을 치료한다. 이 방법으로도 효과가 없을 때는 수소음심경(手少陰心經)을 치료한다.
- 열병 초기 몸에 윤기가 없고, 발열이 있고, 가슴이 답답하고, 입이 심하게 마르면 열병 치료혈을 얕게 찌른다. 만약 피부가 붓고, 입이 마르고, 식은땀이 흐르면 수소음심경을 치료한다. 이 방법으로도 효과가 없을 때는 족소음신경(足少陰腎經)을 치료한다.
- 열병에 걸려 입이 말라서 물을 많이 마시고, 잘 놀라고, 누워만 지내면 열병 치료혈을 기육(肌肉) 부위까지 찌른다. 만약 눈 주위가 청색을 띠면 족태음비경(足太陰脾經)을 치료한다. 이 방법으로도 효과가 없을 때는 족궐음간경(足厥陰肝經)을 치료한다.
- 열병에 걸려 얼굴이 청색으로 변하고, 두통이 나고, 손발을 떨면 근육을 찌른다. 근육에 힘이 없고 눈물이 그치지 않으면 족궐음간경을 치료한다. 이 방법으로도 효과가 없을 때는 수태음폐경을 치료한다.
- 열병에 걸려 근육이 당기고 탈모 증세가 나타나면 실한 부위에 사법을 가한다. 또한 수소음심경과 족소음신경도 치료한다.
- 열병에 걸려 몸이 무겁고, 뼈가 아프고, 귀가 들리지 않고, 눈이 감기면 열병 치료혈 중에서 뼈하고 관련이 있는 경혈을 선택하여 치료한다. 식욕이 없고, 이를 갈고, 귀가 청색을 띠면 족소음신경을 치료한

다. 이 방법으로도 효과가 없을 때는 족태음비경을 치료한다.
- 열병에 걸려 머리, 관자놀이, 눈 주위에 통증을 느끼고 코피를 자주 흘리는 것은 열이 상부로 올라갔기 때문이다.
- 열병에 걸려 몸이 무겁고 장(腸)에서 열이 나면 족양명위경의 오수혈(五腧穴)을 치료한다.
- 열병에 걸려 배꼽 주위, 가슴, 옆구리에 통증을 느끼면 용천혈(湧泉穴), 음릉천혈(陰陵泉穴), 염천혈(廉泉穴)을 치료한다.
- 열병에 걸려 땀을 흘리고 맥이 느리면 어제(魚際), 태연(太淵), 대도(大都), 태백(太白) 등 각각의 경혈을 치료한다. 사하면 열이 사라지고, 보하면 땀이 난다. 땀을 지나치게 많이 흘리면 삼음교혈(三陰交穴)을 치료한다.

열병이란 오한이 적은 대신 주로 열감(熱感)을 호소하는 질환이다. 감기에 걸린 지 4~5일 정도 지나면 오한이 줄고 열감만 남는 경우가 있다. 또한 폐렴, 간염, 신장염 등에 걸려 열감이 심한 증상도 열병에 속한다. 그리고 염증성 질환까지 열병이라고 생각한다면, 여러 가지 질병에 응용할 수 있다.

원문에는 사증(死症)과 구침(九鍼)에 관한 기록이 있는데 생략한다. 흥미를 느끼는 사람은 원문을 읽기 바란다. 여기에서 중요한 것은 질병의 증세, 치료 경락(경혈), 침을 찌를 때의 자극 기준, 그리고 그것을 임상에 응용하는 방법이다.

여기에서 말하는 열병 치료혈은 열수오십구혈(熱兪五十九穴)을 가리킨다. 열병에 걸리면 열수오십구혈 중에서 적당한 경혈을 선택하여 치료해야 한다.

열수오십구혈

- 소상(小商), 중충(中衝), 소충(少衝), 소택(少澤), 관충(關衝), 상양(商陽)의 좌우 합계 12혈.
- 후계(後谿), 중저(中渚), 삼간(三間), 소부(少府)의 좌우 합계 8혈.
- 속골(束骨), 임읍(臨泣), 함곡(陷谷), 태백(太白)의 좌우 합계 8혈.
- 오처(五處), 승광(承光), 통천(通天)의 좌우 합계 6혈.
- 임읍(臨泣), 목창(目窓), 정영(正營), 승령(承靈), 뇌공(腦空)의 좌우 합계 10혈.
- 청회(聽會), 완골(完骨), 승장(承漿), 아문(瘂門)의 합계 6혈.
- 백회(百會), 신회(顖會), 신정(神庭), 풍부(風府), 염천(廉泉), 풍지(風池), 천주(天柱)의 합계 9혈.

이상 모두 59혈이다.

그 밖의 증상과 치료

- 가슴이 메고 천식 증세를 일으키면 은백혈(隱白穴)을 치료한다. 한기가 있으면 치침(置鍼: 침을 찌른 채 잠시 그대로 내버려두는 것)을 하고 열기가 있으면 사한다.
- 아랫배에서 심장에 걸쳐 통증을 느끼면 족태음비경과 족궐음간경을 살피고 혈락이 있으면 사혈한다.
- 인후(咽喉)가 막혀 통증을 느끼고, 입이 마르고, 가슴이 답답하고, 위팔 안쪽에 통증이 심해 팔을 못 들면 관충혈을 치료한다.
- 눈이 붉고 통증을 느끼면 음교맥(陰蹻脈)을 치료한다.
- 체액(體液)이 부족하여 몸이 옥죄이면 족태양방광경과 위중혈(委中穴)을 치료한다. 만약 그 주위에 혈락이 있으면 사혈하고, 위장이 차가우

면 족삼리혈(足三里穴)을 치료한다.
- 소변이 나오지 않으면 대돈혈(大敦穴)과 음교맥을 치료한다. 만약 그 주변에 혈락이 있으면 사혈한다.
- 남자가 아랫배가 뜨겁고 통증을 느끼고 정액을 흘릴 때, 여자가 입덧하는 듯한 증상을 보이고 식욕이 없을 때는 용천혈과 발등 부위의 혈락(血絡)에서 사혈한다.

熱病 第二十三

偏枯, 身偏不用而痛, 言不變, 志不亂, 病在分腠之間, 巨針取之, 益其不足, 損其有餘, 乃可復也. 痱之爲病也, 身無痛者, 四肢不收, 智亂不甚, 其言微知, 可治, 甚則不能言, 不可治也. 病先起於陽, 後入於陰者, 先取其陽, 後取其陰, 浮而取之.
熱病三日, 而氣口靜人迎躁者, 取之諸陽, 五十九刺, 以瀉其熱而出其汗, 實其陰以補其不足者. 身熱甚, 陰陽皆靜者, 勿刺也; 其可刺者, 急取之, 不汗出則泄. 所謂勿刺者, 有死徵也. 熱病七日八日, 脈口動喘而短者, 急刺之, 汗且自出, 淺刺手大指間. 熱病七日八日, 脈微小, 病者溲血, 口中乾, 一日半而死, 脈代者, 一日死. 熱病已得汗出, 而脈尙躁, 喘且復熱, 勿刺膚, 喘甚者死. 熱病七日八日, 脈不躁, 躁不散數, 後三日中有汗; 三日不汗, 四日死. 未曾汗者, 勿腠刺之.
熱病先膚痛窒鼻充面, 取之皮, 以第一針, 五十九, 苛軫鼻, 索皮於肺, 不得索之火, 火者心也. 熱病先身澁, 倚而熱, 煩悗, 乾脣口溢, 取之皮, 以第一針, 五十九, 膚脹口乾, 寒汗出, 索脈於心, 不得索之水, 水者腎也. 熱病嗌乾多飮, 善驚, 臥不能起, 取之膚肉, 以第六針, 五十九, 目眥靑, 索肉於脾, 不得索之水, 木者肝也. 熱病面靑腦痛, 手足躁, 取之筋間, 以第四針, 於四逆, 筋躄目浸, 索筋於肝, 不得索之金, 金者肺也. 熱病數驚, 瘈瘲而狂, 取之脈, 以第四針, 急瀉有餘者, 癲疾毛髮去, 索血於心, 不得索之水, 水者腎也. 熱病身重骨痛, 耳聾而好瞑, 取之骨, 以第四針, 五十九刺, 骨病不食, 齧齒耳青, 索骨於腎, 不得索之土, 土者脾也. 熱病不知所痛, 耳聾不能自收, 口乾, 陽熱甚, 陰頗有寒者, 熱在髓, 死不可治. 熱病頭痛顳顬目瘈脈痛, 善衄, 厥熱病也, 取之以第三針, 視有餘不足, 寒熱痔. 熱病體重, 腸中熱, 取之以第四針, 於其腧及下諸指間, 索氣於胃胳, 得氣也. 熱病挾臍急痛, 胸脅滿, 取之湧泉與陰陵泉, 取以第四針, 針嗌裏. 熱病而汗且出, 及脈順可汗者, 取之魚際太淵大都太白, 瀉之則熱去, 補之則汗出, 汗出大甚, 取內踝上橫脈以止之. 熱病已得汗而脈尙躁盛, 此陰脈之極也, 死; 其得汗而脈靜者, 生. 熱病者脈尙盛躁而不得汗者, 此陽脈之極也, 死; 脈盛躁得汗靜者, 生.

熱病不可刺者有九: 一曰, 汗不出, 大顴發赤噦者死; 二曰, 泄而腹滿甚者死; 三曰, 目不明, 熱不已者死; 四曰, 老人嬰兒, 熱而腹滿者死; 五曰, 汗不出, 嘔下血者死; 六曰, 舌本爛, 熱不已者死; 七曰, 咳而衄, 汗不出, 出不至足者死; 八曰, 髓熱者死; 九曰, 熱而痙者死. 腰折, 瘈瘲, 齒噤齘也. 凡此九者, 不可刺也,

所謂五十九刺者, 兩手外內側各三, 凡十二痏; 五指間各一, 凡八痏, 足亦如是; 頭入髮一寸傍三分各三, 凡六痏; 更入髮三寸邊五, 凡十痏; 耳前後口下者各一, 項中一, 凡六痏; 巓上一, 囟會一, 髮際一, 廉泉一, 風池二, 天柱二. 氣滿胸中喘息, 取足太陰大指之端, 去爪甲如薤葉, 寒則留之, 熱則疾之, 氣下乃止. 心疝暴痛, 取足太陰厥陰, 盡刺去其血絡. 喉痺舌卷, 口中乾, 煩心心痛, 臂內廉痛, 不可及頭, 取手小指次指爪甲下, 去端如韭葉. 目中赤痛, 從內眥始, 取之陰蹻. 風痙身反折, 先取足太陽及膕中及血絡出血; 中有寒, 取三里. 癃, 取之陰蹻及三毛上及血絡出血. 男子如蠱, 女子如怚, 身體腰脊如解, 不欲飲食, 先取湧泉見血, 視趺上盛者, 盡見血也.

24 / 厥病
궐병
병증과 치료

《소문》〈궐론〉에 따르면 음기와 양기 중에서 어느 한쪽이 지나치게 증가한 것을 '궐(厥)'이라고 한다. 다시 말해 음기와 양기가 제대로 교류하지 못하고 편중된 현상이다.

본 편에는 기가 한 곳으로 치우친 탓에 생기는 두통과 심통(心痛)에 관한 기록이 나온다. 두통은 궐두통(厥頭痛), 진두통(眞頭痛), 편두통(偏頭痛)으로 분류한다.

두통 증상과 치료

- 궐두통(厥頭痛)이 나서 얼굴에 부종(浮腫)이 생기고 가슴이 답답하면 족양명위경(足陽明胃經)과 족태음비경(足太陰脾經)을 치료한다.
- 궐두통이 나서 경락이 흐르는 부위에 통증을 느끼고, 잘 슬퍼하고, 잘 울면 머리 부위의 실한 경락을 사한다. 또한 족궐음간경(足厥陰肝經)을 치료한다.
- 궐두통이 나서 현기증이 나고 머리가 묵직하면 머리에서 오행에 속하는 오혈(五穴)을 치료한다. 또한 수소음심경(手少陰心經)과 족소음신경(足少陰腎經)을 치료한다.
- 궐두통이 나서 기억력이 감퇴하고 통증을 느끼는 부위를 손으로 누를 때에 증상에 아무런 변화가 없으면 머리에서 맥이 뛰는 부위를 찾아

침을 놓는다. 또한 족태음비경을 치료한다.
- 궐두통이 나서 목덜미에 이어 등과 허리까지 통증을 느끼면 천주혈(天柱穴)과 족태양방광경(足太陽膀胱經)을 치료한다.
- 궐두통이 나서 두통이 심하고 귀의 앞뒤 경맥에서 열이 나면 그 부위를 사한다. 또한 족소양담경(足少陽膽經)을 치료한다.
- 진두통(眞頭痛)은 두통이 심해 뇌(腦) 속까지 아픈 경우이다. 이때에 팔다리의 관절까지 차가우면 사증(死症)이다.
- 타박상(打撲傷)이나 추락(墜落)으로 머리 부위에 내출혈(內出血)을 일으켜 두통이 나면 통증을 느끼는 부위에 직접 침을 놓는다. 이때에 유도(誘導)하는 방법을 이용하지 않는 게 바람직하다. 이 방법으로도 효과가 없는 것은 비병(痺病)이 심한 것으로 근본 치료가 힘들다.
- 편두통(偏頭痛)과 냉증이 함께 있으면 수소양삼초경(手少陽三焦經), 수양명대장경(手陽明大腸經), 족소양담경, 족양명위경을 치료한다.

이상이 두통에 관한 기록이다. 여기서 말하는 진두통은 현대의학의 지주막하출혈(蜘蛛膜下出血) 종류이다. 그리고 비병으로 인한 두통은 뇌졸중(腦卒中) 종류로 볼 수 있다.

뇌출혈로 인한 두통은 치료하기 어렵지만, 그 밖의 두통이라면 침구만으로 치료할 수 있다. 궐두통은 기가 머리로 지나치게 상승했을 때에 생긴다. 일반적으로 머리 부위의 양기는 양경(陽經)을 타고 하체로 내려간다. 그런데 그 양기가 충분히 내려가지 못하면 두통이 생긴다. 이때는 통증을 느끼는 부위나 다른 증상을 통해서 어떤 부위의 양경의 기가 내려가지 못했는지 판단하고, 그 말단에 위치한 경혈을 치료한다. 또한 그것하고 표리 관계를 이루는 음경(陰經)도 함께 치료한다.

일례로 얼굴에 부종이 생기는 두통이라면 족태음비경을 보하고, 족양명위경의 충양혈(衝陽穴)도 함께 보하면 효과가 있다. 족소양담경의 두통이라면 다리의 임읍혈(臨泣穴)과 중저혈(中渚穴)을 이용하여 치료한다. 또한 뒷머리의 통증이라면 차료혈(次髎穴), 위중혈(委中穴), 풍륭혈(豐隆穴)을 이용하여 치료한다. 그리고 음교맥과 양교맥도 함께 치료한다. 치료할 때에 중요한 점은 어떤 경맥이 어느 부위로 흐르는지 확실히 알아야 한다.

두통은 통증을 느끼는 부위만 직접 치료해도 효과가 있다. 그러나 보사에는 차이가 있는데, 통증을 느끼는 부위를 손으로 누를 때에 기분이 좋아지면 보한다. 그리고 그 부위가 물렁물렁하면 침보다는 뜸을 뜨는 것이 효과가 있다.

반대로 통증을 느끼는 부위를 손으로 누르거나 머리카락에 손을 대는 것만으로도 통증이 심하면 실한 통증이다. 이때는 사하거나 '10번 침'을 사용해 약간 깊게 찌르는 것이 좋다. 뜸은 별 효과가 없다.

이때에 침구 치료가 적당한지 아닌지는 맥을 짚어서 판단한다. 일반적으로 허맥(虛脈)이라면 안심할 수 있지만, 맥이 가라앉고 강하면 주의해야 한다. 또한 촌구맥(寸口脈)이 강할 때도 고혈압 때문에 생긴 두통이므로 주의해야 한다.

원문에 나오는 머리 부위에서 오행에 속하는 오혈을 소개한다. 국부 치료에 도움이 될 것이다.

상성(上星), 신회(顖會), 전정(前頂), 백회(百會), 후정(後頂), 오처(五處), 승광(承光), 통천(通天), 낙각(絡却), 옥침(玉枕), 임읍(臨泣), 목창(目窓), 정영(正營), 뇌공(腦空), 승령(承靈) 등의 경혈이다.

심통(心痛)의 증상과 치료

- 심장 부위의 통증이 등까지 울려서 가슴과 등이 옥죄이고 몸을 앞으

로 굽힐 수 없는 것이 신심통(腎心痛)이다. 이때는 족태양방광경의 경골혈(京骨穴)과 곤륜혈(崑崙穴)을 치료한다. 이 방법으로도 효과가 없을 때는 연곡혈(然谷穴)을 치료한다.

신심통은 신장의 기가 허하고 심장의 양기가 왕성할 때에 생긴다. 맥은 척중이 약하고 왼손의 촌구가 강한데 연곡, 경골, 속골(束骨), 곤륜 등을 보하면 통증이 사라진다. 심통 외에도 가슴설렘이나 호흡곤란 등의 증상도 있다.

- 배가 부어오르고 가슴이 답답하며 심통이 심한 것이 위심통(胃心痛)이다. 이때는 족태음비경의 대도(大都)와 태백(太白)을 치료한다.

식후에 가슴이 뛰거나 답답하면 위심통이다. 맥은 현맥(弦脈)이 나오는데 허(虛)인 경우가 대부분이다. 이때는 대릉(大陵), 노궁(勞宮), 태백, 대도 등 각각의 경혈을 보하면 통증이 사라진다.

- 심장이 바늘로 콕콕 찌르듯 아픈 것이 비심통(脾心痛)이다. 이때는 연곡혈과 태계혈(太谿穴)을 치료한다.

비심통은 비장이 허해서 신장까지 허해졌기 때문에 몸이 차가워지고 심장에 통증을 느끼는 증상이다. 이때는 태계와 연곡, 그리고 대릉혈과 음릉천혈(陰陵泉穴)을 치료하는 것이 좋다. 맥은 가늘게 가라앉은 색맥(濇脈)이 나온다.

- 심통이 날 때에 얼굴이 창백하고 숨을 크게 쉴 수 없는 것이 간심통(肝心痛)이다. 이때는 행간혈(行間穴)과 태충혈(太衝穴)을 치료한다.
- 몸을 움직이지 않으면 통증이 가볍지만 움직이면 통증이 심해지는 것이 폐심통(肺心痛)으로 안색은 변하지 않는다. 이때는 어제혈(魚際穴)과 태연혈(太淵穴)을 치료한다.
- 심장에 사기가 직접 침입하여 통증을 일으키는 것이 진심통(眞心痛)

이다. 아침에 병들면 저녁에 사망하고, 저녁에 병들면 아침에 사망한다.

이러한 심통 중에서 진심통은 현대의학의 심실세동(心室細動)이나 심근경색(心筋硬塞)에 해당한다고 본다. 고전의학에서는 다른 심통인 경우에는 장기(臟器)의 기가 변해서 생긴 것으로 보았다. 사실 신심통과 위심통은 흔히 보는데 치료만 하면 간단히 고칠 수 있다.

원문에는 이러한 내용 외에 기생충(寄生蟲) 때문에 생긴 복통과 치료 방법도 나오는데 여기에서는 생략한다. 대신 그 밖의 두세 가지 질병 증상과 치료 방법을 소개하는 것으로 본 편을 끝낸다.

그 밖의 증상과 치료

- 난청(難聽)이 생기면 청궁혈(聽宮穴)을 치료하고, 귀울음은 이문혈(耳門穴)을 치료한다. 귀의 통증은 침으로 치료하면 안 된다. 그 이유는 귓속에 고름이 있기 때문이다.
- 난청이 생기면 귀지 때문에 소리가 안 들리는 경우가 있다. 난청은 관충혈(關衝穴)과 규음혈(竅陰穴)을 치료하고, 귀울음은 중충혈(中衝穴)이나 대돈혈(大敦穴)을 치료한다.
- 환자가 대퇴부를 들어올리지 못하면 옆으로 눕혀서 환도혈(環跳穴)을 치료한다. 이때는 큰 침을 사용하면 안 된다. 하혈(下血)할 때는 곡천혈(曲泉穴)을 이용하여 치료한다.

厥病 第二十四

厥頭痛, 面若腫起而煩心, 取之足陽明太陰. 厥頭痛, 頭脈痛, 心悲善泣, 視頭動脈反盛者, 刺盡去血, 後調足厥陰. 厥頭痛, 貞貞頭重而痛, 寫頭上五行, 行五, 先取手少陰, 後取足少陰. 厥頭痛, 意善忘, 按之不得, 取頭面左右動脈, 後取足太陰. 厥頭痛, 項先痛, 腰脊爲應, 先取天柱, 後取足太陽. 厥頭痛, 頭痛甚, 耳前後脈湧有熱, 瀉出其血, 後取足少陽. 眞頭痛, 頭痛甚, 腦盡痛, 手足寒至節, 死不治. 頭痛不可取於腧者, 有所擊墮, 惡血在於內, 若肉傷, 痛未已, 可則刺, 不可遠取也. 頭痛不可刺者, 大痹爲惡, 日作者, 可令少愈, 不可已. 頭半寒痛, 先取手少陽陽明, 後取足少陽陽明.

厥心痛, 與背相控, 善瘛, 如從後觸其心, 傴僂者, 腎心痛也, 先取京骨崑崙, 發狂不已, 取然谷. 厥心痛, 腹脹胸滿, 心尤痛甚, 胃心痛也, 取之大都大白. 厥心痛, 痛如以錐針刺其心, 心痛甚者, 脾心痛也, 取之然谷太谿. 厥心痛, 色蒼蒼如死狀, 終日不得太息, 肝心痛也, 取之行間太衝. 厥心痛, 臥若徒居, 心痛間, 動作痛益甚, 色不變, 肺心痛也, 取之魚際太淵. 眞心痛, 手足淸至節, 心痛甚, 日發夕死, 夕發旦死. 心痛不可刺者, 中有盛聚, 不可取於腧. 腸中有蟲瘕及蛟蚘, 皆不可取以小鍼. 心腸痛, 憹作痛腫聚, 往來上下行, 痛有休止, 腹熱喜渴涎出者, 是蛟蚘也. 以手聚按而堅持之, 無令得移, 以大針刺之, 久持之, 蟲不動, 乃出針也, 慈腹憹痛, 形中上者.

耳聾無聞, 取耳中. 耳鳴, 取耳前動脈. 耳痛不可刺者, 耳中有膿, 若有乾耵聹, 耳無聞也. 耳聾, 取手小指次指爪甲上與肉交者, 先取手, 後取足. 耳鳴, 取手中指爪甲上, 左取右, 右取左, 先取手, 後取足. 足髀不可擧, 側而取之, 在樞合中, 以員利針, 大針不可刺. 病注下血, 取曲泉. 風痹淫濼, 病不可已者, 足如履冰, 時如入湯中, 股脛淫濼, 煩心頭痛, 時嘔時悗, 眩已汗出, 久則目眩, 悲以喜恐, 短氣不樂, 不出三年死也.

25 / 病本 병본

치료 방법

　본 편에는 본치법(本治法)과 표치법(標治法)에 관한 내용이 기록되어 있다. '본(本)'은 질병을 일으키는 원인을 일컫는다. 그 원인에 의해 직접적으로 나타나는 증상이 주증(主症)이고, 그 주증을 치료하는 방법이 바로 본치법이다.

　'표(標)'는 지엽(枝葉)적인 증세를 일컫는다. 즉 환자에게 이차적으로 나타나는 증상이 표이고, 다른 말로는 객증(客症)이라고 한다. 그 객증을 치료하는 방법이 표치법이다.

　환자를 치료할 때는 반드시 주증과 객증을 확인해야 한다. 문진이나 맥진을 통해서 질병의 원인을 확인할 수 있다. 또한 주증은 변하지 않는 증상, 객증은 변하는 증상이라고 할 수 있다. 치료할 때는 주증은 음경(陰經)을 이용하고, 객증은 양경(陽經)을 이용하면 증상이 사라진다. 주증과 객증을 확인하면(일부를 제외하고), 먼저 본치법으로 그 원인을 제거한 다음에 표치법을 가한다.

　이것이 원문의 대략적인 내용인데 간단히 소개한다.

- 먼저 오한이 나고 나중에 다른 증상이 이어서 나타날 때는 오한부터 치료한다.
- 변비나 설사가 나고 나중에 다른 증상이 나타날 때는 변비나 설사부터 치료한다.

- 질병이 가벼우면 표치법과 본치법을 함께 이용해도 되지만 일반적으로는 원인부터 치료한다. 또한 허한 경맥을 먼저 보한다.

病本 第二十五

先病而後逆者, 治其本. 先逆而後病者, 治其本. 先寒而後生病者, 治其本. 先病而後生寒者, 治其本. 先熱而後生病者, 治其本. 先泄而後生他病者, 治其本, 必且調之, 乃治其他病. 先病而後中滿者, 治其標. 先病後泄者, 治其本. 先中滿而後煩心者, 治其本. 有客氣, 有同氣. 大小便不利, 治其標; 大小便利, 治其本. 病發而有餘, 本而標之, 先治其本, 後治其標; 病發而不足, 標而本之, 先治其標, 後治其本. 謹詳察間甚, 以意調之, 間者並行, 甚爲獨行. 先小大便不利而後生他病者, 治其本也.

26 / 雜病
잡병
병증과 치료

본 편에는 잡다한 질병의 증세와 치료 방법이 기록되어 있다. 원문 순서에 따라 소개하면서, 저자가 이해한 부분에는 해설을 덧붙인다.

- 궐병(厥病)이면서 등의 족태양방광경(足太陽膀胱經)이 아프고, 그것이 머리로 올라가서 현기증이 나고 허리까지 굳을 때는 위중혈(委中穴) 주위의 혈락에서 사혈한다.
- 궐병이면서 가슴이 답답하고, 얼굴이 붓고, 침을 흘리고, 갑자기 언어장애를 일으킬 때는 족양명위경(足陽明胃經)을 치료한다.

궐병은 음기와 양기가 교류하지 못할 때에 생긴다. 양경(陽經)은 일반적으로 머리에서 다리 쪽을 향해 흐른다. 그런데 양경을 따라 흐르던 양기가 역류한 것이 궐병이다. 양기(熱氣)가 다리로 내려가지 못하면 하반신이 차가워진다. 원문의 족태양방광경과 족양명위경을 치료하는 궐병인 경우, 하반신에 양기가 부족하고 상반신에 양기가 넘쳐서 현기증과 언어장애가 생긴 것이다.

왜 양경이 역류하는 것일까? 그것은 음경의 흐름이 충분하지 못하기 때문이다. 따라서 양경에만 증상이 나타나도 그것하고 표리 관계를 이루는 음경까지 치료해야 한다.

- 궐병이면서 기가 상승하여 인후(咽喉)가 막히는 듯한 느낌이 들고, 그 때문에 목소리가 나오지 않을 때가 있다. 또한 팔다리가 차갑고 변비

도 생기는데, 이때는 족소음신경(足少陰腎經)을 치료한다.
- 궐병이면서 뱃속이 차갑기 때문에 이상한 소리가 나기도 한다. 또한 대소변도 기분 좋게 배설하지 못하는데, 이때는 족태음비경(足太陰脾經)을 치료한다.

이상의 두 가지 궐병은 음경의 음기(寒氣)가 왕성할 때에 생긴다. 음경의 기는 다리에서 머리 쪽으로 향하고, 양경보다 약간 깊은 부위를 흐른다. 따라서 음기가 왕성하면 가슴과 복부에 그 증상이 나타난다. 음기가 왕성해지는 이유는 양기가 부족하기 때문이다. 그러므로 치료할 때는 양경도 함께 보해야 한다.

- 목이 마르고 입에서 열이 나고 끈적한 느낌이 들 때는 족소음신경을 치료한다.

목이 말라서 족소음신경을 치료할 때는 태계혈(太谿穴)과 연곡혈(然谷穴)을 이용한다. 목이 마르는 것은 위장의 열이 원인이므로 족삼리혈(足三里穴)도 함께 치료한다.

- 무릎 관절의 깊은 부위가 아플 때는 독비혈(犢鼻穴)을 치료한다.
- 인후가 막히고 통증 때문에 목소리가 나오지 않을 때는 족양명위경을 치료한다. 통증이 있는데도 목소리가 제대로 나올 때는 수양명대장경(手陽明大腸經)을 치료한다.

인후염(咽喉炎)과 편도선염(扁桃腺炎)으로 인해 심한 열이 날 때는 양경의 정혈(井穴)에서 사혈한다. 또한 족양명위경과 수양명대장경 외에 수태양소장경(手太陽小腸經)의 소택혈(少澤穴)도 자주 이용한다. 열이 심할 때는 수태음폐경(手太陰肺經)의 소상혈(少商穴)과 어제혈(魚際穴), 수궐음심포경(手厥陰心包經)의 노궁혈(勞宮穴)을 사한다. 인후에 통증이 있는데도 열이 없으면 신문혈(神門穴), 태계혈, 조해혈(照海穴)을 이용하여 치료한다.

- 오한과 발열을 한 뒤에 땀이 나면서 열이 식었다가, 금방 다시 오한과 발열을 되풀이하면 학병(瘧病)이다. 이때에 입이 마르고 이틀에 한 번 꼴로 증상이 나타나면 족양명위경을 치료한다. 그리고 매일같이 증상이 나타나고 입이 마르면 수양명대장경을 치료한다.

감기처럼 열병이 진행하면서 학병 증상을 나타내기도 한다. 이런 경우에는 먼저 수태음폐경을 보하는 것이 기본이다. 그 다음에 족소양담경과 수소양삼초경을 이용하는데 맥이 강하면 사하고, 맥이 약하면 보한다. 또한 맥이 강할 때는 수양명대장경의 이간혈(二間穴)과 삼간혈(三間穴)을 사하는 것도 좋다.

- 치통일 때에 찬물을 마셔도 이가 시리지 않으면 족양명위경, 시리면 수양명대장경을 치료한다.
- 난청일 때에 귀에 통증이 없으면 족소양담경, 통증이 있으면 수양명대장경을 치료한다.
- 코피를 흘리면 족태양방광경을 치료한다. 코피가 적은 경우에는 수태양소장경의 완골혈(脘骨穴)이나 위중혈을 이용하여 치료한다.
- 요통일 때에 통증 부위가 차가우면 족태양방광경과 족양명위경을 치료하고, 열감이 있으면 족궐음간경을 치료한다. 만약 몸을 앞뒤로 굽히지 못하면 족소양담경을 치료한다.
- 요통일 때에 몸에 열이 나고 호흡마저 곤란한 경우에는 용천혈(湧泉穴), 대종혈(大鐘穴), 위중혈을 치료한다.

치통 외의 내용은 별도의 설명이 필요 없을 것이다. 원문 그대로 받아들여 치료에 응용하기 바란다. 끝 부분에 나오는 몸에 열이 나는 요통에 대해서 설명한다.

감기처럼 열이 내부에 침입해서 생긴 요통이 여기에 해당한다. 실제로 다음과 같이 임상에 응용할 수 있다. 몸에 열이 나면 입이 마르고, 온몸이 덥고, 다리가 뜨겁게 달아오른다. 만약 요통환자가 비만 체질이고 혈압이 높고 더위를 잘 타면 족소음신경을 중심으로 치료한다. 이때는 용천혈이나 대종혈과 함께 연곡혈이나 부류혈(復溜穴)도 자주 이용한다.

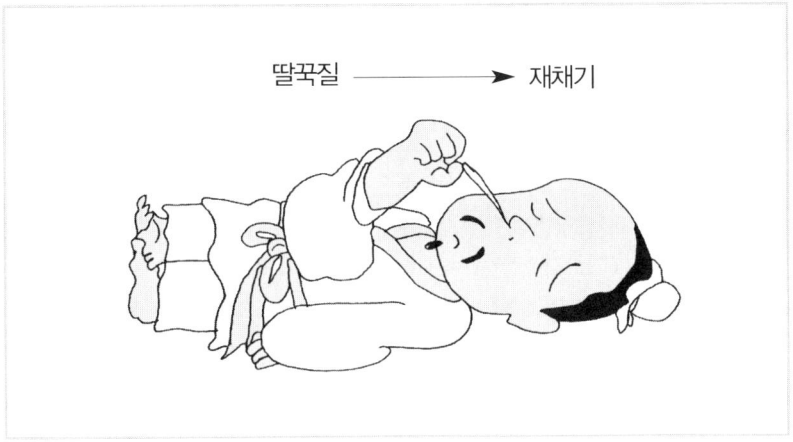

딸꾹질은 풀잎으로 콧속을 자극하여 재채기를 하면 낫는다

- 화를 잘 내고 식욕이 없고 말수가 적은 사람은 족태음비경을 치료한다. 화를 잘 내고 말수가 많은 사람은 족소양담경을 치료한다.

화를 잘 낸다는 것을 초조하다는 뜻으로 받아들이면 갱년기 장애나 신경증 치료에 응용할 수 있다. 또한 어린이가 짜증을 낼 때도 이용할 수 있다.

- 뺨이 아플 때는 협거혈(頰車穴)에서 사혈한다. 또한 인영혈(人迎穴)을 손으로 누르거나 수양명대장경을 치료하는 것도 좋은 방법이다.
- 목덜미가 아파서 머리를 앞뒤로 움직일 수 없을 때는 족태양방광경을 치료한다. 목을 돌려서 뒤를 볼 수 없을 때는 수태양소장경을 치료한다.

- 아랫배가 부어올라 위장까지 울리고 춥거나 더울 때에 소변이 잘 나오지 않으면 족궐음간경을 치료한다. 대변이 나오지 않고 호흡이 곤란할 때는 족소음신경을 치료한다. 변비가 있고 장(腸)에서 소리가 날 때는 족태음비경을 치료한다. 이때에 복통이 있으면 천추혈(天樞穴)과 기충혈(氣衝穴)을 치료한다.
- 심통이 날 때에 허리와 등이 울리고 구토 증상이 있으면 족소음신경을 치료하고, 배가 부어오르고 대변을 시원하게 볼 수 없으면 족태음비경을 치료한다. 그리고 호흡마저 곤란하면 수태음폐경과 족소음신경을 치료한다. 어떤 심통이든지 근축혈(筋縮穴)에 침을 놓는 것이 좋다.
- 딸꾹질이 날 때는 풀잎으로 콧속을 자극하여 재채기가 나게 하는 것이 좋다. 또한 호흡을 멈추고 딸꾹질이 나는 순간에 숨을 깊이 들이키거나, 깜짝 놀라게 하는 것도 좋은 방법이다.

雜病 第二十六

厥挾脊而痛者至頂, 頭沉沉然, 目䀮䀮然, 腰脊強, 取足太陽膕中血絡. 厥胸滿面腫, 脣漯漯然, 暴言難, 甚則不能言, 取足陽明. 厥氣走喉而不能言, 手足淸, 大便不利, 取足少陰. 厥而腹嚮嚮然, 多寒氣, 腹中穀穀, 便溲難, 取足太陰. 嗌乾, 口中熱如膠, 取足少陰. 膝中痛, 取犢鼻, 以員利針, 發而間之. 針大如犛, 刺膝無疑. 喉痺不能言, 取足陽明; 能言, 取手陽明. 瘧不渴, 間日而作, 取足陽明; 渴而日作, 取手陽明. 齒痛, 不惡淸飮, 取足陽明; 惡淸飮, 取手陽明. 聾而不痛者, 取足少陽; 聾而痛者, 取手陽明. 衄而不止衃, 血流, 取足太陽; 衃血, 取手太陽, 不已, 刺宛骨下, 不已, 刺膕中出血. 腰痛, 痛上寒, 取足太陽陽明; 痛上熱, 取足厥陰; 不可以俛仰, 取足少陽; 中熱而喘, 取足少陰膕中血絡. 喜怒而不欲食, 言益小, 刺足太陰; 怒而多言, 刺足太陽. 顑痛,刺手陽明與顑之盛脈出血. 項痛不可俛仰, 刺足太陽; 不可以顧, 刺手太陽也. 小腹滿大, 上走胃, 至心, 淅淅身時寒熱, 小便不利, 取足厥陰. 腹滿, 大便不利, 腹大, 亦上走胸嗌, 喘息喝喝然, 取足少陰. 腹滿食不化, 腹嚮嚮然, 不能大便, 取足太陰. 心痛引腰脊, 欲嘔, 取足少陰. 心痛, 腹脹嗇嗇然, 大便不利, 取足太陰. 心痛引背不得息, 刺足少陰; 不已, 取手少陽. 心痛引小腹滿, 上下無常處, 便溲難, 刺足厥陰. 心痛, 但短氣不足以息, 刺手太陰. 心痛, 當九節刺之, 按已刺按之, 立已; 不已, 上下求之, 得之立已. 顑痛, 刺足陽明曲周動脈見血, 立已; 不已, 按人迎於經, 立已. 氣逆上, 刺膺中陷者與下胸動脈. 腹痛, 刺臍左右動脈, 已刺按之, 立已; 不已, 刺氣街, 已刺按之, 立已. 痿厥爲四末束悗, 乃疾解之, 日二, 不仁者十日而知, 無休, 病已止. 噦, 以草刺鼻, 嚏, 嚏而已; 無息而疾迎引之, 立已; 大驚之, 亦可已.

27 / 周痹 주비

병리와 병증

본 편은 황제와 기백이 문답하는 형식으로 되어 있다. 황제가 주비라는 질병에 대해 질문하자, 기백이 그 병리와 증상을 설명하는데 정리하면 다음과 같다.

병인과 병리
- 주비는 풍(風), 한(寒), 습(濕)의 세 가지 외사에 의해 생긴다.
- 피부 바로 밑에 풍, 한, 습의 외사가 침입하면 그 부위에 남아도는 습기가 고여서 통증이 생긴다. 그렇게 되면 그 부위에 신경(神經)이 집중되어 열이 나고, 다시 그 열이 경맥을 따라 오르락내리락 하면서 기혈의 흐름을 방해하여 마비나 통증을 일으킨다. 이것이 주비라는 질병이다.

병증과 치료
- 경맥에 흐르는 기혈의 흐름이 원활하지 못하므로 상, 하부에 통증을 느낀다.
- 주비를 치료할 때는 현재 통증을 느끼는 부위에 침을 놓은 다음에 이전에 통증을 느꼈던 부위를 치료한다. 또한 경맥의 허한(虛寒)과 울혈(鬱血) 부위를 잘 파악하여 보사하거나 사혈한다.

주비라는 질병은 현대의학에서 말하는 신경통이나 류머티즘 정도에 해당하는 것으로 본다.

예를 들면 관절 류머티즘일 때에 한 부위가 편해지기 무섭게 이내 다른 부위로 통증이 옮겨가는 것을 볼 수 있다. 그리고 좌골신경통일 때도 잘 나타난다. 처음에는 허리 부위, 다음에는 엉덩이 부위에 통증이 생기고 곧이어 다리에까지 통증이 생긴다. 치료하면 상체의 통증부터 차츰차츰 사라지기 시작하여 나중에는 발끝에만 통증이 남는다. 좌골신경통일 때는 통증을 느끼는 부위를 치료하는 것은 물론이고, 설령 통증이 없더라도 허리 부위까지 치료하는 것이 좋다.

周痹 第二十七

黃帝問於岐伯曰 : 周痹之在身也, 上下移徒隨脈, 其上下左右相應, 間不容空, 願聞此痛, 在血脈之中邪? 將在分肉之間乎? 何以致是? 其痛之移也, 間不及下針, 其愴痛之時, 不及定治, 而痛已止矣, 何道使然? 願聞其故.
岐伯答曰: 此衆痹也, 非周痹也.
黃帝曰: 願聞衆痹.
岐伯對曰: 此各在其處, 更發更止, 更居更起, 以右應左, 以左應右, 非能周也, 更發更休也.
黃帝曰: 善. 刺之奈何?
岐伯對曰: 刺此者, 痛雖已止, 必刺其處, 勿令復起.
帝曰: 善. 願聞周痹何如?
岐伯對曰: 周痹者, 在於血脈之中, 隨脈以上, 隨脈以下, 不能左右, 各當其所.
黃帝曰: 刺之奈何?
岐伯對曰: 痛從上下者, 先刺其下以過之, 後刺其上以脫之; 痛從下上者, 先刺其上以過之, 後刺其下以脫之.

黃帝曰: 善. 此痛安生? 何因而有名?
岐伯對曰: 風寒濕氣, 客於外分肉之間, 迫切而爲沫, 沫得寒則聚, 聚則排分肉而分裂也, 分裂則痛, 痛則神歸之, 神歸之則熱, 熱則痛解, 痛解則厥, 厥則他痺發, 發則如是.
帝曰: 善. 余已得其意矣.
此內不在藏, 而外未發於皮, 獨居分肉之間, 眞氣不能周, 故名曰周痺. 故刺痺者, 必先切循其下之六經, 視其虛實, 及大絡之血結而不通, 及虛而脈陷空者而調之, 熨而通之. 其瘛堅, 轉引而行之.
黃帝曰: 善. 余已得其意矣, 亦得其事也. 九者, 經異之理, 十二經脈陰陽之病也.

28 / 口問
구문
병리

　고전의학(침구, 한약)을 이용해서 치료하려면, 먼저 음기와 양기의 활동을 알아야 한다. 그리고 각각의 질병에 걸렸을 때, 그 음기와 양기가 어떻게 변하는지도 알아야 한다. 그러한 변화를 알기 위해 환자의 맥을 짚고 증상을 물어보는 것이다. 한마디로 고전의학의 치료는 음기와 양기를 원상태로 되돌리는 것이라고 말할 수 있다.

　본 편에서는 신체에 나타나는 여러 가지 증상, 그리고 그 증상들이 기의 변화하고 어떤 관계에 있는지를 밝히고 있다. 재채기나 코골이 등 별로 병이라고 볼 수 없는 증상도 나온다. 하지만 황제의 질문에 답하는 기백의 설명을 통해서 음기와 양기의 활동과 변화를 잘 알 수 있다.

병인

　모든 질병은 풍(風), 한(寒), 서(暑), 습(濕), 조(燥)의 외적인 원인, 그리고 지나친 섹스, 식사, 나쁜 생활환경, 분노, 두려움, 공포 등 내적인 원인에 의해서도 생긴다.

　이러한 원인들이 경맥의 흐름을 방해하면 음기와 양기가 정상적으로 교류하지 못하기에 질병이 생기는 것이다.

- 하품을 하는 이유: 낮은 양이고 밤은 음이다. 신체의 위기(衛氣)는 낮에는 양의 부위를 순환하고 밤에는 음의 부위를 순환한다. 그러므로

밤에 잠을 자는 것이다. 그런데 밤에 잠을 자지 않으면 상체(陽部)에 기가 모이고, 그 기를 하체(陰部)의 기가 끌어내리려 하기 때문에 하품이 나온다.

즉 두한족열(頭寒足熱: 머리는 차고 발이 따뜻한 것) 상태에 놓이면 졸음을 느끼는데 양기가 많으면 불면증에 걸린다. 그런 사람이 낮에 양기가 부족하면 하품을 하는 것이다. 양기는 폐장이 다스리므로 낮에 졸음을 느끼면 양경(陽經)이나 수태음폐경(手太陰肺經)을 보한다. 식후에 졸음을 느끼는 것은 위장의 양기가 부족하기 때문이다. 이때는 족태음비경(足太陰脾經)과 족양명위경(足陽明胃經)을 보한다.

양의 부위는 양경이 흐르는 체표면과 상체를 가리킨다. 음의 부위는 음경(陰經)이 흐르는 부위, 내장(內臟)이 있는 부위, 하체를 가리킨다.

불면증은 밤에도 양의 부위에 양기가 많을 때에 생긴다. 양의 부위에 양기가 많으면 음의 부위에 있는 음기가 약해져서 서로 교류하지 못한다. 즉 음이 허하고 양이 실한 상태가 된다.

이때는 간장, 신장, 비장 등 음경을 보하고, 양경에 속하는 족소양담경(足少陽膽經)과 족양명위경을 사한다. 한편 원문에는 족소음신경(足少陰腎經)과 족태양방광경(足太陽膀胱經)을 치료하라는 내용이 있다.

• 딸꾹질하는 이유: 음식물은 위장에서 소화, 흡수되어 정기로 바뀌어 폐장으로 올라가 온몸으로 보내진다. 그런데 만약 위장이 차가우면, 위장에서 만들어진 정기가 폐장으로 올라가지 못하기 때문에 딸꾹질을 하는 것이다. 이때는 수태음폐경과 족소음신경을 치료한다.

딸꾹질은 위장에 냉기가 있어서 나오는 것이므로 족태음비경과 족양명위경을 보한다. 또한 불용(不容), 기문(期門), 격수(膈兪), 간수(肝兪), 비수(脾兪) 등의 경혈도 치료한다. 이 방법으로도 효과가 없을 때는 수태음폐경을 보한다.

- 코고는 이유: 왕성한 음기가 양기의 활동을 억압하면 코골이를 한다. 억압받은 양기는 코를 곪으로써 밖으로 빠져나가는 것이다. 이때는 족소음신경과 족태양방광경을 치료한다.
- 오한이 나는 이유: 한사(寒邪)가 피부와 모발 부위에 침입하여 음기가 왕성해지고 양기는 허해졌기 때문에 오한이 난다. 이때는 양경인 족태양방광경과 수태양소장경을 보하고, 수태음폐경도 치료한다.
- 트림이 나는 이유: 위장에 냉기가 있을 때에 그것을 몰아내려고 트림이 나온다. 이때는 족태음비경과 족양명위경을 보한다.
- 재채기가 나오는 이유: 몸에 양기가 부족할 때에 한기가 침입하면 그것을 몰아내려고 재채기를 한다. 하지만 그 상태에서 양기가 다시 채워지지 않으면 재채기는 안 나온다.

몸이 차가우면 재채기가 나는데, 그 뒤에는 몸이 따뜻해진다.

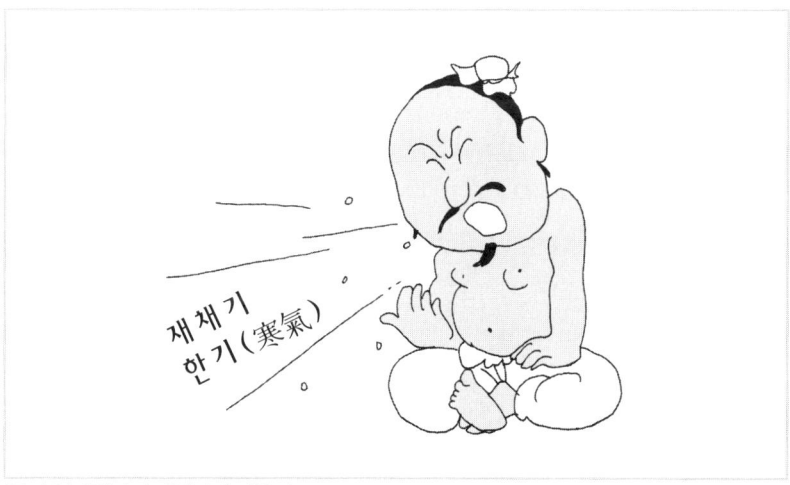

몸이 차가워지면 재채기가 나온다

- 신체 일부가 하수(下垂) 증상을 보이는 이유: 위장의 기가 허하기 때문이다. 위장의 기가 부족하면 온몸의 경맥이 허해져서 영양을 공급하지 못하므로 근육에 힘이 빠진다. 근육에 힘이 빠졌을 때에 섹스를 과하게 하면 하수(아래로 처짐)가 생긴다.
- 한숨이 나오는 이유: 근심이 지나치면 심장의 경맥이 옥죄이고 기관지가 줄어들기 때문에 호흡곤란이 생긴다. 그러면 기관을 넓히려고 한숨이 나온다. 이때는 수소음심경, 수궐음심포경, 족소양담경을 치료한다.
- 귀울음 증상이 생기는 이유: 귀는 각 경맥하고 관련이 있다. 그런데 위장의 기가 허하면 경맥의 기혈도 부족해진다. 맥기(脈氣)가 부족하면 상체까지 순환하지 못하므로 귀울음(이명耳鳴)이 생긴다.

귀울음은 상반신(上焦)의 기가 부족할 때에 생긴다. 반대로 상초에 기가 지나치게 상승해도 귀울음이 생기기도 한다. 상초에 기가 지나치게 상승해서 생긴 귀울음은 족소음신경과 족양명위경을 보하고, 기가 부족하여 생긴 귀울음은 수태양소장경(手太陽小腸經), 수소양삼초경(手少陽三焦經), 족소양담경을 보한다.

상초의 기가 부족하면 귀울음뿐만 아니라 현기증과 머리가 묵직한 통증이 생긴다. 하초의 기가 부족하면 대소변을 제대로 배설할 수 없고 뱃속에서 이상한 소리가 난다. 중초의 기가 부족하면 손발이 차갑고 힘이 빠지고 가슴이 답답해진다.

口問 第二十八

黃帝閒居, 辟左右而問於岐伯曰: 余已聞九針之經, 論陰陽逆順六經已畢, 願得口問.
岐伯避席再拜曰: 善乎哉問也, 此先師之所口傳也.
黃帝曰: 願聞口傳.
岐伯答曰: 夫百病之始生也, 皆生於風雨寒暑, 陰陽喜怒, 飲食居處, 大驚卒恐. 則血氣分離, 陰陽破敗, 經絡厥絕, 脈道不通, 陰陽相逆, 衛氣稽留, 經脈虛空, 血氣不次, 乃失其常. 論不在經者, 請道其方.
黃帝曰: 人之欠者, 何氣使然?
岐伯答曰: 衛氣晝日行於陽, 夜半則行於陰, 陰者主夜, 夜者臥. 陽者主上, 陰者主下. 故陰氣積於下, 陽氣未盡, 陽引而上, 陰引而下, 陰陽相引, 故數欠. 陽氣盡, 陰氣盛, 則目瞑; 陰氣盡而陽氣盛, 則寤矣. 瀉足少陰, 補足太陽.
黃帝曰: 人之噦者, 何氣使然?
岐伯曰: 穀入於胃, 胃氣上注於肺. 今有故寒氣與新穀氣, 俱還入於胃, 新故相亂, 眞邪相攻, 氣並相逆, 復出於胃, 故爲噦. 補手太陰, 瀉足少陰.
黃帝曰: 人之唏者, 何氣使然?
岐伯曰: 此陰氣盛而陽氣虛, 陰氣疾而陽氣徐, 陰氣盛而陽氣絕, 故爲唏. 補足太陽, 瀉足少陰.
黃帝曰: 人之振寒者, 何氣使然?
岐伯曰: 寒氣客於皮膚, 陰氣盛, 陽氣虛, 故爲振寒寒慄, 補諸陽.
黃帝曰: 人之噫者, 何氣使然?
岐伯曰: 寒氣客於胃, 厥逆從下上散, 復出於胃, 故爲噫. 補足太陰陽明. 一曰補眉本也.
黃帝曰: 人之嚔者, 何氣使然?
岐伯曰: 陽氣和利, 滿於心, 出於鼻, 故爲嚔. 補足太陽榮眉本, 一曰眉上也.
黃帝曰: 人之嚲者, 何氣使然?
岐伯曰: 胃不實則諸脈虛, 諸脈虛則筋脈懈惰; 筋脈懈惰則行陰用力, 氣不能復, 故爲嚲. 因其所在, 補分肉間.
黃帝曰: 人之哀而泣涕出者, 何氣使然?
岐伯曰: 心者, 五藏六府之主也: 目者, 宗脈之所聚也, 上液之道也; 口鼻者,氣之門戶也. 故悲哀愁憂則心動, 心動則五藏六府皆搖, 搖則宗脈感, 宗脈感則液道開, 液道開故泣涕出焉. 液者, 所以灌精濡空竅者也, 故上液之道開則泣, 泣不止則液竭, 液竭則精不灌, 精不灌則目無所見矣, 故命曰奪精. 補天柱經俠頸.

黃帝曰: 人之太息者, 何氣使然?

岐伯曰: 憂思則心系急, 心系急則氣道約, 約則不利, 故太息以伸出之. 補手少陰心主足少陽留之也.

黃帝曰: 人之涎下者, 何氣使然?

岐伯曰: 飲食者皆入於胃, 胃中有熱則蟲動, 蟲動則胃緩, 胃緩則廉泉開, 故涎下. 補足少陰.

黃帝曰: 人之耳中鳴者, 何氣使然?

岐伯曰: 耳者宗脈之所聚也, 故胃中空則宗脈虛, 虛則下溜, 脈有所竭者, 故耳鳴. 補客主人, 手大指爪甲上與肉交者也.

黃帝曰: 人之自齧舌者, 何氣使然?

岐伯曰: 此厥逆走上, 脈氣輩至也. 少陰氣至則齧舌, 少陽氣至則齧頰, 陽明氣至則齧脣矣. 視主病者則補之. 凡此十二邪者, 皆奇邪之走空竅者也. 故邪之所在, 皆爲不足. 故上氣不足, 腦爲之不滿, 耳爲之苦鳴, 頭爲之苦傾, 目爲之眩; 中氣不足, 溲便爲之變, 腸爲之苦鳴; 下氣不足, 則乃爲痿厥心悗. 補足外踝下留之.

黃帝曰: 治之奈何?

岐伯曰: 腎主爲欠, 取足少陰. 肺主爲噦, 取手太陰足少陰. 唏者, 陰與陽絶, 故補足太陽, 瀉足少陰. 振寒者, 補諸陽. 噫者, 補足太陰陽明. 嚔者, 補足太陽眉本. 嚲, 因其所在, 補分肉間. 泣出, 補天柱經俠頸, 俠頸者, 頭中分也. 太息, 補手少陰心主足少陽留之. 涎下, 補足少陰. 耳鳴, 補客主人手大指爪甲上與肉交者. 自齧舌, 視主病者則補之. 目眩頭傾, 補足外踝下留之. 痿厥心悗, 刺足大指間上二寸留之, 一曰足外踝下留之.

29 / 師傳 사전

진찰 방법

본 편은 황제의 질문에 기백이 설명하는 형식으로 기록되어 있다. 주요 내용은 진찰 방법인데 생리나 질병의 증세에 관한 부분도 있다. 임상에 많은 참고가 되는 내용이다.

- 윗배의 피부가 뜨거우면 장(腸)에 열기가 있다는 뜻이다. 이때는 죽 같은 설사를 한다.
- 아랫배의 피부가 차가우면 위장에 냉기가 있다는 뜻이다. 이때는 배가 부어오른다.
- 장이 차가우면 배에서 소리가 나고 설사를 한다.
- 위장이 차갑고 장에 열이 있으면 배가 부어오르고 설사를 한다. 위장에 열이 있고 장에 냉기가 있으면 공복감을 느끼고 아랫배가 부어오르고 통증을 느낀다.

피부의 열감(熱感)과 냉감(冷感)은 손을 가볍게 대는 것만으로도 확인할 수 있다. 같은 설사나 복통이라도 그 원인이 열기냐 냉기냐에 따라 치료 방법이 다르다. 특히 한약 치료는 열기를 다스리는 약재(寒劑)와 냉기를 다스리는 약재(熱劑)가 따로 있다. 따라서 약재를 잘못 사용하면 질병을 오히려 악화시키므로 주의해야 한다. 침구 치료도 열기가 있을 때는 사법을 하고, 냉기가 있을 때는 보법을 한다. 그러나 열기가 강할 때에 뜸을 뜨면 질병을 악화시키므로 주의해야 한다.

- 폐장은 오장육부의 덮개이다. 어깨가 펴진 상태와 인후(咽喉)의 함몰 상태를 통해서 폐장의 강약을 판단할 수 있다.
- 심장은 오장육부의 군주이다. 가슴뼈의 크기에 따라 심장의 강약을 판단할 수 있다.
- 간장은 오장육부의 장군으로 늘 외부의 적을 살핀다. 따라서 눈의 크기를 보면 간장의 강약을 판단할 수 있다.
- 비장은 기혈을 지키는 원천이다. 입술과 혀를 통해서 비장의 강약을 판단할 수 있다.
- 신장은 귀의 생김새를 보고, 그 강약을 판단할 수 있다.
- 위장은 수곡(水穀: 음식물)의 바다이다. 골격이 크고 목이 굵고 가슴이 넓으면 위장이 강하다.
- 대장은 콧구멍의 크기하고 비례한다.
- 소장은 입술의 두께와 인중(人中: 코와 윗입술 사이에 오목하게 골이 진 곳)의 길이와 비례한다.
- 눈의 아랫부분이 얼마나 부풀었는가에 따라서 담낭의 강약을 판단할 수 있다.
- 콧구멍이 큰 사람은 방광(膀胱)의 활동이 왕성하다.
- 콧날의 중앙이 돌출하면 삼초가 강하다.

저자는 환자의 눈, 귀, 입술, 혀 등을 주의해서 관찰한다. 대개 눈이 작은 사람은 소심하고 신경질을 잘 낸다. 이때는 간장과 담낭을 보한다. 반대로 눈이 큰 사람은 간장이 실할 때의 증상이 자주 나타난다.

귀가 크거나 극단적으로 작은 사람, 귀의 색깔이 흑색인 사람은 대부분 신허증(腎虛症)이다. 귀가 작은 사람은 선천적인 신허증인데 어린이인 경우는 야뇨증이 있고, 청년인 경우는 정력(精力)이 약하다. 귀가 큰 사람은 젊은 시절에는 정력이 왕성하지만 나이가 들면 갑자기 쇠약해지는 경우가 많다.

입술이 크고 두꺼운 사람은 선천적으로 비장과 위장의 활동이 왕성하다. 하지만 그 기능이 지나치게 좋은 탓에 오히려 더 나빠지는 경우가 많다.

원문에는 그 밖의 기록도 있는데 임상에 좋은 참고가 될 것이다.

師傳 第二十九

黃帝曰: 余聞先師, 有所心藏, 弗著於方, 余願聞而藏之, 則而行之, 上以治民, 下以治身, 使百姓無病, 上下和親, 德澤下流, 子孫無憂, 傳於後世, 無有終時, 可得聞乎?
岐伯曰: 遠乎哉問也. 夫治民與自治, 治彼與治此, 治小與治大, 治國與治家, 未有逆而能治之也, 夫惟順而已矣. 順者, 非獨陰陽脈論氣之逆順也, 百姓人民皆欲順其志也.
黃帝曰: 順之奈何?
岐伯曰: 入國問俗, 入家問諱, 上堂問禮, 臨病人問所便.
黃帝曰: 便病人奈何?
岐伯曰: 夫中熱消癉則便寒, 寒中之屬則便熱. 胃中熱, 則消穀, 令人懸心善飢, 臍以上皮熱; 腸中熱, 則出黃如糜, 臍以下皮寒. 胃中寒, 則腹脹; 腸中寒, 則腸鳴飧泄. 胃中寒, 腸中熱, 則脹而且泄; 胃中熱, 腸中寒, 則疾饑, 小腹痛脹.
黃帝曰: 胃欲寒飲, 腸欲熱飲, 兩者相逆, 便之奈何? 且夫王公大人血食之君, 驕恣從欲, 輕人, 而無能禁之, 禁之則逆其志, 順之則加其病, 便之奈何? 治之何先?
岐伯曰: 人之情, 莫不惡死而樂生, 告之以其敗, 語之以其善, 導之以其所便, 開之以其所苦, 雖有無道之人, 惡有不聽者乎?
黃帝曰: 治之奈何?

岐伯曰: 春夏先治其標, 後治其本; 秋冬先治其本, 後治其標.
黃帝曰: 便其相逆者奈何?
岐伯曰: 便此者, 食飮衣服, 亦欲適寒溫, 寒無淒愴, 暑無出汗. 食飮者, 熱無灼灼, 寒無滄滄. 寒溫中適, 故氣將持. 乃不致邪僻也.
黃帝曰: 本藏以身形支節䏚肉, 候五藏六府之小大焉. 今夫王公大人臨朝卽位之君而問焉, 誰可捫循之而後答乎?
岐伯曰: 身形肢節者, 藏府之蓋也, 非面部之閱也.
黃帝曰: 五藏之氣, 閱於面者, 余已知之矣, 以肢節知而閱之奈何?
岐伯曰: 五藏六府者, 肺爲之蓋, 巨肩陷咽, 候見其外.
黃帝曰: 善.
岐伯曰: 五藏六府, 心爲之主, 缺盆爲之道, 骷骨有余, 以候䯏骬.
黃帝曰: 善.
岐伯曰: 肝者主爲將, 使之候外, 欲知堅固, 視目小大.
黃帝曰: 善.
岐伯曰: 脾者主爲衛, 使之迎糧, 視脣舌好惡, 以知吉凶.
黃帝曰: 善.
岐伯曰: 腎者主爲外, 使之遠聽, 視耳好惡, 以知其性.
黃帝曰: 善. 願聞六府之候.
岐伯曰: 六府者, 胃爲之海, 廣骸大頸張胸, 五穀乃容; 鼻隧以長, 以候大腸; 脣厚人中長, 以候小腸; 目下果大, 其膽乃橫; 鼻孔在外, 膀胱漏泄; 鼻柱中央起, 三焦乃約. 此所以候六府者也. 上下三等, 藏安且良矣.

30 決氣 _{결기}

생리와 병증

황제: 사람에게는 정(精), 기(氣), 진(津), 액(液), 혈(血), 맥(脈)이 있다고 하오. 그런데 나는 기만 존재한다고 생각하고 있었소. 이렇게 여섯 가지 종류로 구별하는 이유는 무엇이오?

본 편의 첫머리에 나오는 황제의 질문이다. 여기에 대해 기백은 하나씩 설명한다.

- 정(精): 음양(남녀)이 합쳐져 육체를 완성하는데, 그 육체에 앞서 형성되는 것이 정이다. 정이 허하면 귀가 들리지 않는다.

정은 신장이 저장한다고 한다. 흔히 말하는 선천적인 원기가 정에 해당한다.

- 기(氣): 음식물을 섭취해서 얻은 영양분은 상초(上焦)의 활동에 의해 온몸으로 보내진다. 이것을 기라 하는데 피부를 따뜻하게 하고 모발을 윤택하게 한다. 기가 허하면 눈이 흐려진다.

여기에서 기란 위기(衛氣)를 가리키는 말이다. 위기는 위장이 만들고 폐장에 의해서 온몸으로 보내진다. 따라서 위장과 폐장의 기가 허하면 위기가 부족해지므로 추위를 잘 탄다.

- 진(津): 피부를 촉촉하게 하는 땀을 진이라고 한다. 땀을 지나치게 많이 흘리면 진이 부족해진다.

- 액(液): 위장은 음식물을 소화, 흡수함으로써 기혈을 만든다. 기혈 중에는 액이 있는데, 이것은 위장으로 가서 관절을 부드럽게 하고, 뇌수(腦髓)를 보하고, 피부를 윤택하게 한다. 액이 부족하면 관절을 굽혔다 폈다 하는 게 부드럽지 못하고, 안색에 윤기가 없고, 머리가 멍해지고, 귀울음이 생긴다.
- 혈(血): 위장이 음식물을 소화, 흡수함으로써 형성된 영양분과 수분이 합쳐져 붉게 변한 것을 혈이라고 한다. 혈이 부족하면 안색이 창백해지고, 윤기가 없고, 맥에 힘이 없다.
- 맥(脈): 영기(榮氣)를 온몸으로 보내는 기능을 하는 것이 맥이다.

이들을 육기(六氣)라고 한다. 육기는 각각의 장기가 담당하는데, 그 중에서 이들을 만드는 위장이 가장 중요하다.

육기는 각각의 장기에 저장되어 있다가 필요에 따라 신체 각 부위로 보내진다. 신장은 정, 폐장은 기, 간장은 혈, 비장은 진과 액, 심장은 맥을 각각 담당한다. 장기의 기가 허하면, 그 장기가 담당하는 기도 부족해진다. 따라서 환자의 상태를 잘 관찰하여 어떤 기가 부족한지 확인한 다음에 부족한 장기의 기를 보해야 한다.

決氣 第三十

黃帝曰: 余聞人有精氣津液血脈, 余意以爲一氣耳, 今乃辨爲六名, 余不知其所以然.
岐伯曰: 兩神相搏, 合而成形, 常先身生, 是謂精.
何謂氣?
岐伯曰: 上焦開發, 宣五穀味, 熏膚, 充身澤毛, 若霧露之漑, 是謂氣.

何謂津?
岐伯曰: 腠理發泄, 汗出溱溱, 是謂津.
何謂液?
岐伯曰: 穀入氣滿, 淖澤注於骨, 骨屬屈伸, 泄澤, 補益腦髓, 皮膚潤澤, 是謂液.
何謂血?
岐伯曰: 中焦受氣取汁, 變化而赤, 是謂血.
何謂脈?
岐伯曰: 壅遏營氣, 令無所避, 是謂脈.
黃帝曰: 六氣者, 有餘不足, 氣之多少, 腦髓之虛實, 血脈之淸濁, 何以知之?
岐伯曰: 精脫者, 耳聾; 氣脫者, 目不明; 津脫者, 腠理開, 汗大泄; 液脫者, 骨屬屈伸不利, 色夭, 腦髓消, 脛痠, 耳數鳴; 血脫者, 色白, 夭然不澤, 其脈空虛, 此其候也.
黃帝曰: 六氣者, 貴賤何如?
岐伯曰: 六氣者, 各有部主也, 其貴賤善惡, 可爲常主, 然五穀與胃爲大海也.

31 / 腸胃
장 위

해부

본 편은 현대의학의 해부학에 해당한다. 임상하고는 직접적인 관계가 없지만 참고로 정리한다. 원문에 기록된 길이는 골도법에 의한 것이다.

- 입술에서 이(齒)까지의 거리, 9푼.
- 입의 넓이, 2치 반.
- 혀의 무게, 10량(兩).
- 혀의 길이, 7치.
- 혀의 넓이, 2치 반.
- 인후(咽喉)의 무게, 10량.
- 인후의 넓이, 1치 반.
- 식도의 길이, 1자 6치.
- 위장의 길이, 2자 6치.
- 위장의 둘레, 1자 5치.
- 위장의 지름, 5치.
- 위장의 용적(容積), 3말 5되.
- 소장의 둘레, 2치 반.
- 소장의 지름, 8푼과 3분의 1.
- 소장의 길이, 3장 2자.
- 맹장에서 하행결장(下行結腸: 횡행결장 아래에 접한 대장의 일부. 음

식물 찌꺼기에서 수분을 흡수함)까지의 둘레, 4치.
- 맹장에서 하행결장까지의 지름, 1치와 3분의 1.
- 맹장에서 하행결장까지의 길이, 2장 1자.
- S자상 결장(S字狀結腸)에서 직장까지의 둘레, 8치.
- S자상결장에서 직장까지의 지름, 2치와 3분의 1.
- S자상결장에서 직장까지의 길이, 2자 8치.
- 입에서 항문까지의 길이, 6장 4치 4푼.

한편 1량은 요즘의 약 1그램, 1되는 약 40cc에 해당한다.

腸胃第 三十一

黃帝問於伯高曰: 余願聞六府傳穀者, 腸胃之大小長短, 受穀之多少奈何? 伯高曰: 請盡言之, 穀所從出入淺深遠近長短之度: 脣至齒長九分, 口廣二寸半. 齒以後至會厭, 深三寸半, 大容五合, 舌重十兩, 長七寸, 廣二寸半. 咽門重十兩, 廣一寸半, 至胃長一尺六寸. 胃紆曲屈, 伸之, 長二尺六寸, 大一尺五寸, 徑五寸, 大容三斗五升. 小腸後附脊, 左環廻周迭積, 其注於回腸者, 外附於臍上, 回運環十六曲, 大二寸半, 徑八分分之少半, 長三丈三尺. 回腸當臍, 左環廻周葉積而下, 回運還反十六曲, 大四寸, 徑一寸寸之少半, 長二丈一尺. 廣腸傳脊. 以受廻腸, 左環葉脊, 上下辟, 大八寸, 徑二寸寸之大半, 長二尺八寸. 腸胃所入至所出, 長六丈四寸四分, 廻曲環反, 三十二曲也.

32 / 平人絶穀
평 인 절 곡

생리

황제: 사람이 7일간 음식물을 섭취하지 못할 때에 사망하는 이유는 무엇이오?

황제의 질문에 백고(伯高)는 위장 등의 크기를 예로 들어 설명하는데 그 내용을 정리한다.
- 위장은 곡물을 2말, 물을 1말 5되 저장한다.
- 소장은 곡물을 2말 4되, 물을 6되 3홉과 3분의 2를 저장한다.
- 대장(회장回腸)은 곡물을 1말, 물을 7되 반 저장한다.
- 직장(광장廣腸)은 곡물을 9되, 물을 3홉과 8분의 1을 저장한다.
- 위장이 받아들이는 음식물은 합계 9말 2되와 3분의 2이다. 항상 그 정도의 양을 받아들이는 것은 아니고, 평상시에는 3말 5되 정도를 받아들인다.
- 그런데 사람은 하루에 5되의 양을 변으로 배설하므로 7일이면 3말 5되를 배설하는 셈이다. 그동안 음식물을 전혀 섭취하지 않으면 생명을 유지하는 곡기(穀氣)가 전부 빠져나가서 사망한다.

平人絶穀 第三十二

黃帝曰: 願聞人之不食, 七日而死何也?
伯高曰: 臣請言其故. 胃大一尺五寸, 徑五寸, 長二尺六寸, 橫屈受水穀三斗五升. 其中之穀常留二斗, 水一斗五升而滿. 上焦泄氣, 出其精微, 慓悍滑疾, 下焦下漑諸腸. 小腸大二寸半, 徑八分分之少半, 長三丈二尺, 受穀二斗四升, 水六升三合合之大半. 廻腸大四寸, 徑一寸寸之少半, 長二丈一尺. 受穀一斗, 水七升半. 廣腸大八寸, 徑二寸寸之大半, 長二尺八寸, 受穀九升三合八分合之一. 腸胃之長, 凡五丈八尺四寸, 受水穀九斗二升一合合之大半, 此腸胃所受水穀之數也. 平人則不然, 胃滿則腸虛, 腸滿則胃虛, 更虛更滿, 故氣得上下, 五藏安定, 血脈和利, 精神乃居, 故神者, 水穀之精氣也. 故腸胃之中, 當留穀二斗, 水一斗五升. 故平人日再後, 後二升半, 一日中五升, 七日五七三斗五升, 而留水穀盡矣. 故平人不食飲七日而死者, 水穀精氣津液皆盡故也.

33 / 海論 해론
병증

본편에는 신체의 중요한 부위를 바다(海)에 비유하고, 각 해의 질병 증상과 치료 방법이 기록되어 있다.

- 수곡해(水穀海): 위장은 음식물이 모이는 수곡의 바다이다. 수곡해가 실하면 배가 부어오르고, 허하면 빈속인데도 음식물을 섭취할 수 없다. 이때의 치료혈은 기충(氣衝)과 삼리(三里)이다.
- 혈해(血海): 충맥(衝脈)은 십이경맥의 바다면서 혈해이다. 혈해가 실하면 몸이 무겁게 느껴지고 아픈 부위도 없는데 기분이 나지 않는다. 허하면 몸이 야윈 듯한 느낌이 들고 아픈 부위도 없는데 가슴이 답답해진다. 이때의 치료혈은 대저(大杼), 상거허(上巨虛), 하거허(下巨虛)이다.
- 기해(氣海): 전중(膻中)은 기가 모이는 기해이다. 기해가 실하면 가슴이 답답하고 호흡이 곤란하고 얼굴이 붉어진다. 허하면 원기(元氣)가 없고 목소리에 힘이 들어가지 않는다. 이때의 치료혈은 아문(瘂門), 대추(大椎), 인영(人迎)이다.
- 수해(髓海): 뇌(腦)는 수해이다. 수해가 실하면 체력이 남아도는 느낌이 든다. 그 때문에 무슨 일에나 도가 지나칠 만큼 적극성을 띠어 질병에 걸린다. 허하면 머리가 어지럽고 귀울음 증상이 나타나며, 하지가 저리고 현기증이 난다. 또한 몸에 힘이 빠져서 항상 눕고만 싶어 한

다. 이때의 치료혈은 백회(百會)와 풍부(風府)이다.

이상의 사해(四海)를 임상에 실제로 응용하면 효과가 있다. 이때는 허실보사(虛實補瀉)의 원칙을 따라야 한다. 원문의 마지막에도 그런 내용이 나온다.

경락을 치료할 때는 표치법(標治法)을 이용한다. 일례로 호흡이 곤란하면 인영혈, 머리가 멍하면 백회혈에 뜸을 뜬다. 또한 삼리와 기충을 이용하여 치료해도 효과가 있다.

海論 第三十三

黃帝問於岐伯曰: 余聞刺法於夫子, 夫子之所言, 不離於營衛血氣. 夫十二經脈者, 內屬於府藏, 外絡於肢節, 夫子乃合之於四海乎?
岐伯答曰: 人亦有四海十二經水. 經水者, 皆注於海, 海有東西南北, 命曰四海.
黃帝曰: 以人應之奈何?
岐伯曰: 人有髓海, 有血海, 有氣海, 有水穀之海, 凡此四者, 以應四海也.
黃帝曰: 遠乎哉, 夫子之合人天地四海也, 願聞應之奈何?
岐伯答曰: 必先明知陰陽表裏滎腧所在, 四海定矣.
黃帝曰: 定之奈何?
岐伯曰: 胃者水穀之海, 其輸上在氣街, 下至三里. 衝脈者爲十二經之海, 其輸上在於大杼, 下出於巨虛之上下廉. 膻中者爲氣之海, 其輸上在於柱骨之上下, 前在於人迎. 腦爲髓之海, 其輸上在於其蓋, 下在風府.
黃帝曰: 凡此四海者, 何利何害? 何生何敗?
岐伯曰: 得順者生, 得逆者敗; 知調者利, 不知調者害.
黃帝曰: 四海之逆順奈何?
岐伯曰: 氣海有餘者, 氣滿胸中, 悗息面赤; 氣海不足, 則氣少不足以言. 血海有餘, 則常想其身大, 怫然不知其所病; 血海不足, 亦常想其身小, 狹然不知其所病. 水穀之海有餘, 則腹滿; 水穀之海不足, 則飢不受穀食. 髓海有餘, 則輕勁多力, 自過其度; 髓海不足, 則腦轉耳鳴, 脛痠眩冒, 目無所見, 懈怠安臥.
黃帝曰: 余已聞逆順, 調之奈何?
岐伯曰: 審守其輸而調其虛實, 無犯其害, 順者得復, 逆者必敗.
黃帝曰: 善.

34 / 五亂 오란

병증과 치료

본 편의 첫머리에는 황제와 기백의 짧은 문답이 나온다.

황제: 십이경맥의 기능이 흐트러지거나 조화를 이루는 것은 오행과 계절하고 관계하기 때문이라는데, 그 이유는 무엇이오?

기백: 춘하추동과 장하는 각각 기후 조건이 다릅니다. 십이경맥의 운행도 그런 기후 변화에 의해 변하면서 조화를 이룹니다. 그런데 기후 변화와 몸이 조화를 이루지 못하면 십이경맥의 기능이 흐트러집니다.

경맥의 운행과 기후의 관계는 《소문》에도 자세한 기록이 있다. 고전의학의 기초가 되는 사고방식이므로 《소문》을 참조하기 바란다.

원문에는 경맥의 기가 흐트러졌을 때 나타나는 징후에 대한 기록이 있다.

- 심장 부위의 기가 흐트러지면 가슴이 답답하고 고개를 숙이고 말수가 줄어든다. 치료할 때는 수궐음심포경의 대릉혈(大陵穴)을 이용한다.
- 폐장 부위의 기가 흐트러지면 호흡이 곤란하고 엎드리거나 눕는다. 천식도 심해서 항상 손으로 가슴을 누른다. 치료할 때는 수태음폐경(手太陰肺經)의 어제혈(魚際穴)과 족소음신경(足少陰腎經)의 태계혈(太谿穴)을 이용한다.

- 위장 부위의 기가 흐트러지면 구토 증상을 일으키고 두통을 호소한다. 치료할 때는 족태음비경(足太陰脾經)과 족양명위경(足陽明胃經)을 이용한다.
- 손발 부위의 기가 흐트러지면 손발의 끝 부위부터 차가워진다. 치료할 때는 손발의 경맥에 있는 울혈(鬱血)을 먼저 제거한 뒤에 이간(二間), 삼간(三間), 액문(液門), 중저(中渚) 등을 이용한다. 발이라면 내정(內庭), 함곡(陷谷), 협계(俠谿), 임읍(臨泣) 등을 이용한다.
- 머리 부위의 기가 흐트러지면 발이 차가워지고 혈액이 상승하여 머리가 무겁고 현기증이 난다. 치료할 때는 천주(天柱), 대저(大杼), 통곡(通谷), 속골(束骨) 등을 이용한다.
- 기가 흐트러졌을 때는 침을 천천히 찌르고 빼는 자법(刺法)을 이용한다. 굳이 보사법에 얽매일 필요는 없고 흐트러진 부위로 기를 이끌어 주는 것만으로도 충분하다.

五亂 第三十四

黃帝曰: 經脈十二者, 別爲五行, 分爲四時, 何失而亂? 何得而治?
岐伯曰: 五行有序, 四時有分, 相順則治, 相逆則亂.
黃帝曰: 何謂相順?
岐伯曰: 經脈十二者, 以應十二月. 十二月者, 分爲四時. 四時者, 春秋冬夏, 其氣各異, 營衛相隨, 陰陽已和, 淸濁不相干, 如是則順之而治.
黃帝曰: 何爲逆而亂?
岐伯曰: 淸氣在陰, 濁氣在陽, 營氣順脈, 衛氣逆行, 淸濁相干, 亂於胸中, 是謂大悗. 故氣亂於心, 則煩心密嘿, 俯首靜伏; 亂於肺, 則俯仰喘喝, 接手以呼; 亂於腸胃, 則爲霍亂; 亂於臂脛, 則爲四厥; 亂於頭, 則爲厥逆, 頭重眩仆.

黃帝曰: 五亂者, 刺之有道乎?
岐伯曰: 有道以來, 有道以去, 審知其道, 是謂身寶.
黃帝曰: 善. 願聞其道.
岐伯曰: 氣在於心者, 取之手少陰心主之輸. 氣在於肺者, 取之手太陰滎足少陰輸. 氣在於腸胃者, 取之足太陰陽明; 不下者, 取之三里. 氣在於頭者, 取之天柱大杼; 不知, 取足太陽滎輸. 氣在於臂足, 取之先去血脈, 後取其陽明少陽之滎輸.
黃帝曰: 補瀉奈何?
岐伯曰: 徐入徐出, 謂之導氣, 補瀉無形, 謂之同精, 是非有餘不足也, 亂氣之相逆也.
黃帝曰: 允乎哉道, 明乎哉論, 請著之玉版, 命曰治亂也.

35 / 脹論 창론
병증

　본 편에는 창(脹)이라는 질병이 나온다. 원문의 내용을 보면 창병(脹病)은 신체 이곳저곳이 부어오르는 질병이다. 그 증상에 따라 폐창(肺脹)이나 심창(心脹) 등으로 구별한다.

　원인은 하체로부터 침입한 냉기이다. 원문에는 냉기가 침입하여 양기가 한 곳에 정체하기 때문에 피부를 팽창시킨다고 기록되어 있다.

- 심창(心脹)에 걸리면 가슴이 뛰고 호흡이 빠르고 지그시 눕지 못한다.
- 폐창(肺脹)에 걸리면 가슴에 무엇인가 가득 찬 것처럼 답답한 느낌이 들고 기침과 가래가 나온다.
- 간창(肝脹)에 걸리면 겨드랑이 아래에 무엇인가 가득 찬 것처럼 느껴지고 통증이 생겨서 아랫배까지 울린다.
- 비창(脾脹)에 걸리면 자주 재채기를 하고 손발이 뜨겁게 달아오르고 옷을 걸치기 어려울 정도로 몸이 무거워서 편히 눕지 못한다.
- 신창(腎脹)에 걸리면 배가 부어서 등까지 압박하여 고통스럽고 허리와 대퇴부에 통증을 느낀다.
- 위창(胃脹)에 걸리면 배가 부어오르고 위장에 통증을 느끼고 타는 듯한 냄새가 코에 가득 차서 사라지지 않는다. 그 때문에 식욕을 잃고 변비가 생긴다.
- 대장창(大腸脹)에 걸리면 장에서 소리가 나고 통증을 느낀다. 대장창

이 생겼을 때에 냉기까지 침입하면 설사를 하고 채 소화되지 않은 음식물이 배설된다.
- 소장창(小腸脹)에 걸리면 아랫배에 통증을 느끼고 그것이 허리까지 울린다.
- 방광창(膀胱脹)에 걸리면 아랫배가 부어오르고 소변보기 어렵다.
- 삼초창(三焦脹)에 걸리면 피부 안에 공기가 들어찬 듯한 느낌이 든다.
- 담창(膽脹)에 걸리면 겨드랑이 아래에 통증을 느끼고 입이 쓰고 한숨을 잘 쉰다.

원문의 내용처럼 창병의 증상을 생각할 때, 기가 정체함으로써 수분마저 정체된 것이 창병인 듯하다. 그 판단은 다른 증상과 맥의 상태에 따라 결정하는데, 육부의 창병은 비허증(脾虛症)하고 비슷하다. 또한 오장의 창병은 각 장기의 기가 허할 때에 생기는 듯하다.

脹論 第三十五

黃帝曰: 脈之應於寸口, 如何而脹?
岐伯曰: 其脈大堅以濇者, 脹也.
黃帝曰: 何以知藏府之脹也?
岐伯曰: 陰爲藏, 陽爲府.
黃帝曰: 夫氣之令人脹也, 在於血脈之中耶, 藏府之內乎?
岐伯曰: 三者皆存焉, 然非脹之舍也.
黃帝曰: 願聞脹之舍.
岐伯曰: 夫脹者, 皆在於藏府之外, 排藏府而郭胸脅, 脹皮膚, 故命曰脹.
黃帝曰: 藏府之在胸脅腹裏之內也, 若匣匱之藏禁器也, 名有次舍, 異名而同處, 一域之中, 其氣各異, 願聞其故. 黃帝曰: 未解其意, 再問.

岐伯曰: 夫胸腹, 藏府之郭也. 膻中者, 心主之宮城也. 胃者, 太倉也. 咽喉小腸者, 傳送也. 胃之五竅者, 閭里門戶也. 廉泉玉英者, 津液之道也. 故五藏六府者, 各有畔界, 其病各有形狀. 營氣循脈, 衛氣逆爲脈脹, 衛氣並脈循分爲膚脹. 三里而瀉, 近者一下, 遠者三下, 無問虛實, 工在疾瀉.

黃帝曰: 願聞脹形.

岐伯曰: 夫心脹者, 煩心短氣, 臥不安. 肺脹者, 虛滿而喘咳. 肝脹者, 脅下滿而痛引小腹. 脾脹者, 善噦, 四肢煩悗, 體重不能勝衣, 臥不安. 腎脹者, 腹滿引背央央然, 腰髀痛. 六府脹: 胃脹者, 腹滿, 胃脘痛, 鼻聞焦臭, 妨於食, 大便難. 大腸脹者, 腸鳴而痛濯濯, 冬日重感於寒, 則飧泄不化. 小腸脹者, 少腹䐜脹, 引腰而痛. 膀胱脹者, 少腹滿而氣癃. 三焦脹者, 氣滿於皮膚中, 輕輕然而不堅. 膽脹者, 脅下痛脹, 口中苦, 善太息. 凡此諸脹者, 其道在一, 明知逆順, 針數不失. 瀉虛補實, 神去其室, 致邪失正, 眞不可定, 麤之所敗, 謂之夭命. 補虛瀉實, 神歸其室, 久塞其空, 謂之良工.

黃帝曰: 脹者焉生? 何因而有?

岐伯曰: 衛氣之在身也, 常然並脈循分肉, 行有逆順, 陰陽相隨, 乃得天和, 五藏更始, 四時循序, 五穀乃化. 然後厥氣在下, 營衛留止, 寒氣逆上, 眞邪相攻, 兩氣相搏, 乃合爲脹也.

黃帝曰: 善. 何以解惑?

岐伯曰: 合之於眞, 三合而得.

帝曰: 善.

黃帝問於岐伯曰: 脹論言無問虛實, 工在疾瀉, 近者一下, 遠者三下. 今有其三而不下者, 其過焉在?

岐伯對曰: 此言陷於肉肓而中氣穴者也. 不中氣穴, 則氣內閉; 針不陷肓, 則氣不行; 上越中肉, 則衛氣相亂, 陰陽相逐. 其於脹也, 當瀉不瀉, 氣故不下, 三而不下, 必更其道, 氣下乃止, 不下復始, 可以萬全, 烏有殆者乎. 其於脹也, 必審其胗, 當瀉則瀉, 當補則補, 如鼓應桴, 惡有不下者乎.

36 / 五癃津液別
오 륭 진 액 별
생리

인체 내부의 액체를 총칭하여 진액(津液)이라고 한다. 본 편에는 이 진액이 몸 바깥으로 배설되는 과정에 대해 기록되어 있다.

황제: 음식물은 입으로 들어가 위장, 대장, 소장에서 소화된 뒤에 다섯 가지로 나뉜다고 하오.

원문의 첫머리에 나오는 내용이다. 음식물이 소화, 흡수되면 다섯 종류의 액체로 나뉜다는 뜻이다. 그 다섯 종류의 액체는 소변, 땀, 눈물, 침으로 배설되거나, 몸속에 머물러 부종(浮腫)을 일으킨다. 황제는 이 액체들이 어떤 과정을 통해 생기는지 묻는다.

이에 대해 기백은 진액의 작용부터 설명하기 시작한다.

- 음식물을 섭취해서 만들어진 진액은 삼초의 활동에 의해 온몸으로 보내진다. 일례로 삼초의 기는 기육(肌肉)을 따뜻하게 하고 피부를 윤택하게 한다. 이때에 피부를 통해서 발산되는 기를 진(津)이라 하고, 몸속에 남은 영양분을 액(液)이라고 한다.

- 기후가 더울 때에 두꺼운 옷을 입으면 땀샘이 열려서 진액이 몸 밖으로 빠져나간다. 그리고 기후가 추울 때는 땀샘이 닫혀서 삼초의 기가 하행(下行)하여 진액이 소변으로 빠져나간다. 그런데 질병에 걸려 삼

초의 기가 순환하지 못하면, 섭취한 수분은 하초를 통해 배설되지 않고 그대로 남아 부종을 일으킨다.
- 또한 십이경맥은 눈에 집중적으로 진액을 보낸다. 만약 슬픔이 지나쳐서 심장의 낙맥을 옥죄이면 그것하고 관련이 있는 폐장이 위로 당겨 올라가서 눈에 진액이 넘쳐흐른다. 이것이 눈물이다.
- 중초가 따뜻해야 위장의 움직임이 활발한데, 동시에 위장의 기생충(寄生蟲)도 활동을 시작하므로 위장이 이완된다. 그러면 기가 상승하기 때문에 진액이 침[唾液]으로 변하여 배출된다. 한편 진액은 더욱 짙어져 뼛속까지 침입하고, 다시 상행하여 뇌수에 이르고 하행하여 음부에 이른다. 만약 섹스가 지나치면 진액이 빠져나가 허리나 등에 통증을 느끼고 다리가 저리거나 통증이 생긴다.

진액을 단순히 체액이라고만 해석하는데, 원문의 내용을 보면 체액하고는 다른 듯하다.

체액이 몸 밖으로 배설되거나 몸속에 남는 경우, 모두 양기의 활동력하고 관계한다. 양기의 활동이 나쁘면 체액은 몸속에 남고, 양기의 움직임이 활발하면 땀을 많이 흘리거나 침을 자주 뱉는다.

이상의 내용을 비교하면 체액이 배설되는 생리는 단순히 액체를 배설하는 것만 의미하지 않는다. 액체를 움직이는 양기하고도 관계한다는 사실을 알 수 있다. 그런 의미에서 배설되는 물질을 진(양기)과 액(혈액)이 합쳐진 것으로 생각하여 진액이라 부른 것이다.

五癃津液別 第三十六

黃帝問於岐伯曰: 水穀入於口, 輸於腸胃, 其液別爲五, 天寒衣薄則爲溺與氣, 天熱衣厚則爲汗, 悲哀氣並則爲泣, 中熱胃緩則爲唾. 邪氣內逆, 則氣爲之閉塞而不行, 不行則爲水脹, 余知其然也, 不知其何由生, 願聞其道.

岐伯曰: 水穀皆入於口, 其味有五, 各注其海, 津液各走其道. 故三焦出氣, 以溫肌肉, 充皮膚, 爲其津; 其流而不行者, 爲液. 天暑衣厚則腠理開, 故汗出; 寒留於分肉之間, 聚沫則爲痛. 天寒則腠理閉, 氣濕不行, 水下留於膀胱, 則爲溺與氣. 五藏六府, 心爲之主, 耳爲之聽, 目爲之候, 肺爲之相, 肝爲之將, 脾爲之衛, 腎爲之主外. 故五藏六府之津液, 盡上滲於目, 心悲氣並則心系急, 心系急則肺擧, 肺擧則液上溢. 夫心系與肺, 不能常擧, 乍上乍下, 故欬而泣出矣. 中熱則胃中消穀, 消穀則蟲上下作, 腸胃充郭故胃緩, 胃緩則氣逆, 故唾出. 五穀之津液和合而爲膏者, 內滲入於骨空, 補益腦髓, 而下流於陰股. 陰陽不和, 則使液溢而下流於陰, 髓液皆減而下, 下過度則虛, 虛故腰背痛而脛痠. 陰陽氣道不通, 四海閉塞, 三焦不瀉, 津液不化, 水穀並行腸胃之中, 別於廻腸, 留於下焦, 不得滲膀胱, 則下焦脹, 水溢則爲水脹, 此津液五別之逆順也.

37 / 五閱五使 오열오사

망진

　본 편에는 눈, 귀, 코, 혀, 입술의 오관(五官)을 통하여 내장의 상태를 판단하는 방법이 기록되어 있다. 내장과 오관의 관계는 다음과 같다.

- 코는 폐장의 상태를 나타낸다. 폐장이 병들면 호흡이 곤란하고 콧방울이 넓어진다.
- 눈은 간장의 상태를 나타낸다. 간장이 병들면 눈의 흰자위가 청색으로 변한다.
- 입술은 비장의 상태를 나타낸다. 비장이 병들면 입술이 황색으로 변한다.
- 혀는 심장의 상태를 나타낸다. 심장이 병들면 혀가 수축되어 말하기 어렵고, 광대뼈 부위가 적색으로 변한다.
- 귀는 신장의 상태를 나타낸다. 신장이 병들면 광대뼈 부위와 이마가 흑색으로 변한다.

　저자의 경험으로는 비장과 위장이 허한 환자는 입술이 백색으로 변한다. 심장에 열이 차면 혀끝이 적색으로 변하고 얼굴 전체가 적색을 띤다. 귀가 큰 사람은 신장이 튼튼하다. 귀가 작고 흑색인 사람은 신장이 허하다. 귓바퀴가 튀어나온 사람은 간장이 허하다.
　이러한 오관과 장기의 관계는 급성 질병일 때는 잘 나타나지 않는다. 반

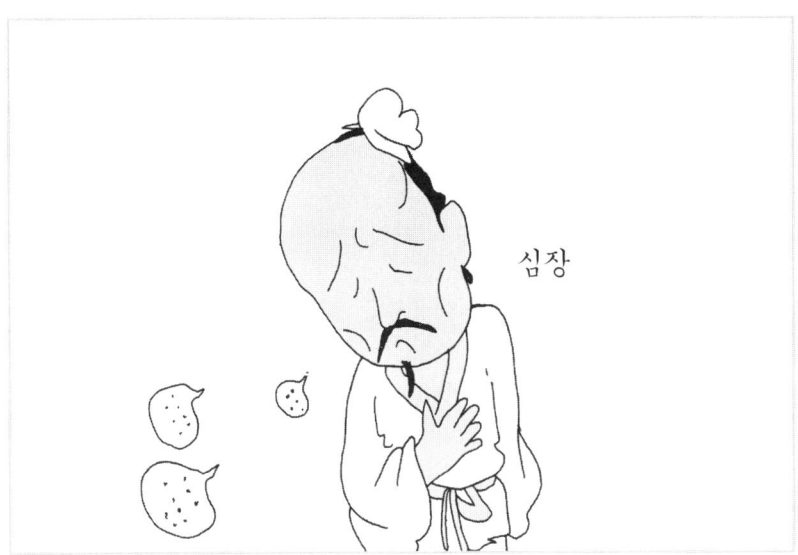
심장이 병들면 말하기 어려워진다

면 체질적인 경우나 만성 질병에 걸렸을 때 잘 나타나므로 주의해야 한다.

五閱五使 第三十七

黃帝問於岐伯曰: 余聞刺有五官五閱, 以觀五氣. 五氣者, 五藏之使也, 五時之副也. 願聞其五使當安出?
岐伯曰: 五官者, 五藏之閱也.
黃帝曰: 願聞其所出, 令可爲常.
岐伯曰: 脈出於氣口, 色見於明堂, 五色更出, 以應五時, 各如其常, 經氣入藏, 必當治理.
帝曰: 善. 五色獨決於明堂乎?
岐伯曰: 五官已辨, 闕庭必張, 乃立明堂. 明堂廣大, 蕃蔽見外, 方壁高基, 引垂居外, 五色乃治, 平博廣大, 壽中百歲. 見此者, 刺之必已, 如是之人者, 血氣有餘, 肌肉堅致, 故可苦以針.
黃帝曰: 願聞五官.
岐伯曰: 鼻者, 肺之官也; 目者, 肝之官也; 口脣者, 脾之官也; 舌者, 心之官也; 耳者, 腎之官也.
黃帝曰: 以官何候?
岐伯曰: 以候五藏. 故肺病者, 喘息鼻脹; 肝病者, 眥靑; 脾病者, 脣黃; 心病者, 舌卷短, 顴赤; 腎病者, 顴與顔黑.
黃帝曰: 五脈安出, 五色安見, 其常色殆者如何?
岐伯曰: 五官不辨, 闕庭不張, 小其明堂, 蕃蔽不見, 又埤其牆, 牆下無基, 垂角去外. 如是者, 雖平常殆, 況加疾哉.
黃帝曰: 五色之見於明堂, 以觀五藏之氣, 左右高下, 各有形乎?
岐伯曰: 府藏之在中也, 各以次舍, 左右上下, 各如其度也.

38 / 逆順肥瘦
역 순 비 수

자법과 충맥

황제: 바라건대 사람의 흑백(黑白), 비수소장(肥瘦小長)의 차이에 대해 듣고 싶소.

황제가 기백에게 피부색(黑白), 비만한 체격(肥)과 야윈 체격(瘦), 그리고 어린이(小)와 어른(長)이라는 기준에서 자법(刺法)이 어떻게 다른지 알고 싶다고 묻는다. 여기에 대해 기백은 이렇게 설명한다.

- 장년이면서 체질적으로 건강한 사람은 기혈이 충실하므로 피부도 강하다. 이런 사람에게 침을 놓을 때는 비교적 깊이 찔러 치침(置鍼)하는 것이 좋다.
- 이런 사람들 중에서 골격은 큰데 살이 적고, 피부가 두꺼우며 색이 검고, 입술이 큰 사람은 피가 짙고 기가 정체되기 쉽다. 따라서 침을 깊이 찌르는 것이 좋고 치료 횟수도 늘리는 것이 좋다.
- 야윈 사람은 피부가 얇고 혈색이 나쁘고 살이 적다. 또한 입술이 얇고 목소리에 힘이 없다. 이런 사람은 피는 적지만 기가 잘 통하므로 강한 자극을 주면 기혈이 모두 줄어든다. 따라서 침을 놓을 때는 얕게 찌르는 것이 좋다.
- 일반적으로 자법(刺法)은 피부색에 따라 그 기준을 정한다. 피부가 백색인 사람은 가볍게, 흑색인 사람은 강하게 찌른다.

- 어린이는 근육이 덜 발달되어 있고 기혈도 적은 편이다. 따라서 호침(毫鍼)을 사용하여 매우 얕게 찌르는데, 빨리 찌르고 빨리 빼는 방법을 이용한다. 횟수도 하루 두 차례 정도가 적당하다.

이상의 자법은 침구사로서 당연히 알아두어야 할 내용이다.

원문의 끝 부분에는 맥동(脈動)에 관한 내용이 나온다. 중요한 내용이므로 소개한다.

- 충맥은 오장육부 십이경맥의 바다(海)이다. 오장육부는 모두 충맥에 의해 피를 공급받는다.
- 상행(上行)하는 충맥은 인후(咽喉)에서 위턱까지 간다. 그렇게 해서 모든 양(陽)의 부위에 정기를 공급한다.
- 하행(下行)하는 충맥은 기충혈(氣衝穴)에서 나와 대퇴부 안쪽을 통해 위중혈(委中穴)을 거쳐 대종혈(大鐘穴)까지 간다. 그렇게 해서 족삼음경(足三陰經)에 정기를 공급한다. 또한 대종혈에서 발등으로 나와 충양혈(衝陽穴)로 가서 발의 낙맥을 윤택하게 하고 기육(肌肉)을 따뜻하게 한다. 따라서 충맥의 기가 순환되지 않으면 다리가 차갑고, 발등 부위의 동맥이 뛰지 않는다.

충맥은 임맥과 마찬가지로 음기(陰器) 부위에서 발생하여 앞에서 설명한 것처럼 아래위로 나뉜다. 충맥은 양기와 음기, 그리고 족양명위경(足陽明胃經)이나 족소음신경(足少陰腎經)하고도 관계한다.

만약 충맥의 음기가 허하면 아랫배에서 가슴으로 치밀어 오르는 듯한 증상이 나타난다. 족소음신경이 허하면 충맥의 음기도 허하다.

위장의 양기가 허하면 충맥의 양기도 허하다. 그러면 머리가 맑지 않고 현기증이 난다. 또한 인후에 무엇인가 걸린 듯한 느낌이 든다.

충맥에 이상이 생기면 족소음신경, 족양명위경, 임맥을 치료하는데 위중, 기충, 충양, 대종 등의 각 경혈을 이용한다. 또한 중완혈(中脘穴)과 중극혈(中極穴)도 이용한다.

逆順肥瘦 第三十八

黃帝問于岐伯曰: 余聞針道于夫子, 衆多畢悉矣, 夫子之道應若失, 而據未有堅然者也, 夫子之問學熟乎, 將審察于物而心生之乎?
岐伯曰: 聖人之爲道者, 上合于天, 下合于地, 中合于人事, 必有明法, 以起度數, 法式檢押, 乃後可傳焉. 故匠人不能釋尺寸而意短長, 廢繩墨而起平水也, 工人不能置規而爲圓, 去矩而爲方. 知用此者, 固自然之物, 易用之敎, 逆順之常也.
黃帝曰: 願聞自然奈何?
岐伯曰: 臨深決水, 不用功力, 而水可竭也. 循掘決衝, 而經可通也. 此言氣之滑澁, 血之淸濁, 行之逆順也.
黃帝曰: 願聞人之白黑肥瘦小長, 各有數乎?
岐伯曰: 年質壯大, 血氣充盈, 膚革堅固, 因加以邪, 刺此者, 深而留之, 此肥人也. 廣肩腋項, 肉薄厚皮而黑色, 脣臨臨然, 其血黑以濁, 其氣澁以遲, 其爲人也, 貪于取與, 刺此者, 深而留之, 多益其數也.
黃帝曰: 刺瘦人奈何?
岐伯曰: 瘦人者, 皮薄色少, 肉廉廉然, 薄脣輕言, 其血淸氣滑, 易脫于氣, 易損于血, 刺此者, 淺而疾之.
黃帝曰: 刺常人奈何?
岐伯曰: 視其白黑, 各爲調之, 其端正敦厚者, 其血氣和調, 刺此者, 無失常數也.
黃帝曰: 刺壯士眞骨者奈何?
岐伯曰: 刺壯士眞骨, 堅肉緩節監監然, 此人重則氣澁血濁, 刺此者, 深而留之, 多益其數; 勁則氣滑血淸, 刺此者, 淺而疾之.
黃帝曰: 刺嬰兒奈何?

岐伯曰: 嬰兒者, 其肉脆血少氣弱, 刺此者, 以豪針, 淺刺而疾拔針, 日再可也.
黃帝曰: 臨深決水奈何?
岐伯曰: 血淸氣濁, 疾瀉之, 則氣竭焉.
黃帝曰: 循掘決衝奈何?
岐伯曰: 血濁氣濇, 疾瀉之, 則經可通也.
黃帝曰: 脈行之逆順奈何?
岐伯曰: 手之三陰, 從藏走手; 手之三陽, 從手走頭. 足之三陽, 從頭走足; 足之三陰, 從足走腹.
黃帝曰: 少陰之脈獨下行何也?
岐伯曰: 不然. 夫衝脈者, 五藏六府之海也, 五藏六府皆稟焉. 其上者, 出于頏顙, 滲諸陽, 灌諸精; 其下者, 注少陰之大絡, 出于氣街, 循陰股內廉, 入膕中, 伏行骭骨內, 下至內踝之後屬而別; 其下者, 並于少陰之經, 滲三陰; 其前者, 伏行出跗屬, 下循跗入大指間, 滲諸絡而溫肌肉. 故別絡結則跗上不動, 不動則厥, 厥則寒矣.
黃帝曰: 何以明之?
岐伯曰: 以言導之, 切而驗之, 其非必動, 然後乃可明逆順之行也.
黃帝曰: 窘乎哉! 聖人之爲道也. 明于日月, 微于毫釐, 其非夫子, 孰能道之也.

39 / 血絡論
혈 락 론
자락법

현재 많은 한의사들이 자락법을 이용한다. 본 편에는 자락법을 시행할 때의 주의 사항이 기록되어 있다.

황제: 바라건대 기사(奇邪)에 대해 들려주시오.
기백: 혈락에 있습니다.

원문의 첫머리에 나오는 황제와 기백의 문답이다. 이러한 문답 내용을 보면, 기사는 체표면의 혈락에 생기는 질병으로 본경맥(本經脈)하고 관계가 없는 듯하다. 즉 본경맥의 허실은 보사법, 체표면의 낙맥에 혈액이 정체했을 때는 자락을 하는 것이 좋다. 《소문》과 《영추》에서는 모두 보사법과 자락법을 따로 생각했다. 자락을 단순히 사혈이라고 하는데, 사법하고는 분명히 다르다. 그 이유는 본경맥의 기를 사하는 것이 아니기 때문이다. 자락법에 대한 기백의 주의 사항을 소개한다.

- 경맥에 기가 많다고 해도 혈액이 부족한 사람에게 자락법을 이용하면 기가 빠져나가서 졸도한다.

혈액이 부족한데 자락에 의해 기까지 줄어들면 졸도한다는 뜻이다. 혈액이 부족한 사람에게는 자락을 하지 말아야 한다. 혈액 부족은 맥을 짚어서 확인할 수 있다. 맥이 떠 있고 크면 기가 많다는 뜻이고, 그 맥을 누를 때에 힘이 없으면 혈액이 부족하다고 판단할 수 있다. 만약 맥에 힘이 있으면 기와 혈이 모두 충분한 사람이다.

- 기혈이 모두 왕성한 사람에게 자락을 하면 혈액이 분출하는 경우가 있다. 양기가 제대로 순환하지 못하는 사람은 혈액이 한 곳에 정체되므로 혈색이 검고 끈적끈적하다. 이런 사람에게 자락을 하면 혈액이 분출하는 일은 없다.
- 혈락을 찌르면 마치 물을 섞은 듯한 묽은 피가 나오는 경우가 있다. 그것은 몸속에 수분이 많기 때문인데 수종병(水腫病)에 걸리기 쉽다.
- 침을 뺀 뒤에 국부가 붓는 경우가 있는데, 그것은 기만 빠져나가고 피부 아래에 혈액이 고였기 때문이다.
- 출혈의 양하고 관계없이 얼굴이 창백하게 변하는 경우가 있다. 그것은 온몸의 음기와 양기가 조화를 이루지 못할 때 사혈했기 때문이다.
- 자락을 하여 많은 피를 흘렸을 때에 안색은 변하지 않는데 가슴이 답답한 경우가 있다. 그것은 자락을 하여 음경맥의 기가 허해졌기 때문이다.

원문의 내용을 생각하면, 자락을 할 때는 다음과 같은 사항에 주의해야 할 것이다.

음기와 양기가 조화를 이룰 때에만 자락을 한다. 그것은 맥을 통해서 확인할 수 있다. 삭맥(數脈), 지맥(遲脈), 허맥(虛脈), 색맥(濇脈)이 나올 때, 촌구 부위의 맥이 강하고 척중 부위의 맥이 약할 때, 그리고 그 반대인 경우에는 음양의 기혈이 흐트러졌다는 뜻이므로 자락을 하기에는 적당하지 않다.

자락은 체표면에 떠오른 가느다란 혈관에만 한다. 가느다란 혈관을 찌르므로 당연히 출혈의 양이 적기 마련이다. 침을 찌를 때에 피가 넘쳐흐르거나, 반대로 피가 나지 않는 것도 바람직하지 않다.

통증과 냉기는 자락을 하여 제거할 수 있다. 그러나 앞에서 설명한 방법과 주의 사항을 반드시 지켜야 한다.

血絡論 第三十九

黃帝曰: 願聞其奇邪而不在經者.
岐伯曰: 血絡是也.
黃帝曰: 刺血絡而仆者, 何也? 血出而射者, 何也? 血少黑而濁者, 何也? 血出淸而半爲汁者, 何也? 發針而腫者, 何也? 血出若多若少而面色蒼蒼者, 何也? 發針而面色不變而煩悗者, 何也? 多出血而不動搖者, 何也? 願聞其故.
岐伯曰: 脈氣盛而血虛者, 刺之則脫氣, 脫氣則仆. 血氣俱盛而陰氣多者, 其血滑, 刺之則射; 陽氣蓄積, 久留而不瀉者, 其血黑以濁, 故不能射. 新飮而液滲于絡, 而未合和于血也, 故血出而汁別焉; 其不新飮者, 身中有水, 久則爲腫. 陰氣積于陽, 其氣因于絡, 故刺之血未出而氣先行, 故腫. 陰陽之氣, 其新相得而未和合, 因而瀉之, 則陰陽俱脫, 表裏相離, 故脫色而蒼蒼然. 刺之血出多, 色不變而煩悗者, 刺絡而虛經. 虛經之屬于陰者陰脫, 故煩悗. 陰陽相得而合爲痺者, 此爲內溢于經, 外注于絡, 如是者, 陰陽俱有餘, 雖多出血而弗能虛也,
黃帝曰: 相之奈何?
岐伯曰: 血脈者, 盛堅橫以赤, 上下無常處, 小者如針, 大者如筋, 則而瀉之萬全也, 故無失數矣, 失數而反, 各如其度.
黃帝曰: 針入而肉著者, 何也?
岐伯曰: 熱氣因于針則針熱, 熱則肉著于針, 故堅焉.

40 / 陰陽淸濁
음 양 청 탁

생리

황제: 인체 내부의 청기(淸氣)와 탁기(濁氣)에 대해 듣고 싶소.

- 탁기는 음식물을 통해서 공급받는 것으로 육부에 이른다. 그리고 탁기는 하행하는 성질이 있어서 위장으로 향한다. 위장에서는 소장으로 가는데, 소장에 흘러든 탁기 중에서 청기가 만들어진다. 이 청기는 상행하는 성질이 있어서 입과 인후(咽喉)로 향한다.
- 청기는 외부에서 들어온 것이다(탁기 중에서 만들어진 청기하고는 다름). 외부로부터 흘러든 청기는 오장으로 향하는데 상행하는 성질이 있으므로 폐장으로 향한다.
- 그런데 폐장으로 흘러든 청기 중에도 탁기가 있다. 이 탁기는 하행하여 경맥을 타고 흘러 기해혈(氣海穴)에 쌓인다. 또한 오장은 대개 청기를 많이 받아들이는데, 비장만은 위장에서 탁기를 직접 받아들인다.

이상이 원문의 주요 내용이다. 한마디로 청기 안에 탁기가 있고, 또한 탁기 안에 청기가 있다. 이것을 다른 각도에서 보면 다음과 같다.

외부로부터 흘러든 청기와 소장에서 만들어진 탁기 속에 있는 청기가 폐장에서 만나 양기로 변하여 온몸으로 공급된다. 이것은 오장의 기(氣)가 된다. 또한 청기 중에서 나온 탁기는 하행하여 신장에 저장된다. 이것을 음기, 또는 정기라고 한다.

위장으로 들어간 음식물은 육부로 향하는데, 이때에 불필요한 물질은 배출되고 필요한 물질만 소장에서 청기와 탁기로 나뉜다. 여기에서 만들어진 탁기가 혈액이다. 그 혈액은 다시 위장에서 비장으로 향한다.

원문의 내용은 고전의학의 생리에 속한다. 음기와 양기는 고전의학을 배우기 위해 반드시 알아야 할 내용이므로, 다른 편도 참고하기 바란다.

陰陽淸濁 第四十

黃帝曰: 余聞十二經脈, 以應十二經水者, 其五色各異, 淸濁不同, 人之血氣若一, 應之奈何?
岐伯曰: 人之血氣, 苟能若一, 則天下爲一矣, 惡有亂者乎.
黃帝曰: 余問一人, 非問天下之衆.
岐伯曰: 夫一人者, 亦有亂氣, 天下之衆, 亦有亂人, 其合爲一耳.
黃帝曰: 願聞人氣之淸濁.
岐伯曰: 受穀者濁, 受氣者淸. 淸者注陰, 濁者注陽. 濁而淸者, 上出於咽, 淸而濁者, 則下行. 淸濁相干, 命曰亂氣.
黃帝曰: 夫陰淸而陽濁, 濁者有淸, 淸者有濁, 淸濁別之奈何?
岐伯曰: 氣之大別, 淸者上注于肺, 濁者下走于胃. 胃之淸氣, 上出于口; 肺之濁氣, 下注于經, 內積于海.
黃帝曰: 諸陽皆濁, 何陽濁甚乎?
岐伯曰: 手太陽獨受陽之濁, 手太陰獨受陰之淸; 其淸者上走空竅, 其濁者下行諸經. 諸陰皆淸, 足太陰獨受其濁.
黃帝曰: 治之奈何?
岐伯曰: 淸者其氣滑, 濁者其氣澁, 此氣之常也. 故刺陰者, 深而留之; 刺陽者, 淺而疾之; 淸濁相干者, 以數調之也.

41 / 陰陽繫日月 (음양계일월)

음양론

　고전의학의 사고방식은 자연계를 대우주로 보고 인체를 소우주로 본다. 그리고 대우주에 소우주를 대비시킨다. 일례로 자연계(중국 대륙)에 12개의 하천이 있듯이 인체에도 십이경맥이 있다고 생각한다. 또는 하늘은 양이고 땅은 음이므로 인체에서 상반신은 양, 하반신은 음이라고 생각한다.
　모든 것이 이러한 사고방식을 토대로 해서 이루어진다. 그러므로 자연계에 적합한 생활을 하면 건강하고 그렇지 못하면 질병에 걸린다고 믿는다. 자연계에는 계절의 변화가 있으므로 거기에 맞추어 건강을 유지하는 양생법을 생각해낸 것이다.
　고전의학의 치료 방법은 인체를 자연에 어떻게 조화시키느냐에 있다. 그것을 간편하게 하려고 자연과 인체를 음양으로 나누었다. 그렇게 함으로써 자연계가 음양의 균형을 유지하듯이 인체도 음양의 균형을 유지하면 건강하게 지낼 수 있다고 생각한 것이다.
　고전의학의 이러한 사고방식은 매우 편리할 뿐만 아니라 현실에도 적용할 수 있다. 한편으로는 지나치게 관념적이라는 생각도 든다. 물론 그런 느낌은 저자의 지식이 부족하기 때문이다.
　원문은 음양론에서 출발하여 십이경맥을 일(日)과 월(月)로 나누고 있다. 간략하게 정리했는데, 보다 깊이 알고 싶은 사람은 《소문》이나 《운기》를 공부하기 바란다.

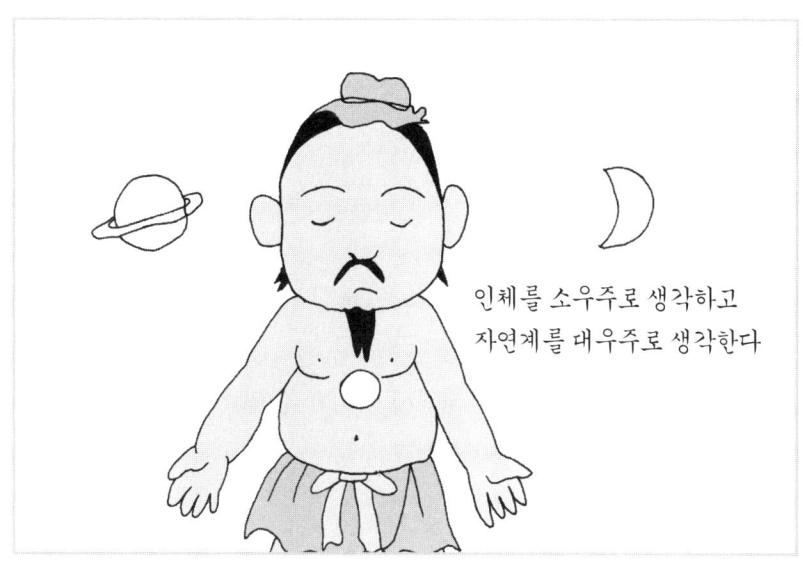

- 하늘은 양이고 땅은 음이다. 일(日)은 양이고 월(月)은 음이다. 인체에서는 허리 윗부분이 양이고 아랫부분이 음이다. 따라서 족삼음삼양(足三陰三陽)은 음이기 때문에 12개월에 맞추어 배당할 수 있다.

정월, 왼발의 족소양담경(足少陽膽經)

2월, 왼발의 족태양방광경(足太陽膀胱經)

3월, 왼발의 족양명위경(足陽明胃經)

4월, 오른발의 족양명위경(足陽明胃經)

5월, 오른발의 족태양방광경(足太陽膀胱經)

6월, 오른발의 족소양담경(足少陽膽經)

7월, 오른발의 족소음신경(足少陰腎經)

8월, 오른발의 족태음비경(足太陰脾經)

9월, 오른발의 족궐음간경(足厥陰肝經)

10월, 왼발의 족궐음간경(足厥陰肝經)

11월, 왼발의 족태음비경(足太陰脾經)

12월, 왼발의 족소음신경(足少陰腎經)

- 수삼음삼양(手三陰三陽)은 양에 속한다. 양은 일(日)이고 십간(十干)에 해당한다.

갑일(甲日), 왼손의 수소양삼초경(手少陽三焦經)

을일(乙日), 왼손의 수태양소장경(手太陽小腸經)

병일(丙日), 왼손의 수양명대장경(手陽明大腸經)

정일(丁日), 오른손의 수양명대장경(手陽明大腸經)

무일(戊日), 오른손의 수태양소장경(手太陽小腸經)

기일(己日), 오른손의 수소양삼초경(手少陽三焦經)

경일(庚日), 오른손의 수소음심경(手少陰心經)

신일(辛日), 오른손의 수태음폐경(手太陰肺經)

임일(壬日), 왼손의 수태음폐경(手太陰肺經)

계일(癸日), 왼손의 수소음심경(手少陰心經)

- 각 경맥이 배당되는 날이나 달에 맞추어 그 경맥을 치료할 때는 인체의 정기(正氣)가 그 경맥을 다스리는 시기이므로 신중하게 치료해야 한다.

陰陽繫日月 第四十一

黃帝曰: 余聞天爲陽, 地爲陰, 日爲陽, 月爲陰, 其合之於人奈何?

岐伯曰: 腰以上爲天, 腰以下爲地, 故天爲陽, 地爲陰. 故足之十二經脈, 以應十二月, 月生於水, 故在下者爲陰; 手之十指, 以應十日, 日主火, 故在上者爲陽.

黃帝曰: 合之於脈奈何?

岐伯曰: 寅者, 正月之生陽也, 主左足之少陽; 未者六月, 主右足之少陽. 卯者二月, 主左足之太陽; 午者五月, 主右足之太陽. 辰者三月, 主左足之陽明; 巳者四月, 主右足之陽明, 此兩陽合於前, 故曰陽明. 申者, 七月之生陰也, 主右足之少陰; 丑者十二月, 主左足之少陰. 酉者八月, 主右足之太陰; 子者十一月, 主左足之太陰. 戌者九月, 主右足之厥陰; 亥者十月, 主左足之厥陰. 此兩陰交盡, 故曰厥陰. 甲主左手之少陽, 己主右手之少陽. 乙主左手之太陽, 戊主右手之太陽. 丙主左手之陽明, 丁主右手之陽明. 此兩火並合, 故爲陽明. 庚主右手之少陰, 癸主左手之少陰. 辛主右手之太陰, 壬主左手之太陰. 故足之陽者, 陰中之少陽也; 足之陰者, 陰中之太陰也. 手之陽者, 陽中之太陽也; 手之陰者, 陽中之少陰也. 腰以上者爲陽, 腰以下者爲陰. 其於五藏也, 心爲陽中之太陽, 肺爲陰中之少陰, 肝爲陰中少陽, 脾爲陰中之至陰, 腎爲陰中之太陰.

黃帝曰: 以治之奈何?

岐伯曰: 正月二月三月, 人氣在左, 無刺左足之陽; 四月五月六月, 人氣在右, 無刺右足之陽, 七月八月九月, 人氣在右, 無刺右足之陰; 十月十一月十二月, 人氣在左, 無刺左足之陰.

黃帝曰: 五行以東方爲甲乙木王春, 春者蒼色, 主肝. 肝者, 足厥陰也. 今乃以甲爲左手之少陽, 不合於數何也?

岐伯曰: 此天地之陰陽也, 非四時五行之以次行也. 且夫陰陽者, 有名而無形, 故數之可十, 離之可百, 散之可千, 推之可萬, 此之謂也.

42 / 病傳 _{병 전}

치료 방법

　본 편에는 오행의 상극 관계(相克關係)에 의해서 질병이 전이(轉移)되어 일정 시기가 지나면 사망한다는 내용이 기록되어 있다. 그러나 이해하기 어려운 내용이므로, 저자가 이해하는 부분만 발췌하여 간단히 설명한다.
- 심장이 병들어 하루가 지나면 폐장으로 전이된다. 폐장에서 치료하지 않으면 사흘 뒤에는 간장으로 전이되고, 닷새 뒤에는 비장으로 전이된다. 비장으로 전이된 지 사흘 뒤에도 치료하지 않으면 사망한다.

　심장은 양의 성질을 띠는 장기이므로 열병에 걸리면 열을 더한다. 심장에 열이 차면 폐장이 건조해지는데 심하면 폐렴에 걸린다. 맥은 좌우 촌구 부위가 모두 강하게 나온다. 이런 경우에는 좀처럼 해열되지 않기에 두통과 구갈(口渴) 등의 증상이 나타나고 신열로 인해 기분이 안정되지 않는다. 이때는 수소음심경(手少陰心經)의 영도혈(靈道穴)과 수태음폐경(手太陰肺經)의 어제혈(魚際穴)을 보하면 편안해진다.
- 처음에 폐장이 병들면 사흘 뒤에는 간장으로 전이된다. 간장이 병들면 하루 만에 비장으로 전이되고, 닷새 뒤에는 위장으로 전이된다. 이 때에 치료하지 않으면 열흘 뒤에 사망한다.

　감기 등의 열병에 걸리면 초기에는 폐허증(肺虛症)으로 보고 치료한다. 하지만 사흘 정도 지나면 소양경(少陽經)에 병이 전이되어 간장과 담낭에 열이 찬다.

간장에 열이 차는 현상, 즉 간열(肝熱)이 되면 수태음폐경을 보하고 동시에 족소양담경(足少陽膽經)을 사해야 한다. 이때는 왼손 관상 부위의 맥이 강하다. 입이 쓰고 가슴과 옆구리에 통증을 느끼고 식욕부진, 한증, 열증 등의 증상이 나타난다. 간열이 비장이나 위장의 열로 변하여 변비가 생기면 중증이다.

침술 치료를 할 때는 비장을 보하고 위장을 사하는 방법으로 바꾸어야 한다. 한약 치료는 간열일 때는 시호제(柴胡劑)로 다스리지만, 비열(脾熱)이나 위열(胃熱)일 때는 대황제(大黃劑)로 다스린다.

- 처음 간장이 병들면 사흘 뒤에는 비장으로 전이된다. 비장이 병든 지 닷새 뒤에는 위장으로 전이되고, 사흘 뒤에는 신장으로 전이된다. 신장이 병든 지 사흘 뒤에는 사망한다.

출산(出産) 등으로 간장에 저장된 혈액이 부족해지면 혈액을 제어하는 비장의 기능에 이상이 생긴다. 즉 간허비실(肝虛脾實) 상태가 되어 온몸에 혈액이 부족하여 빈혈과 냉증 등의 증상이 나타난다. 또한 생리과다, 요통, 수족냉증, 그리고 변비와 설사를 교대로 한다.

맥은 전체적으로 가라앉고 세맥(細脈)과 색맥(濇脈)이 나온다. 그리고 떠있으면서 힘이 없는 경우가 많다. 특히 왼손 관상 부위의 맥이 약하다. 치료할 때는 태계혈(太谿穴), 태충혈(太衝穴), 은백혈(隱白穴)을 보한다.

- 처음 비장이 병들면 하루 만에 위장으로 전이된다. 위장이 병든 지 이틀이 지나면 신장으로 전이되고, 사흘 뒤에는 방광으로 전이된다. 그리고 열흘 뒤에는 사망한다.

비장이 허할 때는 양에 해당하는 위장에 반드시 증상이 나타난다. 비장과 위장이 병들면 후천적인 원기(영양분)가 공급되지 않으므로 가장 먼저 신장과 방광에 증상이 나타난다.

비장과 신장이 모두 허하면 정력이 약해져 쉽게 지친다. 또한 소변보기 어렵고 설사를 하고 식욕을 잃는다. 이때는 내관(內關), 음릉천(陰陵泉), 부류(復溜), 태계 등을 보한다.

이처럼 증상은 시시각각으로 변한다. 마찬가지로 병든 위치도 수시로 변하기 때문에 그 위치를 모르면 치료할 수 없다. 따라서 여러 가지 방법을 이용해서 질병의 위치를 정확하게 파악해야 한다. 그 방법 중의 하나가 오행의 상생과 상극 관계이다.

원래 질병의 위치는 음양의 관계로 나타난다. 음이 허하면 양이 실하고, 양이 허하면 음이 실하다는 식이다. 일례로 비장[陰]이 허하면 대개 위장[陽]이 실할 때의 증상이 나타난다.

이렇듯 질병의 위치는 음양의 관계로 나타나므로 신체 각부를 음양으로 구별한 것이다. 예를 들어 장기(臟器)를 음양으로 나누면 폐장과 심장은 양이고, 간장과 신장은 음이다. 또한 신장은 음 중의 음이고, 심장은 양 중의 양이다. 따라서 신장과 심장의 음양 관계에 의해 질병이 생기기도 하고, 폐장과 간장의 음양 관계에 의해 질병이 생기기도 한다.

장기와 장기의 음양 관계를 정리하면 오행의 상극 관계가 된다. 이것을 관념적으로만 받아들이면 아무런 의미가 없다. 그러나 상극 관계를 잘 이용하면 질병의 위치를 확인할 수 있고, 치료에도 많은 도움이 된다.

病傳 第四十二

黃帝曰: 余受九針于夫子, 而私覽于諸方, 或有導引行氣, 喬摩灸熨刺焫飮藥之一者, 可獨守耶, 將盡行之乎?

岐伯曰: 諸方者, 衆人之方也, 非一人之所盡行也.
黃帝曰: 此乃所謂守一勿失萬物畢者也. 今余已聞陰陽之要, 虛實之理, 傾移之過, 可治之屬, 願聞病之變化, 淫傳絶敗而不可治者, 可得聞乎?
岐伯曰: 要乎哉問. 昭乎其如日醒, 窘乎其如夜瞑, 能被而服之, 神與俱成, 畢將服之, 神自得之, 生神之理, 可著於竹帛, 不可傳於子孫.
黃帝曰: 何謂日醒?
岐伯曰: 明於陰陽, 如惑之解, 如醉之醒.
黃帝曰: 何謂夜瞑?
岐伯曰: 瘖乎其無聲, 漠乎其無形, 折毛發理, 正氣橫傾, 淫邪泮衍, 血脈傳溜, 大氣入藏, 腹痛下淫, 可以致死, 不可以致生.
黃帝曰: 大氣入藏奈何?
岐伯曰: 病先發於心, 一日而之肺, 三日而之肝, 五日而之脾, 三日不已, 死, 冬夜半, 夏日中. 病先發於肺, 三日而之肝, 一日而之脾, 五日而之胃, 十日不已, 死, 冬日入, 夏日出. 病先發於肝, 三日而之脾, 五日而之胃, 三日而之腎, 三日不已, 死, 冬日入, 夏蚤食. 病先發於脾, 一日而之胃, 二日而之腎, 三日而之膂膀胱, 十日不已, 死, 冬人定, 夏晏食. 病先發於胃, 五日而之腎, 三日而之膂膀胱, 五日而上之心, 二日不已, 死, 冬夜半, 夏日昳. 病先發於腎, 三日而之膂膀胱, 三日而上之心, 三日而之小腸, 三日不已, 死, 冬大晨, 夏蚤晡. 病先發於膀胱, 五日而之腎, 一日而之小腸, 一日而之心, 二日不已, 死, 冬雞鳴, 夏下晡. 諸病以次相傳, 如是者, 皆有死期, 不可刺也; 間一藏及二三四藏者, 乃可刺也.

43 / 淫邪發夢
음 사 발 몽

병리

본 편에는 어떤 꿈을 꾸었느냐 하는 것으로 질병의 상태를 판단하는 방법이 기록되어 있다. 따라서 임상에 응용하려면 환자가 어떤 꿈을 꾸었는지 물어보아야 한다. 흥미 있는 사람은 시험하기 바란다.

- 음기[寒氣]가 증가하여 몸이 차가운 사람은 두려움에 질려 거대한 강물을 건너는 꿈을 꾼다.
- 양기[熱氣]가 증가하여 몸에 열이 있는 사람은 화재가 발생하는 꿈을 꾼다.
- 상반신에 기가 많을 때는 하늘을 나는 꿈을 꾸고, 하반신에 기가 많을 때는 추락하는 꿈을 꾼다.
- 배고플 때는 물건을 받는 꿈을, 배부를 때는 물건을 주는 꿈을 꾼다.
- 간장의 기가 왕성할 때는 꿈속에서 화를 잘 낸다.
- 폐장의 기가 왕성할 때는 꿈속에서 잘 울거나 슬픔에 잠긴다.
- 심장의 기가 왕성할 때는 꿈속에서 잘 웃거나 두려움을 느낀다.
- 비장의 기가 왕성할 때는 꿈속에서 노래를 부르며 즐거워하거나 몸이 무거운 느낌이 든다.
- 신장의 기가 왕성할 때는 상체와 하체가 분리되는 꿈을 꾼다.

이상의 내용과 같이 각 장기의 기가 지나치게 왕성할 때는 그 부위를 사하면 낫는다.

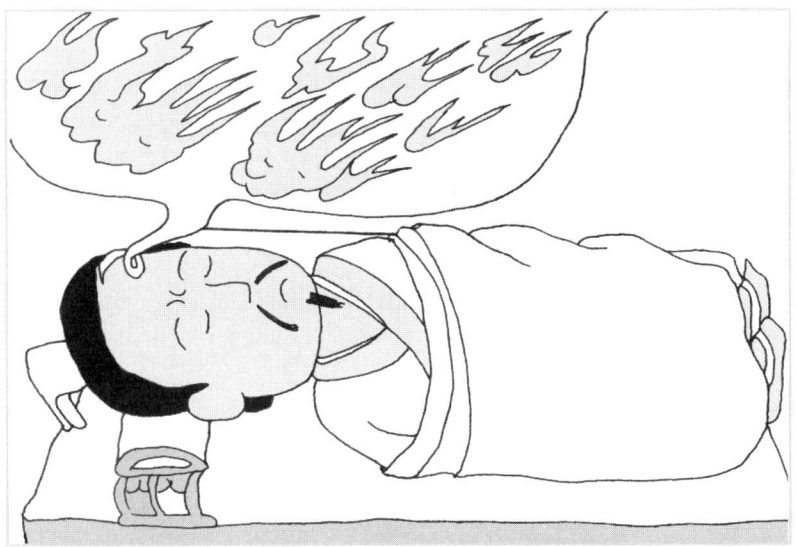

음사발몽(淫邪發夢). 양기(陽氣)가 많아 몸에 열이 있는 사람은 화재가 발생하는 꿈을 꾼다

- 심장이 허하면 산불이 나는 꿈을 꾼다.
- 폐장이 허하면 하늘을 날거나 금속하고 관련이 있는 꿈을 꾼다.
- 간장이 허하면 산림이나 수목하고 관련이 있는 꿈을 꾼다.
- 비장이 허하면 언덕이나 연못, 또는 비바람과 관련이 있는 꿈을 꾼다.
- 신장이 허하면 물에 빠진 꿈을 꾼다.
- 방광이 허하면 여행하는 꿈을 꾼다.
- 위장이 허하면 음식물을 먹는 꿈을 꾼다.
- 대장이 허하면 논밭과 관련한 꿈을 꾼다.
- 소장이 허하면 도시하고 관련이 있는 꿈을 꾼다.
- 간장이 허하면 사람하고 다투는 꿈을 꾼다.

이상의 허증(虛症)은 그 부위를 보하면 낫는다.

淫邪發夢 第四十三

黃帝曰: 願聞淫邪泮衍奈何?
岐伯曰: 正邪從外襲內, 而未有定舍, 反淫於藏, 不得定處, 與營衛俱行, 而與魂魄飛揚, 使人臥不得安而喜夢. 氣淫于府, 則有餘于外, 不足于內; 氣淫于藏, 則有餘于內, 不足于外.
黃帝曰: 有餘不足有形乎?
岐伯曰: 陰氣盛則夢涉大水而恐懼, 陽氣盛則夢大火而燔焫, 陰陽俱盛則夢相殺. 上盛則夢飛, 下盛則夢墮, 甚飢則夢取, 甚飽則夢予. 肝氣盛則夢怒, 肺氣盛則夢恐懼哭泣飛揚, 心氣盛則夢善笑恐畏, 脾氣盛則夢歌樂身體重不擧, 腎氣盛則夢腰脊兩解不屬. 凡此十二盛者, 至而瀉之立已.
厥氣客於心, 則夢見丘山煙火. 客於肺, 則夢飛揚, 見金鐵之奇物. 客於肝, 則夢山林樹木. 客於脾, 則夢見丘陵大澤, 壞屋風雨. 客於腎, 則夢臨淵, 沒居水中. 客於膀胱, 則夢游行. 客於胃, 則夢飮食. 客於大腸, 則夢田野. 客於小腸, 則夢聚邑衝衢. 客於膽, 則夢鬪訟自刳. 客於陰器, 則夢接內. 客於項, 則夢斬首. 客於脛, 則夢行走而不能前, 及居深地窌苑中. 客於股肱, 則夢禮節拜起. 客於胞䐈, 則夢溲便. 凡此十五不足者, 至而補之立已也.

44 / 順氣一日分爲四時
순기일일분위사시
오행

본 편은 하루의 아침, 점심, 저녁, 밤을 1년의 춘하추동에 적용하고, 다시 하루를 나누어 사시(四時)로 삼는다는 제목이 붙었다. 원문에 나오는 내용은 오행설에 속하는데 간단히 정리한다.

- 아침이면 인체에 기가 움직이기 시작한다. 사계절에 비유하면 봄에 해당하므로 기분이 상쾌해진다.
- 낮은 기가 왕성한 시기로 여름에 해당하고 질병을 멀리한다.
- 저녁은 기가 쇠약한 시기로 가을에 해당하고 질병이 침입하기 쉽다.
- 밤은 기가 신체 깊숙이 스며드는 시기로 겨울에 해당하고 질병에 걸리면 증상이 심하다.
- 이처럼 하루 중에서는 저녁, 1년 중에서는 가을에 질병에 걸리기 쉽다. 질병에 걸리면 하루 중에서는 밤에 그 증상이 가장 심하고, 1년 중에서는 겨울에 그 증상이 가장 심하다.
- 그러나 장기가 병든 경우에는 상극 관계로 그 질병이 전이되므로, 이런 순서로 병들지 않는다.

상극 관계로 질병이 전이되는 경우, 간장이 허하다고 하자. 간장은 하루 중에서 아침, 1년 중에서 봄에 왕성한 활동을 한다. 간장은 폐장으로부터 극을 당하므로, 폐장의 원기(元氣)가 되는 저녁과 가을에 더욱 나빠진다. 폐장이 허한 경우에는 저녁과 가을에 원기가 생긴다. 그러나 폐장은 심장으로부터 극을 당하므로, 심장의 원기가 되는 낮과 여름에 그 증상이 더욱 나빠진다.

원문에는 오장에 다섯 가지 변화가 나타나기 쉽다는 내용이 나온다. 장(臟), 색(色), 시(時), 음(音), 미(味)의 다섯 가지이다. 여기에는 각각의 치료혈도 제시되어 있는데 정리하면 다음과 같다.

- 장기가 병들면 그 경맥의 정목혈(井木穴)을 치료한다.
- 안색을 통해서 증상을 분명하게 확인할 수 있으면 형화혈(滎火穴)을 치료한다.
- 어떤 시기에 반드시 특정 부위가 병들면 그 부위가 속한 경맥의 수토혈(腧土穴)을 치료한다.
- 목소리를 통해서 병증을 분명히 알 수 있으면 그 경맥의 경금혈(經金穴)을 치료한다.
- 음식물의 맛을 극단적으로 싫어하거나 좋아하면 그 경맥의 합수혈(合水穴)을 치료한다.

원문에는 더 복잡한 기록이 나온다. 이런 내용은 다음과 같이 응용할 수 있다.

일례로 안색이 청색이라면 간장에 속하므로 족궐음간경(足厥陰肝經)의 형화혈을 치료한다. 피부가 황색이라면 비장에 속하므로 족태음비경(足太陰脾經)의 형화혈을 치료한다.

맛도 마찬가지로 응용할 수 있다. 일례로 단맛을 지나치게 많이 섭취하거나 지나치게 좋아한다고 하자. 단맛은 비장에 속하므로 족태음비경의 합수혈을 치료해야 한다.

順氣一日分爲四時 第四十四

黃帝曰: 夫百病之所始生者, 必起於燥濕寒暑風雨陰陽喜怒飲食居處, 氣合而有形, 得藏而有名, 余知其然也. 夫百病者, 多以旦慧晝安, 夕加夜甚, 何也?
岐伯曰: 四時之氣使然.
黃帝曰: 願聞四時之氣.
岐伯曰: 春生夏長, 秋收冬藏, 是氣之常也, 人亦應之, 以一日分爲四時, 朝則爲春, 日中爲夏, 日入爲秋, 夜半爲冬. 朝則人氣始生, 病氣衰, 故旦慧; 日中人氣長, 長則勝邪, 故安; 夕則人氣始衰, 邪氣始生, 故加; 夜半人氣入藏, 邪氣獨居於身, 故甚也.
黃帝曰: 有時有反者何也?
岐伯曰: 是不應四時之氣, 藏獨主其病者, 是必以藏氣之所不勝時者甚, 以其所勝時者起也.
黃帝曰: 治之奈何?
岐伯曰: 順天之時, 而病可與期. 順者爲工, 逆者爲麤.
黃帝曰: 善. 余聞刺有五變, 以主五輸, 願聞其數.
岐伯曰: 人有五藏, 五藏有五變. 五變有五輸, 故五五二十五輸, 以應五時.
黃帝曰: 願聞五變.
岐伯曰: 肝爲牡藏, 其色青, 其時春, 其音角, 其味酸, 其日甲乙. 心爲牡藏, 其色赤, 其時夏, 其日丙丁, 其音徵, 其味苦. 脾爲牝藏, 其色黃, 其時長夏, 其日戊己, 其音宮, 其味甘; 肺爲牝藏, 其色白, 其音商, 其時秋, 其日庚辛, 其味辛. 腎爲牝藏, 其色黑, 其時冬, 其日壬癸, 其音羽, 其味鹹. 是爲五變.
黃帝曰: 以主五輸奈何?
藏主冬, 冬刺井; 色主春, 春刺滎; 時主夏, 夏刺輸; 音主長夏, 長夏刺經; 味主秋, 秋刺合. 是謂五變, 以主五輸.
黃帝曰: 諸原安和以致六輸?
岐伯曰: 原獨不應五時, 以經合之, 以應其數, 故六六三十六輸.
黃帝曰: 何謂藏主冬, 時主夏, 音主長夏, 味主秋, 色主春? 願聞其故.
岐伯曰: 病在藏者, 取之井; 病變於色者, 取之滎; 病時間時甚者, 取之輸; 病變於音者, 取之經, 經滿而血者, 病在胃及以飲食不節得病者, 取之於合. 故命曰味主合. 是謂五變也.

45 外揣 외췌

논설

본 편은 황제가 의술의 강령(綱領)에 대해 묻고, 기백이 답하는 형식으로 되어 있다. 그 내용을 정리하면 다음과 같다.
- 의술은 해[日]와 달[月], 물[水]과 거울[鏡], 북의 울림하고 같다.
- 해와 달이 사물을 비추는 것을 바꿀 수 없듯이 인체의 음양 관계도 영원토록 변하지 않는다.
- 음양의 사고방식을 기초로 하여 맥진과 망진(望診)으로 진찰하면, 물과 거울에 비추듯 분명하게 질병의 상태를 알 수 있다.
- 또한 안색이나 목소리는 환자 몸속의 상태를 그대로 알려준다. 이것은 북을 치면, 즉시 소리를 내어 반응하는 것하고 같다.

外揣 第四十五

黃帝曰: 余聞九針九篇, 余親受其調, 頗得其意. 夫九針者, 始於一而終於九, 然未得其要道也. 夫九針者, 小之則無內, 大之則無外, 深不可爲下, 高不可爲蓋, 恍惚無窮, 流溢無極, 余知其合於天道人事四時之變也, 然余願雜之毫毛, 渾束爲一, 可乎?
岐伯曰: 明乎哉問也, 非獨針道焉, 夫治國亦然.
黃帝曰: 余願聞針道, 非國事也.

岐伯曰: 夫治國者, 夫惟道焉, 非道, 何可小大深淺, 雜合而爲一乎.
黃帝曰: 願卒聞之.
岐伯曰: 日與月焉, 水與鏡焉, 鼓與響焉. 夫日月之明, 不失其影, 水鏡之察, 不失其形, 鼓響之應, 不後其聲, 動搖則應和, 盡得其情.
黃帝曰: 窘乎哉! 昭昭之明不可蔽. 其不可蔽, 不失陰陽也. 合而察之, 切而驗之, 見而得之, 若淸水明鏡之不失其形也. 五音不彰, 五色不明, 五藏波蕩, 若是則內外相襲, 若鼓之應桴, 響之應聲, 影之似形. 故遠者司外揣內, 近者司內揣外, 是謂陰陽之極, 天地之蓋, 請藏之靈蘭之室, 弗敢使泄也.

46 / 五變
오 변
병리

본 편에는 다섯 종류의 질병 변화에 관한 내용이 기록되어 있다.

황제: 사람이 병드는 이유는 풍(風), 한(寒), 서(暑), 습(濕), 조(燥) 등의 사기가 주리(腠理)에 침입했기 때문이라고 들었소. 그러나 바람을 쐰다고 해서 모두 질병에 걸리는 것은 아니오. 설령 병에 걸려도 사람에 따라 비병(痺病)을 앓거나 한열병(寒熱病)을 앓기도 하오. 그 이유는 무엇이오?

소유(少俞): 하늘의 풍, 한, 서, 습, 조는 사람에게 질병을 일으키려고 존재하는 것은 아닙니다. 사람이 섭생을 올바르게 하지 못하고 신체 각 부위의 활동력을 스스로 떨어뜨렸기에 질병에 걸리는 것입니다. 그리고 활동력이 떨어진 부위는 사람에 따라 다르므로 같은 바람을 쐬어도 서로 다른 질병이 생기는 것입니다.

황제: 풍사(風邪)의 침입을 받아서 쉴 새 없이 땀을 흘리는 사람이 있소. 그 이유는 무엇이오?

소유: 그런 사람은 기육(肌肉)이 약하고 피부가 옥죄이기 때문에 풍사가 쉽게 침입하는 것입니다. 그런 사람의 근육은 힘이 없고 살갗도 선명하지 않습니다.

황제: 몸속에 열이 차서 입이 마르고 몸이 야위는 소단병(消癉病)은, 왜

걸리는 것이오?

소유: 피부가 얇고 눈이 긴 사람은 기가 강하고 화를 잘 냅니다. 화를 내면 기가 거꾸로 흘러서 가슴속에 고이는데, 그렇게 되면 혈액 순환이 나빠져 열이 가득 차게 됩니다. 그런 이유로 소단병이 생기는 것입니다.

황제: 발열과 오한을 동반한 질병에 걸리는 사람은 어떤 사람이오?

소유: 골격이 작고 근육이 별로 없는 사람이 그런 질병에 자주 걸립니다.

황제: 비병에 걸리기 쉬운 사람은 어떤 사람이오?

소유: 피부가 느슨하고 기육이 물렁물렁한 사람이 비병에 잘 걸립니다.

황제: 적취병(積聚病)은 왜 생기는 것이오?

소유: 피부가 얇고 윤기가 없으며 기육이 물렁한 사람은 위장이 약합니다. 이런 사람이 냉기를 쐬거나 음식물을 잘못 섭취하면 위장 안에 적(積: 덩어리가 움직이지 않음)과 취(聚: 덩어리가 여기저기 옮겨다님)가 생겨서 적취병에 잘 걸립니다.

五變 第四十六

黃帝問於少兪曰: 余聞百疾之始期也, 必生於風雨寒暑, 循毫毛而入腠理, 或復還, 或留止, 或爲風腫汗出, 或爲消癉, 或爲寒熱, 或爲留痺, 或爲積聚, 奇邪淫溢, 不可勝數, 願聞其故. 夫同時得病, 或病此, 或病彼, 意者天之爲人生風乎, 何其異也?

少兪曰: 夫天之生風者, 非以私百姓也, 其行公平正直, 犯者得之, 避者得無殆, 非求人而人自犯之.

黃帝曰: 一時遇風, 同時得病, 其病各異, 願聞其故.

少兪曰: 善乎其問! 請論以比匠人. 匠人磨斧斤礪刀, 削斲材木, 木之陰陽, 尙有堅脆, 堅者不入, 脆者皮弛, 至其交節, 而缺斤斧焉. 夫一木之中, 堅脆不同, 堅者則剛, 脆者易傷, 況其材木之不同, 皮之厚薄, 汁之多少, 而各異耶. 夫木之蚤花先生葉者, 遇春霜烈風, 則花落而葉萎. 久曝大旱, 則脆木薄皮者, 枝條汁少而葉萎. 久陰淫雨, 則薄皮多汁者, 皮漬而漉. 卒風暴起, 則剛脆之木, 枝折杌傷. 秋霜疾風, 則剛脆之木, 根搖而葉落. 凡此五者, 各有所傷, 況於人乎!

黃帝曰: 以人應木奈何?

少兪答曰: 木之所傷也, 皆傷其枝, 枝之剛脆而堅, 未成傷也. 人之有常病也, 亦因其骨節皮膚腠理之不堅固者, 邪之所舍也, 故常爲病也.

黃帝曰: 人之善病風厥漉汗者, 何以候之?

少兪答曰: 肉不堅, 腠理疏, 則善病風.

黃帝曰: 何以候肉之不堅也?

少兪答曰: 䐃肉不堅而無分理, 理者麤理, 麤理而皮不致者, 腠理疏. 此言其渾然者.

黃帝曰: 人之善病消癉者, 何以候之?

少兪答曰: 五藏皆柔弱者, 善病消癉.

黃帝曰: 何以知五藏之柔弱也?

少兪答曰: 夫柔弱者, 必有剛强, 剛强多怒, 柔者易傷也.

黃帝曰: 何以候柔弱之與剛强?

少兪答曰: 此人薄皮膚而目堅固以深者, 長衝直揚, 其心剛, 剛則多怒, 怒則氣上逆, 胸中蓄積, 血氣逆留, 臗皮充肌, 血脈不行, 轉而爲熱, 熱則消肌膚, 故爲消癉, 此言其人暴剛而肌肉弱者也.

黃帝曰: 人之善病寒熱者, 何以候之?

少兪答曰: 小骨弱肉者, 善病寒熱.

黃帝曰: 何以候骨之小大, 肉之堅脆, 色之不一也.

少兪答曰: 顴骨者, 骨之本也. 顴大則骨大, 顴小則骨小. 皮膚薄而其肉無䐃, 其臂懦懦然, 其地色殆然, 不與其天同色, 污然獨異, 此其候也. 然後臂薄者, 其髓不滿, 故善病寒熱也.

黃帝曰: 何以候人之善病痺者?

少兪答曰: 麤理而肉不堅者, 善病痺.

黃帝曰: 痺之高下有處乎?

少兪答曰: 欲知其高下者, 各視其部.
黃帝曰: 人之善病腸中積聚者, 何以候之?
少兪答曰: 皮膚薄而不澤, 肉不堅而淖澤, 如此則腸胃惡, 惡則邪氣留止, 積聚乃傷. 脾胃之間, 寒溫不次, 邪氣稍至; 稽積留止, 大聚乃起.
黃帝曰: 余聞病形, 已知之矣, 願聞其時.
少兪答曰: 先立其年, 以知其時, 時高則起, 時下則殆, 雖不陷下, 當年有衝通, 其病必起, 是謂因形而生病, 五變之紀也.

47 / 本藏 _{본 장}

생리와 진단

본 편에는 매우 중요한 내용이 기록되어 있다. 당장이라도 임상에 응용할 수 있는 내용이다. 우선 고전의학에 생리에 관한 내용부터 정리한다.

- 경맥(經脈): 경맥은 기혈을 순환시키고, 신체 음양의 상태를 조화시키고, 근육과 뼈를 윤택하게 하고, 관절의 활동을 원활하게 한다. 바꾸어 말하면 혈액이 정상적인 상태일 때는 경맥의 흐름이 방해받지 않으므로 영기(榮氣)도 음양의 부위를 빠짐없이 순환하므로 근육과 뼈가 충분히 활동한다.
- 위기(衛氣): 위기는 기육을 따뜻하게 하고, 피부를 윤택하게 만들고, 땀의 작용을 적당하게 조절한다. 그런 활동에 의해 외부로부터 몸을 보호한다.
- 지의(志意): 지의는 간장, 심장, 폐장, 신장의 활동을 원활하게 하고, 체온을 조절하고, 정신을 안정시킨다. 따라서 지의가 안정되면 육부가 활발하게 움직이며 음식물을 소화, 흡수한다. 또한 오장의 기도 안정되므로 질병이 침입하지 못한다.

하지만 이렇듯 정신이 안정되고 위기와 경맥의 흐름이 충분할 때도 질병에 걸리기도 한다. 황제는 그 이유를 기백에게 묻는다. 그러자 기백은 오장의 체질이 변해서 질병에 걸리는 것이라고 설명한다. 오장의 체질 변화란 다음과 같다.

- 장기의 크고 작음.
- 장기 위치의 높고 낮음.
- 장기의 강하고 허약함.
- 장기의 형태가 단정한가, 변형되어 있는가.

원문에는 장기의 크고 작음에 따라 어떤 종류의 질병에 잘 걸리고, 어떤 증상이 나타나는지 나온다. 또한 장기의 크고 작음을 구별하는 방법과 오장과 육부의 관계도 기록되어 있다.

심장

심장의 병증
- 심장이 작으면 외사가 침입하기 어렵지만 근심 같은 정신적 영향에 의해서 병들기 쉽다.
- 심장이 크면 정신적 영향 때문에 질병에 걸리는 경우는 드물지만 외사에 의해 병들기 쉽다.
- 심장의 위치가 높으면 폐장을 압박하기 때문에 가슴이 답답하고 건망증이 심하다.
- 심장의 위치가 낮으면 한사(寒邪)가 침입하기 쉬우며, 두려움을 잘 느낀다.
- 심장이 튼튼하면 정신이 안정된다.
- 심장이 약하면 신체에 열이 쌓이기 쉽고, 그 때문에 몸이 야윈다.
- 심장이 단정하면 외사가 침입하기 어렵다.
- 심장이 변형되면 정신이 불안정하여 무슨 일에나 산만하다.

구별하는 방법
- 미간(眉間)의 피부가 적색이고 결이 가늘면 심장이 작고, 결이 크면 심장이 크다.
- 늑골 검상돌기(劍狀突起: 가슴뼈 아래쪽에 튀어나온 뼈)를 확인하기 어려우면 심장의 위치가 높다.
- 검상돌기가 작고 앞쪽으로 돌출되어 있으면 심장의 위치가 낮다.
- 검상돌기가 길면 심장이 튼튼하다.
- 검상돌기가 짧으면 심장이 약하다.
- 검상돌기가 곧으면 심장이 단정하다.
- 검상돌기가 한쪽으로 굽으면 심장이 변형되어 있다.

심장과 소장의 관계
- 심장과 소장은 표리 관계이고, 이들의 활동은 맥을 통해서 알 수 있다.
- 피부가 두꺼우면 맥관(脈管: 몸속에서 체액이 흐르는 관)의 벽과 소장의 벽도 두껍다.
- 피부가 얇으면 맥관의 벽과 소장의 벽이 모두 얇다.
- 피부가 이완되면 맥관도 이완되고 소장이 크고 길다.
- 피부가 얇고 맥관도 작으면 소장이 작고 짧다.
- 신체 각 부위의 맥관이 굽으면 소장의 활동이 나쁘다.

폐장

폐장의 병증
- 폐장이 작으면 천식 증상이 생긴다.

- 폐장이 크면 가슴속과 인후(咽喉)에 무엇인가 가득 찬 듯한 느낌이 들고 혈액이 역류하기 쉽다.
- 폐장의 위치가 높으면 어깨로 숨을 쉬거나 기침을 자주 한다.
- 폐장의 위치가 낮으면 위장을 압박하기 때문에 옆구리에 통증을 자주 느낀다.
- 폐장이 튼튼하면 호흡곤란과 기침 등의 증상이 좀처럼 생기지 않는다.
- 폐장이 약하면 열이 쌓이기 쉽다.
- 폐장이 단정하면 원기(元氣)가 있다.
- 폐장이 변형되면 가슴 한쪽에 통증을 느끼기 쉽다.

구별하는 방법
- 피붓결이 가늘면 폐장이 작다.
- 피붓결이 거칠면 폐장이 크다.
- 어깨가 넓고 가슴이 튀어나오고 목이 들어가면 폐장의 위치가 높다.
- 가슴이 삼각형 형태이면 폐장의 위치가 낮다.
- 등, 어깨, 가슴의 균형이 잘 잡혔고 근육이 붙으면 폐장이 튼튼하고 단정하다.
- 등, 어깨, 가슴의 균형이 나쁘고 근육이 없으면 폐장이 약하고, 옆구리가 한쪽으로 치우치면 폐장이 변형되어 있다.

폐장과 대장의 관계
- 폐장과 대장은 표리 관계고, 이들의 활동은 피부를 통해서 알 수 있다.
- 피부가 두꺼우면 대장의 벽이 두껍다.
- 피부가 얇으면 대장의 벽이 얇다.

- 피부가 이완되고 배가 크면 대장이 크고 길다.
- 피부가 긴장되면 대장이 긴장되고 짧다.
- 피부가 부드러우면 대장의 활동이 좋다.
- 피부와 기육[皮下脂肪]을 구별하기 어려우면 대장의 활동이 나쁘다.

간장

간장의 병증
- 간장이 작으면 옆구리 아래쪽에 질병이 걸리지 않는다.
- 간장이 크면 위장을 압박하기 때문에 옆구리 아래쪽에 통증을 잘 느낀다.
- 간장의 위치가 높으면 위장의 분문(噴門: 위와 식도가 연결되는 국부) 부위를 압박하므로 옆구리가 아프고 천식 증상이 생기기 쉽다.
- 간장의 위치가 낮으면 위장을 압박하므로 옆구리 아래쪽이 비어 병을 일으키는 사기가 침입하기 쉽다.
- 간장이 튼튼하면 사기가 침입하기 어렵다.
- 간장이 약하면 열이 차기 쉽다.
- 간장이 단정하면 사기가 침입하기 어렵다.
- 간장이 변형되면 옆구리 아래에 통증을 잘 느낀다.

구별하는 방법
- 미간의 색이 청색이고 결이 가는 사람은 간장이 작고, 결이 거친 사람은 크다.
- 가슴이 넓은 사람은 간장의 위치가 높고, 양쪽 옆구리가 좁은 사람은

낮다.
- 가슴, 옆구리, 배가 균형을 이루면 간장이 튼튼하고 단정하다.
- 늑골이 빈약한 사람은 간장이 약하다.
- 늑골 한쪽이 튀어나온 사람은 간장이 변형되어 있다.

간장과 담낭의 관계
- 간장과 담낭은 표리 관계고, 이들의 상태는 손톱을 통해서 알 수 있다.
- 손톱이 두껍고 황색을 띤 사람은 담낭의 벽도 두껍다.
- 손톱이 얇고 홍색을 띤 사람은 담낭의 벽도 얇다.
- 손톱이 단단하고 청색을 띤 사람은 담낭이 긴장되기 쉽다.
- 손톱이 부드럽고 적색인 사람은 담낭이 이완되기 쉽다.
- 손톱이 바르게 나고 백색을 띤 사람은 담즙이 잘 나온다.
- 손톱이 울퉁불퉁하고 흑색을 띤 사람은 담즙이 적다.

비장

비장의 병증
- 비장이 작고 견고하고 단정하면 좀처럼 질병에 걸리지 않는다.
- 비장이 크고 변형되고 높은 위치에 있으면 옆구리가 긴장되어 옥죄이기 쉽다. 또한 빠르게 걷지 못한다.
- 비장이 약하면 내부에 열이 차기 쉽다.

구별하는 방법
- 콧등에서 콧방울까지의 피부가 황색을 띠고 결이 가는 사람은 비장이

작고, 결이 거친 사람은 크다.
- 입술이 말려 올라간 사람은 비장의 위치가 높고, 처진 사람은 낮다.
- 입술 모양이 단정한 사람은 비장이 단정하고, 구부러진 사람은 변형되어 있다.

비장과 위장의 관계
- 비장과 위장은 표리 관계이고, 이들의 상태는 기육으로 알 수 있다.
- 기육이 풍만한 사람은 위장이 튼튼하다.
- 기육이 빈약한 사람은 위장이 작고 약하며, 아래로 처져서 대소변을 배설하기 어렵다.
- 기육에 탄력이 없는 사람은 위장이 이완되고, 기육이 단단한 사람은 긴장되기 쉽다.

신장

신장의 병증
- 신장이 작고 견고하며 단정한 사람은 튼튼하다.
- 신장의 위치가 높거나 낮은 사람, 또는 크거나 변형된 사람은 등, 허리, 엉덩이 부위에 통증이 생기기 쉽다.
- 신장이 약하면 내부에 열이 차기 쉽다.

구별하는 방법
- 귀가 흑색이고 피붓결이 가는 사람은 신장이 작고, 결이 거친 사람은 크다.

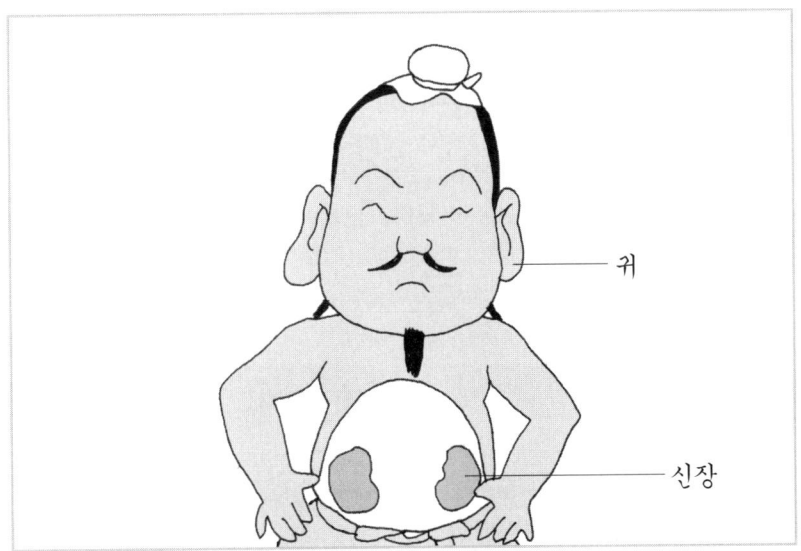

귀가 큰 사람은 신장이 튼튼하다

- 귀 위치의 높낮음과 신장 위치의 높낮음은 비례한다.
- 귓불이 큰 사람은 신장이 튼튼하고, 빈약한 사람은 약하다.
- 좌우 귀의 모양이 불균형한 사람은 신장의 모양도 변형되어 있다.

신장과 방광, 삼초의 관계
- 신장은 방광과 삼초하고 표리 관계이고, 이들의 상태는 골격과 체모로 알 수 있다.
- 피붓결이 가늘고 두꺼운 사람은 삼초와 방광의 껍질도 두껍다.
- 피붓결이 거칠고 얇은 사람은 삼초와 방광의 껍질도 얇다.
- 체모가 적은 사람은 삼초와 방광이 긴장하고, 소변의 배설 작용이 어렵다.

- 체모가 많은 사람은 소변의 배설 작용이 좋다.

 이상의 원문 내용을 그대로 임상에 응용하기 바란다. 망진(望診)을 이용해서 체질을 구별하는 데에 도움이 될 것이다. 피붓결이 거칠거나 가는 것은 실제로 자연스럽게 구별할 수 있다.

本藏 第四十七

黃帝問於岐伯曰: 人之血氣精神者, 所以奉生而周於性命者也. 經脈者, 所以行血氣而營陰陽, 濡筋骨, 利關節者也. 衛氣者, 所以溫分肉, 充皮膚, 肥腠理, 司關闔者也. 志意者, 所以御精神, 收魂魄, 適寒溫, 和喜怒者也. 是故血和則經脈流行, 營復陰陽, 筋骨勁強, 關節淸利矣. 衛氣和則分肉解利, 皮膚調柔, 腠理致密矣. 志意和則精神專直, 魂魄不散, 悔怒不起, 五藏不受邪矣. 寒溫和則六府化穀, 風痺不作, 經脈通利, 肢節得安矣. 此人之常平也. 五藏者, 所以藏精神血氣魂魄者也. 六府者, 所以化水穀而行津液者也. 此人之所以具受於天也, 無愚智賢不肖, 無以相倚也. 然有其獨盡天壽, 而無邪僻之病, 百年不衰, 雖犯風雨卒寒大暑, 猶有弗能害也; 有其不離屏蔽室內, 無忧惕之恐, 然猶不免於病, 何也? 願聞其故.
岐伯對曰: 窘乎哉問也! 五藏者, 所以參天地, 副陰陽, 而運四時, 化五節者也. 五藏者, 固有小大高下堅脆端正偏傾者; 六府亦有小大長短厚薄結直緩急. 凡此二十五者, 各不同, 或善或惡, 或吉或凶, 請言其方. 心小則安, 邪弗能傷, 易傷以憂; 心大則憂不能傷, 易傷於邪. 心高則滿於肺中, 悗而善忘, 難開以言; 心下則藏外, 易傷於寒, 易恐以言. 心堅則藏安守固; 心脆則善病消癉熱中. 心端正則和利難傷; 心偏傾則操持不一, 無守司也. 肺小則少飮, 不病喘喝; 肺大則多飮, 善病胸痺喉痺逆氣. 肺高則上氣肩息咳; 肺下則居賁迫肺, 善脅下痛. 肺堅則不病咳上氣; 肺脆則苦病消癉易傷. 肺端正則和利難傷; 肺偏傾則胸偏痛也. 肝小則藏安, 無脅下之病; 肝大則逼胃迫咽, 迫咽則苦膈中, 且脅下痛. 肝高則上支賁, 切脅悗, 爲息賁; 肝下則逼胃, 脅下空, 脅下空則易受邪. 肝堅則藏安難傷; 肝脆則善病消癉易傷. 肝端正則和利難傷; 肝偏傾則脅下痛也. 脾小則藏安, 難傷於邪也; 脾大則苦湊眇而痛, 不能疾行. 脾高則眇引季脅而痛; 脾下則下加於大腸, 下加於大腸則藏苦受邪. 脾堅則藏安難傷; 脾脆則善病消癉易傷. 脾端正則和利難傷; 脾偏傾則善滿善脹也. 腎小則藏安難傷; 腎大則善病腰痛, 不可以俛仰, 易傷以邪. 腎高則苦背膂痛, 不可以俛仰; 腎下則腰尻痛, 不可以俛仰, 爲狐疝. 腎堅則不病腰背痛; 腎脆則善病消癉易傷. 腎端正則和利難傷; 腎偏傾則苦腰尻痛也. 凡此二十五變者, 人之所苦常病.

黃帝曰: 何以知其然也?

岐伯曰: 赤色小理者心小, 麤理者心大. 無髃骬者心高, 髃骬小短擧者心下. 髃骬長者心下堅, 髃骬弱小以薄者心脆. 髃骬直下不擧者心端正, 髃骬倚一方者心偏傾也. 白色小理者肺小, 麤理者肺大. 巨肩反膺陷喉者肺高, 合腋張脅者肺下. 好肩背厚者肺堅, 肩背薄者肺脆. 背膺厚者肺端正, 脅偏疏者肺偏傾也. 靑色小理者肝小, 麤理者肝大. 廣胸反骹者肝高, 合脅兔骹者肝下. 胸脅好者肝堅, 脅骨弱者肝脆. 膺腹好相得者肝端正, 脅骨偏擧者肝偏傾也. 黃色小理者脾小, 麤理者脾大. 揭脣者脾高, 脣下縱者脾下. 脣堅者脾堅, 脣大而不堅者脾脆. 脣上下好者脾端正, 脣偏擧者脾偏傾也. 黑色小理者腎小, 麤理者腎大. 高耳者腎高, 耳後陷者腎下. 耳堅者腎堅, 耳薄不堅者腎脆. 耳好前居牙車者腎端正, 耳偏高者腎偏傾也. 凡此諸變者, 持則安, 減則病也.

帝曰: 善. 然非余之所問也. 願聞人之有不可病者, 至盡天壽, 雖有深憂大恐, 忧惕之志, 猶不能減也, 甚寒大熱, 不能傷也; 其有不離屛蔽室內, 又無忧惕之恐, 然不免於病者, 何也? 願聞其故.

岐伯曰: 五藏六府, 邪之舍也, 請言其故. 五藏皆小者, 少病, 苦燋心, 大愁憂; 五藏皆大者, 緩於事, 難使以憂. 五藏皆高者, 好高擧措; 五藏皆下者, 好出人下. 五藏皆堅者, 無病; 五藏皆脆者, 不離於病. 五藏皆端正者, 和利得人心; 五藏皆偏傾者, 邪心而善盜, 不可以爲人平, 反復言語也.

黃帝曰: 願聞六府之應.

岐伯答曰: 肺合大腸, 大腸者, 皮其應. 心合小腸, 小腸者, 脈其應. 肝合膽, 膽者, 筋其應. 脾合胃, 胃者, 肉其應. 腎合三焦膀胱, 三焦膀胱者, 腠理毫毛其應.

黃帝曰: 應之奈何?

岐伯曰: 肺應皮. 皮厚者大腸厚, 皮薄者大腸薄. 皮緩腹裏大者大腸大而長, 皮急者大腸急而短. 皮滑者大腸直, 皮肉不相離者大腸結. 心應脈, 皮厚者脈厚, 脈厚者小腸厚; 皮薄者脈薄, 脈薄者小腸薄. 皮緩者脈緩, 脈緩者小腸大而長; 皮薄而脈衝小者, 小腸小而短. 諸陽經脈皆多紆屈者, 小腸結. 脾應肉, 肉䐃堅大者胃厚, 肉䐃麼者胃薄. 肉䐃小而麼者胃不堅; 肉䐃不稱身者胃下, 胃下者下管約不利. 肉䐃不堅者胃緩, 肉䐃無小裏累者胃急. 肉䐃多少裏累者胃結, 胃結者上管約不利也. 肝應爪, 爪厚色黃者膽厚, 爪薄色紅者膽薄. 爪堅色靑者膽急, 爪濡色赤者膽緩. 爪直色白無約者膽直, 爪惡色黑多紋者膽結也. 腎應骨, 密理厚皮者三焦膀胱厚, 麤理薄皮者三焦膀胱薄. 疏腠理者三焦膀胱緩, 皮急而無毫毛者三焦膀胱急. 毫毛美而麤者三焦膀胱直, 稀毫毛者三焦膀胱結也.
黃帝曰: 厚薄美惡皆有形, 願聞其所病.
岐伯答曰: 視其外應, 以知其內藏, 則知所病矣.

48 / 禁服 금복

인영맥구진법

    인영맥구진에 대해서는 《소문》의 〈육절장상론〉, 《영추》의 〈종시〉와 〈오색〉, 그리고 본 편에 기록되어 있다. 하지만 이 책에 앞서 출간된 《소문》에서는 인영맥구진에 관해서는 생략했고, 〈종시〉에서도 소개하지 않았기 때문에 여기에서 모두 정리하기로 한다.

    인영맥구진이란, 인영혈(人迎穴)의 맥동과 맥구부(脈口部: 촌구, 관상, 척중 등으로 구별할 수 없는 촌구 부위 전체)하고 비교되는 맥진법이다.

    인영부는 족양명위경(足陽明胃經)이 흐르는 부위이다. 족양명위경은 양기가 많은 경맥이므로 몸 전체의 양기를 확인할 수 있다. 반면 맥구부는 수태음폐경(手太陰肺經)이 흐르는 부위이므로 몸 전체의 음기를 확인할 수 있다(그림 참조).

    다음으로 양기가 순환하는 양경(陽經)이 여섯 개, 음기가 순환하는 음경(陰經)이 여섯 개 있는데, 인영부와 맥구부의 맥동을 비교하여 어느 양경의 기가 왕성하고(또는 허하고), 어느 음경의 기가 허한지(또는 왕성한지) 확인한다.

    이것이 인영맥구진인데, 원문에는 다음과 같이 기록되어 있다.
- 인영부의 맥이 맥구의 맥보다 한 배가 클 때는 질병이 족소양담경(足少陽膽經)에 있다. 만약 맥이 빠르면 질병은 수소양삼초경(手少陽三

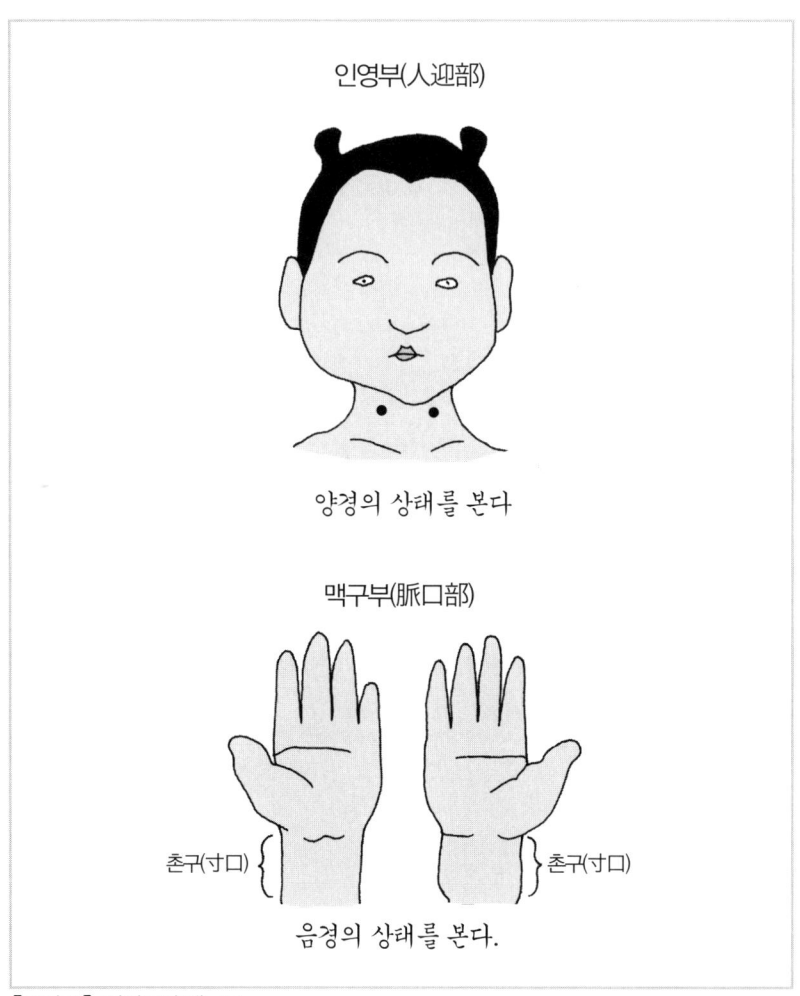

【그림 15】 인영부와 맥구부

焦經)에 있다.

이때는 치료를 하루 한 차례 하는데, 소양경의 두 부위를 사하고 궐음경의 한 부위를 보한다.

[표 4] 인영맥구진표

맥 부	인영이 맥구보다 클 때[陽氣大]					
배 수	한 배		두 배		세 배	
맥 상		조(噪)		조(噪)		조(噪)
치료경락	족소양담경	수소양삼초경	족태양방광경	수태양소장경	족양명위경	수양명대장경
보 사	2사	2사	2사	2사	2사	2사
치료경락	족궐음간경	수궐음심포경	족소음신경	수소음심경	족태음비경	수태음폐경
보 사	1보	1보	1보	1보	1보	1보
치료 횟수	1일 1회	1일 1회	2일 1회	2일 1회	1일 2회	1일 2회
맥 부	인영이 맥구보다 클 때[陽氣大]					
배 수	한 배		두 배		세 배	
맥 상		조(噪)		조(噪)		조(噪)
치료경락	족궐음간경	수궐음심포경	족소음신경	수소음심경	족태음비경	수태음폐경
보 사	1사	1사	1사	1사	1사	1사
치료경락	족소양담경	수소양삼초경	족태양방광경	수태양소장경	족양명위경	수양명대장경
보 사	2보	2보	2보	2보	2보	2보
치료 횟수	1일 1회	1일 1회	2일 1회	2일 1회	1일 2회	1일 2회

이러한 기록을 표로 정리해 보았다(【표 4】참조).

그리고 한 배를 일성(一盛), 맥구가 촌구라는 기록도 있다. 이 인영맥구진을 임상에 응용하는 사람은 많이 있지만, 다음과 같은 문제가 있다.

첫째, 인영과 맥구를 비교할 때는 모두 좌우에 맥 부위가 있으므로, 인영과 맥구의 좌우를 먼저 비교한 뒤에 맥의 폭을 비교한다는 것이다. 일례로 인영부는 왼손 맥의 폭이 넓고, 맥구부는 오른손이 넓은 경우도 있다. 이때는 인영 왼손 맥의 폭과 맥구 오른손 맥의 폭을 비교한다.

둘째, 배(倍)의 의미인데 이것을 맥박의 힘이라고 생각하는 사람과 맥관의 폭이라고 생각하는 사람이 있다. 인영맥구진을 임상에 응용하는 사람은 맥의 폭이라고 생각한다.

셋째, 한 배의 의미도 문제가 있다. 인영이 맥구보다 한 배가 크다고 할 때에 맥구를 1로 보고 인영을 2로 보아야 하는지, 아니면 맥구가 1이면 인영은 1.5라고 보아야 하는지, 또는 인영과 맥구가 모두 1이라는 뜻인지 여러 가지 설이 있다.

넷째, 다음에 조맥(躁脈)일 때는 손의 경락을 치료한다고 되어 있다. 그런데 조맥을 맥박의 수가 80회 이상인 경우라고 정하는 사람도 있다. 그러나 조맥은 맥박의 수가 많을 뿐만 아니라 거친 맥이라고 생각할 수도 있다. 또한 맥으로 기혈의 상태를 살피는 것이므로 조맥일 때는 기혈이 빠르고 거친 상태, 질병의 진행이 빠른 상태라고도 생각할 수 있다. 따라서 맥박수만 가지고 손의 경락에 얽매일 필요는 없다. 기혈이 빠르고 거친 상태라면, 설령 맥이 느려도 손의 경락을 이용해야 한다. 반대로 맥박 수가 많아도 발의 경락을 치료하는 경우도 많다.

인영부를 통해서 양기의 상태를 살피고, 맥구부를 통해서 음기의 상태를 살피는 것이 인영맥구진의 목적이다. 그것을 통해서 음기와 양기의 불균형이 어느 부위(경락)에 존재하는지 확인한 뒤에 보사를 한다. 따라서 한 배이든 두 배이든, 두 번 사하든 한 번 보하든, 그 기준을 제시하는 정도라고 생각하는 것이 바람직하다. 그렇게 받아들이면 인영맥구진을 편안한 마음으로 활용할 수 있다.

단 저자는 다음과 같은 경우에 인영맥구진을 참고한다.

인영맥구진은 양경과 음경의 균형을 확인할 때는 매우 편하다. 하지만 질병이 더욱 깊어져 장기와 장기의 음양 관계에 의해 질병이 생긴 경우에는 참고할 수 없다. 일례로 폐허간실증(肺虛肝實症), 신허심실증(腎虛心實症) 등의 상극 관계에 의해 질병이 생긴 경우가 여기에 해당한다.

그리고 한 배, 두 배를 맥의 폭이라고 생각하는 것이 바람직하다. 그렇게 해서 인영과 맥구의 맥이 모두 강하면 [표 4]처럼 보사를 하지만, 모두 약한 경우에는 음양의 두 경맥도 보한다.

禁服 第四十八

雷公問於黃帝曰: 細子得受業, 通於九針六十篇, 旦暮勤服之, 近者編絶, 久者簡垢, 然尙諷誦弗置, 未盡解於意矣. 外揣言渾束爲一, 未知所謂也. 夫大則無外, 小則無內, 大小無極, 高下無度, 束之奈何? 士之才力, 或有厚薄, 智慮褊淺, 不能博大深奧, 自强於學若細子, 細子恐其散於後世, 絶於子孫, 敢問約之奈何?
黃帝曰: 善乎哉問也! 此先師之所禁, 坐私傳之也, 割臂歃血之盟也, 子若欲得之, 何不齋乎.
雷公再拜而起曰: 請聞命於是也. 乃齋宿三日而請曰: 敢問今日正陽, 細子願以受盟.
黃帝乃與俱入齋室, 割臂歃血.
黃帝親祝曰: 今日正陽, 歃血傳方, 有敢背此言者, 反受其殃.
雷公再拜曰: 細子受之.
黃帝乃左握其手, 右授之書曰: 愼之愼之, 吾爲子言之, 凡刺之理, 經脈爲始, 營其所行, 知其度量, 內刺五藏, 外刺六府, 審察衛氣, 爲百病母, 調其虛實, 虛實乃止, 瀉其血絡, 血盡不殆矣.

雷公曰: 此皆細子之所以通, 未知其所約也.
黃帝曰: 夫約方者, 猶約囊也, 囊滿而弗約, 則輸泄, 方成弗約, 則神與弗俱.
雷公曰: 願爲下材者, 勿滿而約之.
黃帝曰: 未滿而知約之以爲工, 不可以爲天下師.
雷公曰: 願聞爲工.
黃帝曰: 寸口主中, 人迎主外, 兩者相應, 俱往俱來, 若引繩大小齊等. 春夏人迎微大, 秋冬寸口微大, 如是者名曰平人. 人迎大一倍於寸口, 病在足少陽, 一倍而躁, 在手少陽. 人迎二倍, 病在足太陽, 二倍而躁, 在手太陽. 人迎三倍, 病在足陽明, 三倍而躁, 病在手陽明. 盛則爲熱, 虛則爲寒, 緊則爲痛痺, 代則乍甚乍間. 盛則瀉之, 虛則補之, 緊痛則取之分肉, 代則取血絡且飲藥, 陷下則灸之, 不盛不虛, 以經取之, 名曰經刺. 人迎四倍者, 且大且數, 名曰溢陽, 溢陽爲外格, 死不治. 必審按其本末, 察其寒熱, 以驗其藏府之病.

寸口大於人迎一倍, 病在足厥陰, 一倍而躁, 在手心主. 寸口二倍, 病在足少陰, 二倍而躁, 在手少陰. 寸口三倍, 病在足太陰, 三倍而躁, 在手太陰. 盛則脹滿寒中食不化虛則熱中出糜少氣溺色變緊則痛痺, 代則乍痛乍止. 盛則瀉之, 虛則補之, 緊則先刺而後灸之, 代則取血絡而後調之, 陷下則徒灸之, 陷下者, 脈血結於中, 中有著血, 血寒, 故宜灸之, 不盛不虛, 以經取之. 寸口四倍者, 名曰內關, 內關者, 且大且數, 死不治. 必審察其本末之寒溫, 以驗其藏府之病, 通其營輸, 乃可傳於大數. 大數曰: 盛則徒瀉之, 虛則徒補之, 緊則灸刺且飲藥, 陷下則徒灸之, 不盛不虛, 以經取之. 所謂經治者, 飲藥, 亦曰灸刺, 脈急則引, 脈大以弱, 則欲安靜, 用力無勞也.

49 / 五色 오색
망진법

먼저【그림 16】을 보자. 본 편에는 이 그림을 이용한 망진(望診) 부위가 기록되어 있다. '망진 부위(1)'에는 얼굴 각 부위에 오장육부를 배당했고, '망진 부위(2)'에는 손발을 포함한 신체 각 부위를 배당했다.

고전의학에서는 신체를 표리(表裏)와 내외(內外)라는 말로 구별한다(《소문》〈음양이합론〉 참고). 그런 구별 방법을 바탕으로 생각할 때에, 망진 부위(1)은 신체 내부의 오장육부를 배당한 것이고, 망진 부위(2)는 신체 외부의 근육과 뼈를 배당한 것이다. 여기에서 자궁(子宮)은 외부에 속한다.

이러한 부위에 나타나는 색깔과 광택의 상태를 보고 진단하는 것이 망진법이다. 그러면 그 기준이 되는 사항을 원문을 인용하여 정리한다.

- 각 부위의 색깔이 깊고 탁할 때는 내부의 질병이다.
- 각 부위의 색깔이 얕고 광택이 있을 때는 외부의 질병이다.
- 각 부위에 적색이나 황색이 나타날 때는 그 부위에 풍사(風邪)가 침입한 것이다. 청색이나 흑색이 나타날 때는 그 부위에 질병이 있다. 백색인 경우에는 그 부위에 냉기가 있다. 황색이면서 기름을 바른 듯한 느낌이 들 때는 그 부위에 고름이 있다. 적색이면서 통증이 있을 때는 그 부위에 나쁜 피가 고인 것이다. 백색일 때는 그 부위에 지각 마비(知覺麻痺)가 있다.
- 광택의 유무에 따라 그 질병이 양성(良性)인지 악성(惡性)인지를 결정

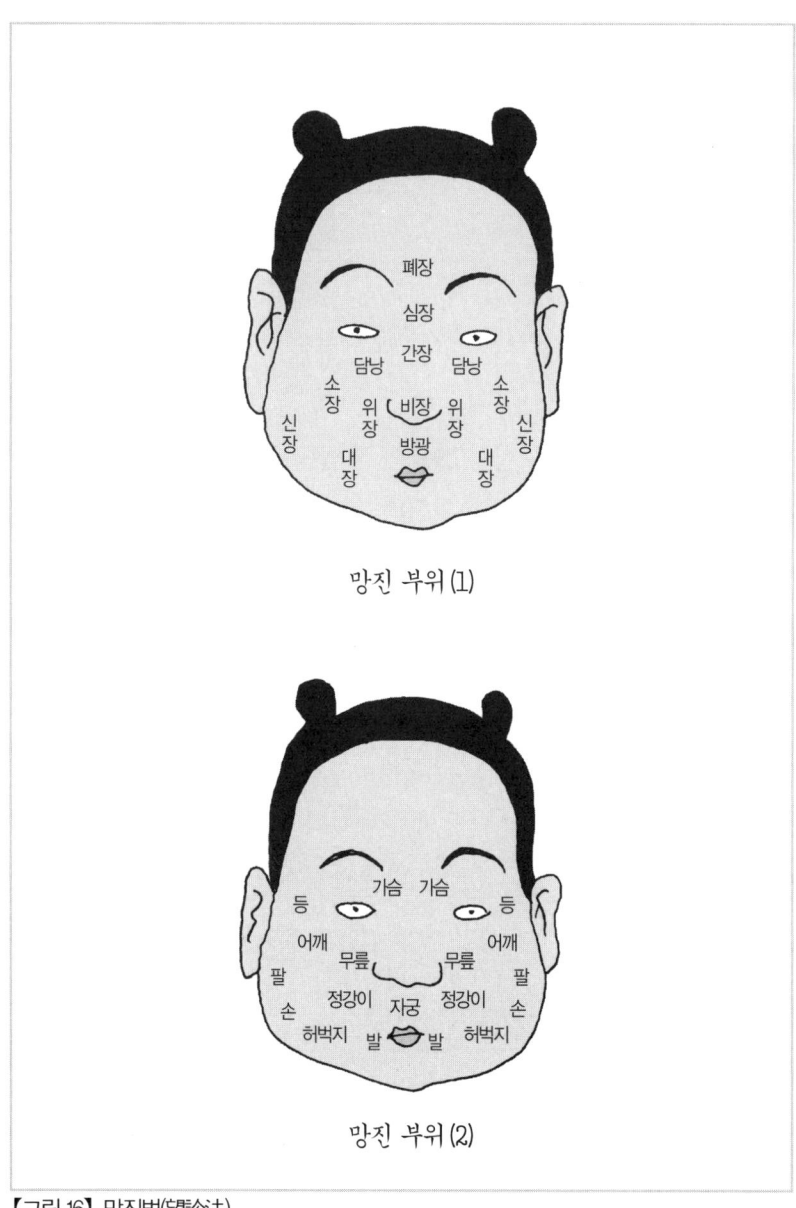

【그림 16】 망진법(望診法)

해야 한다.

이상의 원문 내용을 참고하면서 얼굴 각 부위의 색깔과 윤기를 살핀다.

일례로 콧구멍 아래에 발진(發疹)이나 발적(發赤)이 생긴 사람은 방광이나 자궁에 문제가 있다. 남자인 경우에는 음경(陰莖)에 질병이 있다. 그 밖에 저자의 임상 경험을 바탕으로 다음과 같은 사실을 알 수 있다.

첫째, 폐장에 해당하는 부위가 붉은 사람은 심장에 열이 있고 고혈압(高血壓)이나 동맥경화(動脈硬化)를 앓는 사람이 많다.

둘째, 이마나 콧등에 윤기가 없는 사람은 비장이 허하다.

셋째, 담낭 부위에 주름이 많은 사람은 간장이나 비장이 허하고 담낭에 열이 있다.

넷째, 대장이나 소장에 해당하는 부위가 흑색일 때는 위장이 허하고 설사를 하는 사람이 많다. 이때는 비장이 허한 것으로 보고 치료한다.

본 편의 원문은 꽤 긴 문장이므로 반드시 읽어보기 바란다.

五色 第四十九

雷公問於黃帝曰: 五色獨決於明堂乎? 小子未知其所謂也.
黃帝曰: 明堂者鼻也, 闕者眉間也, 庭者顏也, 蕃者頰側也, 蔽者耳門也, 其間欲方大, 去之十步, 皆見於外, 如是者壽必中百歲.
雷公曰: 五言之辨奈何?
黃帝曰: 明堂骨高以起, 平以直, 五藏次於中央, 六府挾其兩側, 首面上於闕庭, 王宮在於下極, 五藏安於胸中, 眞色以致, 病色不見, 明堂潤澤以淸, 五官惡得無辨乎.
雷公曰: 其不辨者, 可得聞乎?
黃帝曰: 五色之見也, 各出其色部. 部骨陷者, 必不免於病矣. 其色部乘襲者,雖病甚, 不死矣.
雷公曰: 官五色奈何?
黃帝曰: 靑黑爲痛, 黃赤爲熱, 白爲寒, 是謂五官.
雷公曰: 病之益甚, 與其方衰如何?
黃帝曰: 外內皆在焉. 切其脈口滑小緊以沉者, 病益甚, 在中; 人迎氣大緊以浮者, 其病益甚, 在外. 其脈口浮滑者, 病日進; 人迎沉而滑者, 病日損. 其脈口滑以沉者, 病日進, 在內; 其人迎脈滑盛以浮者, 其病日進在外. 脈之浮沉及人迎與寸口氣小大等者, 病難已. 病之在藏, 沉而大者, 易已, 小爲逆; 病在府, 浮而大者, 其病易已. 人迎盛堅者, 傷於寒; 氣口盛堅者, 傷於食.
雷公曰: 以色言病之間甚奈何?
黃帝曰: 其色麤以明, 沉夭者爲甚, 其色上行者病益甚, 其色下行如雲徹散者病方已. 五色各有藏部, 有外部, 有內部也. 色從外部走內部者, 其病從外走內; 其色從內走外者, 其病從內走外. 病生於內者, 先治其陰, 後治其陽, 反者益甚; 其病生於陽者, 先治其外, 後治其內, 反者益甚. 其脈滑大以代而長者, 病從外來, 目有所見, 志有所惡, 此陽氣之並也, 可變而已.
雷公曰: 小子聞風者, 百病之始也; 厥逆者, 寒濕之起也, 別之奈何?
黃帝曰: 常候闕中, 薄澤爲風, 沖濁爲痺, 在地爲厥, 此其常也, 各以其色言其病.
雷公曰: 人不病卒死, 何以知之?
黃帝曰: 大氣入於藏府者, 不病而卒死矣.
雷公曰: 病小愈而卒死者, 何以知之?
黃帝曰: 赤色出兩顴, 大如母指者, 病雖小愈, 必卒死. 黑色出於庭, 大如母指, 必不病而卒死.
雷公再拜曰: 善哉! 其死有期乎?
黃帝曰: 察色以言其時.
雷公曰: 善乎! 願卒聞之.
黃帝曰: 庭者, 首面也. 闕上者, 咽喉也. 闕中者, 肺也. 下極者, 心也. 直下者, 肝也. 肝左者, 膽也. 下者, 脾也. 方上者, 胃也. 中央者, 大腸也. 挾大腸者, 腎也. 當腎者, 臍也. 面王以上者, 小腸也. 面王以下者, 膀胱子處也. 顴者, 肩也. 顴後者, 臂也. 臂下者, 手也. 目內眥上者, 膺乳也. 挾繩而上者, 背也. 循牙車以下者, 股也. 中央者, 膝也. 膝以下者, 脛也. 當脛以下者, 足也. 巨分者, 股裏也. 巨屈者, 膝臏也. 此五藏六府肢節之部也, 各有部分. 有部分, 用陰和陽, 用陽和陰, 當明部分, 萬擧萬當, 能別左右, 是謂大道, 男女異位, 故曰陰陽, 審察澤夭, 謂之良工. 沉濁爲內, 浮澤爲外, 黃赤爲風, 靑黑爲痛, 白爲寒, 黃而膏潤爲膿, 赤甚者爲血, 痛甚爲攣, 寒甚爲皮不仁. 五色各見其部, 察其浮沉, 以知淺深, 察其澤夭, 以觀成敗, 察其散搏, 以知遠近, 視色上下, 以知病處, 積神於心, 以知往今. 故相氣不微, 不知是非, 屬意勿去, 乃知新故. 色明不麤, 沉夭爲甚; 不明不澤, 其病不甚. 其色散, 駒駒然未有聚, 其病散而氣痛, 聚未成也. 腎乘心, 心先病, 腎爲應, 色皆如是. 男子色在於面王, 爲小腹痛, 下爲卵痛, 其圜直爲莖痛, 高爲本, 下爲首, 狐疝㿉陰之屬也, 女子在於面王, 爲膀胱子處之病, 散爲痛, 搏爲聚, 方員左右, 各如其色形. 其隨而下至胝爲淫, 有潤如膏狀, 爲暴食不潔. 左爲左, 右爲右, 其色有邪, 聚散而不端, 面色所指者也. 色者, 靑黑赤白黃, 皆端滿有別鄕. 別鄕赤者, 其色赤大如楡莢, 在面王爲不日. 其色上銳, 首空上向, 下銳下向, 在左右如法. 以五色命藏, 靑爲肝, 赤爲心, 白爲肺, 黃爲脾, 黑爲腎. 肝合筋, 心合脈, 肺合皮, 脾合肉, 腎合骨也.

50 / 論勇 논용

생리

　본 편의 전반부에는 춘하추동의 바람 때문에 병든다는 내용이 기록되어 있다. 그러나 병리나 병증에 대한 기록은 없으므로 생략한다.
　그리고 후반부에는 용감한 사람[勇者]과 나약한 사람[弱者]의 차이가 기록되어 있다. 원문의 내용을 인용하여 소개한다.

- 용감한 사람은 눈이 깊고 눈썹이 올라가고 피붓결이 가늘다. 심장은 단정하고 간장은 크고 강하며, 담낭은 담즙으로 충만하다. 용감한 사람이 화를 내면 기력이 차올라 가슴을 확장시키고, 간장과 담낭의 움직임이 활발하여 눈썹이 치켜 올라가면서 얼굴이 청색으로 변한다.
- 약한 사람이 놀라면 눈이 둥그렇게 변한다. 신체 음양의 조화가 충분하지 못하므로 피부에 탄력이 없다. 또한 가슴뼈가 짧기 때문에 심장이 작다. 간장도 연약해서 담낭이 활발하게 움직이지 못하고 위장도 밑으로 쳐진다. 약한 사람은 화를 내도 본시 기력이 없기 때문에 일시적으로는 간장과 폐장이 활발하게 움직이지만 곧 원상태로 돌아간다. 그러나 약한 사람이라도 술을 마시면 위장이 활발하게 움직이고 기력이 증가하여 간장과 담낭이 활발하게 움직이므로 일시적이나마 용감해진다. 그러나 취기에서 깨어나면 원래의 약한 모습으로 돌아간다.

論勇 第五十

黃帝問於少俞曰: 有人於此, 並行並立, 其年之長少等也, 衣之厚薄均也, 卒然遇烈風暴雨, 或病或不病, 或皆病, 或皆不病, 其故何也?
少俞曰: 帝問何急?
黃帝曰: 願盡聞之.
少俞曰: 春青風, 夏陽風, 秋涼風, 冬寒風. 凡此四時之風者, 其所病各不同形.
黃帝曰: 四時之風, 病人如何?
少俞曰: 黃色薄皮弱肉者, 不勝春之虛風; 白色薄皮弱肉者, 不勝夏之虛風; 青色薄皮弱肉, 不勝秋之虛風; 赤色薄皮弱肉, 不勝冬之虛風也.
黃帝曰: 黑色不病乎?
少俞曰: 黑色而皮厚肉堅, 固不傷於四時之風. 其皮薄而肉不堅, 色不一者, 長夏至而有虛風者, 病矣. 其皮厚而肌肉堅者, 長夏至而有虛風, 不病矣. 其皮厚而肌肉堅者, 必重感於寒, 外內皆然, 乃病.
黃帝曰: 善.
黃帝曰: 夫人之忍痛與不忍痛者, 非勇怯之分也. 夫勇士之不忍痛者, 見難則前, 見痛則止; 夫怯士之忍痛者, 聞難則恐, 遇痛不動. 夫勇士之忍痛者, 見難不恐, 遇痛不動; 夫怯士之不忍痛者, 見難與痛, 目轉面盼, 恐不能言, 失氣驚, 顏色變化, 乍死乍生. 余見其然也, 不知其何由, 願聞其故.
少俞曰: 夫忍痛與不忍痛者, 皮膚之薄厚, 肌肉之堅脆緩急之分也, 非勇怯之謂也.
黃帝曰: 願聞勇怯之所由然.
少俞曰: 勇士者, 目深以固, 長衡直揚, 三焦理橫, 其心端直, 其肝大以堅, 其膽滿以傍, 怒則氣盛而胸張, 肝擧而膽橫, 眥裂而目揚, 毛起而面蒼, 此勇士之由然者也.
黃帝曰: 願聞怯士之所由然.
少俞曰: 怯士者, 目大而不減, 陰陽相失, 其焦理縱, 𩩲骬短而小, 肝系緩, 其膽不滿而縱, 腸胃挺, 脅下空, 雖方大怒, 氣不能滿其胸, 肝肺雖擧, 氣衰復下, 故不能久怒, 此怯士之所由然者也.
黃帝曰: 怯士之得酒, 怒不避勇士者, 何藏使然?
少俞曰: 酒者, 水穀之精, 熟穀之液也, 其氣慓悍, 其入於胃中, 則胃脹, 氣上逆, 滿於胸中, 肝浮膽橫, 當是之時, 固比於勇士, 氣衰則悔. 與勇士同類, 不知避之, 名曰酒悖也.

51 背腧 (배 수)

경혈과 뜸을 뜨는 방법

본 편에는 등 쪽에 있는 수혈(兪穴)의 이름과 그 부위가 기록되어 있다. 또한 뜸을 뜨는 방법도 기록되어 있다. 원문에는 수혈에는 뜸 치료가 좋고, 침 치료는 부적합하다고 나온다. 수혈에 침을 놓을 때는 신중해야 한다는 뜻으로 받아들일 수 있다.

- 대저혈(大杼穴): 제1 흉추(胸椎) 아래 양쪽.
- 폐수(肺兪): 제3 흉추 아래 양쪽.
- 심수(心兪): 제5 흉추 아래 양쪽.
- 격수(膈兪): 제7 흉추 아래 양쪽.
- 간수(肝兪): 제9 흉추 아래 양쪽.
- 비수(脾兪): 제11 흉추 아래 양쪽.
- 신수(腎兪): 제14 흉추(제2 요추) 아래 양쪽.

이상의 수혈들은 척추를 사이에 두고 양쪽에 위치하는데, 그 간격은 세 치이다. 각 부위를 엄지손가락으로 누르면 내부에 힘이 전달되어 통증을 느낀다.

이런 부위들이 실하면 사하고, 허하면 보한다. 보하기 위해 뜸을 뜰 때는 불꽃이 자연스럽게 꺼질 때까지 기다린다. 사법을 하기 위해 뜸을 뜰 때는 불꽃을 입김으로 불어 뜸을 빨리 태운다.

背腧 第五十一

黃帝問於岐伯曰: 願聞五藏之腧, 出於背者.
岐伯曰: 胸中大腧在杼骨之端, 肺腧在三焦之間, 心腧在五焦之間, 膈腧在七焦之間, 肝腧在九焦之間, 脾腧在十一焦之間, 腎腧在十四焦之間, 皆挾脊相去三寸所, 則欲得而驗之, 按其處, 應在中而痛解, 乃其腧也. 灸之則可, 刺之則不可. 氣盛則瀉之, 虛則補之. 以火補者, 毋吹其火, 須自滅也. 以火瀉者, 疾吹其火, 傳其艾, 須其火滅也.

52 / 衛氣
위 기

생리와 치료 경혈

본 편의 첫머리에서 황제는 다음과 같이 말한다.
- 오장은 정(精), 신(神), 혼(魂), 백(魄)의 기(氣)를 저장한다.
- 육부는 음식물을 소화, 흡수하여 정기를 만들고 나머지는 배설한다.
- 음식물에 의해 만들어진 정기는 내부에서 오장으로 들어가고, 외부에서 손발의 관절로 향한다.
- 정기 중에서 경맥의 외부로 흐르는 것을 위기(衛氣)라 하고, 내부로 흐르는 것을 영기(營氣)라 한다. 이 위기와 영기는 신체의 음양에 해당하는 부위를 빠짐없이 순환한다.
- 병에 걸리는 이유는 위기와 영기가 음양의 어느 한쪽 부위에 치우쳤기 때문이다. 그러한 편중으로 인해 십이경맥에 이상이 생기는데, 증상으로는 허(虛)와 실, 표(標)와 본(本)이 있다.

원문의 내용에 대해 약간의 해설을 덧붙인다.

각각의 장기(臟器)는 정기를 가지는데, 이것을 선천적인 원기라고 한다. 육부에서 만들어진 정기의 일부는 오장으로 보내지는데, 이것을 후천적인 원기라고 한다.

십이경맥의 음기와 양기가 어느 한쪽으로 치우치면 표나 본 등의 증상을 나타낸다. 여기에서 본이란 원인과 관련한 증상을 일컫는 주증(主症: 본증)을 말한다. 표란 표증(標症)을 가리키며 객증(客症)이라고도 하는데, 이

차적으로 나타나는 증상을 말한다.

원문에는 허실과 표본의 증상에 대한 기록은 없다. 그렇지만 각 경맥마다 표증과 본증이 나타났을 때에 각각 이용하는 경혈이 나온다. 그 내용을 정리한다.

- 족태양방광경(足太陽膀胱經)의 본(本)은 부양혈(跗陽穴), 표(標)는 정명혈(睛明穴).
- 족소양담경(足少陽膽經)의 본은 규음혈(竅陰穴), 표는 청궁혈(聽宮穴).
- 족양명위경(足陽明胃經)의 본은 여태혈(厲兌穴), 표는 인영혈(人迎穴).
- 수태양소장경(手太陽小腸經)의 본은 양로혈(養老穴), 표는 찬죽혈(攢竹穴).
- 수소양삼초경(手少陽三焦經)의 본은 중저혈(中渚穴), 표는 사죽공혈(絲竹空穴).
- 수양명대장경(手陽明大腸經)의 본은 곡지혈(曲池穴)과 비노혈(臂臑穴), 표는 두유혈(頭維穴).
- 족소음신경(足少陰腎經)의 본은 부류혈(復溜穴), 표는 신수혈(腎兪穴)과 염천혈(廉泉穴).
- 족궐음간경(足厥陰肝經)의 본은 중봉혈(中封穴), 표는 간수혈(肝兪穴).
- 족태음비경(足太陰脾經)의 본은 삼음교혈(三陰交穴), 표는 비수혈(脾兪穴).
- 수소음심경(手少陰心經)의 본은 신문혈(神門穴), 표는 심수혈(心兪穴).
- 수태음폐경(手太陰肺經)의 본은 태연혈(太淵穴), 표는 천부혈(天府穴).
- 수궐음심포경(手厥陰心包經)의 본은 내관혈(內關穴), 표는 천지혈(天池穴).

이 중에서 족궐음간경을 살펴보자. 족궐음간경에 증상이 나타날 때에 그

것이 주증이라면 중봉혈, 객증이라면 간수혈을 치료한다. 그 어떤 경우에도 실증이라면 사하고 허증이라면 보한다.

이러한 경혈을 적절하게 이용하려면 표, 본, 허, 실의 증상을 구별할 수 있어야 한다.

衛氣 第五十二

黃帝曰: 五藏者, 所以藏精神魂魄者也. 六府者, 所以受水穀而行化物者也. 其氣內干五臟, 而外絡肢節. 其浮氣之不循經者, 爲衛氣; 其精氣之行於經者, 爲營氣. 陰陽相隨, 外內相貫, 如環之無端. 亭亭淳淳乎, 孰能窮之. 然其分別陰陽, 皆有標本虛實所離之處. 能別陰陽十二經者, 知病之所生. 候虛實之所在者, 能得病之高下. 知六府之氣街者, 能知解結契紹於門戶. 能知虛石之堅軟者, 知補瀉之所在. 能知六經標本者, 可以無惑於天下.

岐伯曰: 博哉聖帝之論! 臣請盡意悉言之. 足太陽之本, 在跟以上五寸中, 標在兩絡命門. 命門者, 目也. 足少陽之本, 在竅陰之間, 標在窓籠之前. 窓籠者, 耳也. 足少陰之本, 在內踝下上三寸中, 標在背腧與舌下兩脈也. 足厥陰之本, 在行間上五寸所, 標在背腧也. 足陽明之本, 在厲兌, 標在人迎頰挾頏顙也. 足太陰之本, 在中封前上四寸之中, 標在背腧與舌本也. 手太陽之本, 在外踝之後, 標在命門之上一寸也. 手少陽之本, 在小指次指之間上二寸, 標在耳後上角下外眥也. 手陽明之本, 在肘骨中, 上至別陽, 標在顔下合鉗上也. 手太陰之本, 在寸口之中, 標在腋內動也. 手少陰之本, 在銳骨之端, 標在背腧也. 手心主之本, 在掌後兩筋之間二寸中, 標在腋下下三寸也. 凡候此者, 下虛則厥, 下盛則熱; 上虛則眩, 上盛則熱痛. 故石者絶而止之, 虛者引而起之.

請言氣街: 胸氣有街, 腹氣有街, 頭氣有街, 脛氣有街. 故氣在頭者, 止之於腦. 氣在胸者, 止之膺與背腧. 氣在腹者, 止之背腧, 與衝脈於臍左右之動脈者. 氣在脛者, 止之於氣街, 與承山踝上以下. 取此者用毫針, 必先按而在久應於手, 乃刺而予之. 所治者, 頭痛眩仆, 腹痛中滿暴脹, 及有新積. 痛可移者, 易已也; 積不痛, 難已也.

53 / 論痛 논통
생리

황제: 근골(筋骨)이 강하고 약한 것, 기육(肌肉)이 견고하고 부드러운 것, 피부가 두껍고 얇은 것, 피붓결이 가늘고 굵은 것 등은 사람에 따라 차이가 있소. 그런 것들과 침이나 뜸에 의해 통증을 느끼는 것하고 어떤 관계가 있소?

소유: 뼈가 강하고, 근육이 약하고, 기육이 부드럽고, 피부가 두꺼운 사람은 침이나 뜸으로 인한 통증을 잘 견딥니다. 반면 기육이 견고하고 피부가 얇은 사람은 침이나 뜸으로 인한 통증을 견뎌내지 못합니다.

論痛 第五十三

黃帝問於少兪曰: 筋骨之强弱, 肌肉之堅脆, 皮膚之厚薄, 腠理之疏密, 各不同, 其於針石火焫之痛何如? 腸胃之厚薄堅脆亦不等, 其於毒藥何如? 願盡聞之.

少兪曰: 人之骨强筋弱肉緩皮膚厚者耐痛, 其於針石之痛火焫亦然.

黃帝曰: 其耐火焫者, 何以知之?

少兪答曰: 加以黑色而美骨者, 耐火焫.

黃帝曰: 其不耐針石之痛者, 何以知之?

少兪曰: 堅肉薄皮者, 不耐針石之痛, 於火焫亦然.
黃帝曰: 人之病, 或同時而傷, 或易已, 或難已, 其故何如?
少兪曰: 同時而傷, 其身多熱者易已, 多寒者難已.
黃帝曰: 人之勝毒, 何以知之?
少兪曰: 胃厚色黑大骨及肥骨者, 皆勝毒; 故其瘦而薄胃者, 皆不勝毒也.

54 / 天年 ^{천 년}

생리

본 편에는 《소문》〈상고천진론〉과 마찬가지로 나이와 신체 상태의 관계에 대해 기록되어 있다. 단 《소문》하고는 내용이 약간 다르므로 비교해서 읽기 바란다.

황제: 사람의 수명은 백 년이라고 들었는데, 그동안의 기혈 상태에 대해 알고 싶소.

황제의 물음에 대한 기백의 설명이다.
- 십 세에 이르면 오장의 기능이 완전해지고 기혈이 온몸을 순환한다. 특히 다리 쪽의 순환이 좋아 잘 달린다.
- 이십 세에 이르면 기혈이 더욱 왕성하게 순환하고 살이 붙는다.
- 삼십 세에 이르면 오장이 안정되고, 기육도 튼튼해지고, 기혈의 순환은 한층 더 왕성해져 잘 돌아다닌다.
- 사십 세에 이르면 오장육부와 십이경맥 그 모든 것이 성장을 멈춘다. 피부도 푸석푸석하게 변하고 얼굴의 윤기도 사라진다. 머리카락은 하얗게 세기 시작하고, 정신적으로 안정을 유지하기에 앉아 지내는 것을 좋아한다.
- 오십 세에 이르면 간장의 기와 담즙의 양이 줄고 시력이 떨어진다.

- 육십 세에 이르면 심장의 기가 줄어들고 기혈이 쇠약해지기 때문에 모든 것을 비관적으로 본다. 또한 눕는 것을 좋아한다.
- 칠십 세에 이르면 비장의 기가 줄어들기 때문에 피부에 주름이 늘어난다.
- 팔십 세에 이르면 폐장의 기가 줄어들기 때문에 머리가 멍해져서 헛소리를 한다.
- 구십 세에 이르면 신장의 기가 줄어들고 다른 장기와 경맥도 허해진다.
- 백 세에 이르면 오장의 기가 모두 허해져 신기(神氣)가 사라지고 형체만 남는다.

天年 第五十四

黃帝問於岐伯曰: 願聞人之始生, 何氣築爲基, 何立而爲楯, 何失而死, 何得而生?
岐伯曰: 以母爲基, 以父爲楯, 失神者死, 得神者生也.
黃帝曰: 何者爲神?
岐伯曰: 血氣已和, 榮衛已通, 五藏已成, 神氣舍心, 魂魄畢具, 乃成爲人.
黃帝曰: 人之壽夭各不同, 或夭壽, 或卒死, 或病久, 願聞其道.
岐伯曰: 五藏堅固, 血脈和調, 肌肉解利, 皮膚致密, 營衛之行, 不失其常, 呼吸微徐, 氣以度行, 六府化穀, 津液布揚, 各如其常, 故能長久.
黃帝曰: 人之壽百歲而死, 何以致之?
岐伯曰: 使道隧以長, 基牆高以方, 通調營衛, 三部三里起, 骨高肉滿, 百歲乃得終.
黃帝曰: 其氣之盛衰, 以至其死, 可得聞乎?
岐伯曰: 人生十歲, 五藏始定, 血氣已通, 其氣在下, 故好走. 二十歲, 血氣始盛, 肌肉方長, 故好趨. 三十歲, 五藏大定, 肌肉堅固, 血脈盛滿, 故好步. 四十歲, 五藏六府十二經脈, 皆大盛以平定, 腠理始疏, 榮華頹落, 髮頗斑白, 平盛不搖, 故好坐. 五十歲, 肝氣始衰, 肝葉始薄, 膽汁始滅, 目始不明. 六十歲, 心氣始衰, 若憂悲, 血氣懈惰, 故好臥. 七十歲, 脾氣虛, 皮膚枯. 八十歲, 肺氣衰, 魄離, 故言善誤. 九十歲, 腎氣焦, 四藏經脈空虛. 百歲, 五藏皆虛, 神氣皆去, 形骸獨居而終矣.
黃帝曰: 其不能終壽而死者, 何如?
岐伯曰: 其五藏皆不堅, 使道不長, 空外以張, 喘息暴疾, 又卑基牆, 薄脈少血, 其肉不石, 數中風寒, 血氣虛, 脈不通, 眞邪相攻, 亂而相引, 故中壽而盡也.

55 / 逆順
역 순

침을 찌르는 방법

황제: 기에는 역순이 있고, 맥에는 성쇠(盛衰)가 있고, 자법(刺法)에는 대약(大約)이 있다고 들었소. 그 점에 대해 설명해주시오.

백고(伯高): 천지자연(天地自然)의 기 운행과 인체의 기혈 순환이 조화를 이루는 것을 순(順)이라고 하고, 조화를 이루지 못하는 것을 역(逆)이라고 합니다.

자연의 흐름에 조화를 이루는 생활이 건강을 유지하는 비결이다. 자연을 거스르면 질병에 걸린다. 여름에는 땀을 흘리는 것이 좋고, 겨울에는 춥게 지내는 것이 좋다. 이것은 경험을 통해서도 사실이라고 말할 수 있다.

이러한 천인합일(天人合一) 사상은 고전의학의 기본이다. 바로 이런 사상에서 계절에 따른 양생법(養生法)과 자법(刺法)이 생겨난 것이다.

인체 기혈의 운행과 자연계의 기 운행이 조화를 이루는지 그렇지 않은지는 맥을 통해서 알 수 있다. 맥의 상태는 계절에 따라 변하기 때문이다. 예를 들어 여름에는 혈관이 확장하므로 맥이 크고 굵게 나온다. 이때는 손가락을 맥 부위에 대는 것만으로도 알 수 있다. 그러나 여름에 맥이 가늘어서 손가락을 누르지 않으면 확인할 수 없으면 역(逆)의 상태라고 말할 수 있다.

- 맥이 왕성한가 허한가에 따라 기혈의 많고 적음을 알 수 있다.

- 자법의 대약이란, 침을 놓는 시기가 있다는 뜻이다. 즉 침은 아무 때나 놓는 것이 아니다. 예를 들어 고열이 날 때, 땀을 많이 흘릴 때, 맥의 허실을 판단하기 어려울 때, 질병의 증세와 맥의 상태가 일치하지 않을 때는 침을 놓지 말아야 한다.
- 훌륭한 의사는 다음과 같은 때에 침을 놓는다. 먼저 질병의 증세가 아직 표면에 나타나지 않았을 때에 병세를 예상하여 그것을 예방하는 의미에서 침을 놓는다. 그 다음에는 질병이 퍼지는 것을 막기 위하여 침을 놓는다. 그리고 증세가 약해졌을 때에 침을 놓는다.

고열이 날 때, 땀을 많이 흘려서 지쳤을 때, 질병의 증상과 맥이 일치하지 않을 때는 중증일 우려가 있다. 따라서 침을 놓을 때는 신중해야 한다. 일례로 한랭증(寒/冷症)인데 맥이 열증(熱症)으로 나타나면 맥과 증상이 일치하지 않는 경우이다.

맥의 허실이 좌우의 촌구, 관상, 척중 부위에도 나타나지 않을 때가 있다. 마치 모든 맥이 하나의 선으로 이어진 듯하여 어느 곳을 눌러도 똑같은 맥을 보이는 경우이다. 이것은 선천적인 기가 사라진 사맥(死脈)이다.

逆順 第五十五

黃帝問於伯高曰: 余聞氣有逆順, 脈有盛衰, 刺有大約, 可得聞乎?
伯高曰: 氣之逆順者, 所以應天地陰陽四時五行也. 脈之盛衰者, 所以候血氣之虛實有餘不足. 刺之大約者, 必明知病之可刺, 與其未可刺, 與其已不可刺也.
黃帝曰: 候之奈何?
伯高曰: 兵法曰: 無迎逢逢之氣, 無擊堂堂之陣. 刺法曰: 無刺熇熇之熱, 無刺漉漉之汗, 無刺渾渾之脈, 無刺病與脈相逆者.
黃帝曰: 候其可刺奈何?
伯高曰: 上工, 刺其未生者也. 其次, 刺其未盛者也. 其次, 刺其已衰者也. 下工, 刺其方襲者也, 與其形之盛者也, 與其病之與脈相逆者也. 故曰: 方其盛也, 勿敢毁傷, 刺其已衰, 事必大昌. 故曰: 上工治未病, 不治已病, 此之謂也.

56 / 五味 (오미)
양생법

본 편에는 음식물의 맛에 대해 기록되어 있다. 맛에는 신맛(酸), 쓴맛(苦), 단맛(甘), 매운맛(辛), 짠맛(鹹)의 다섯 가지가 있는데, 이를 오미라고 한다. 오미에는 각각 친화성이 강한 장기가 있다.

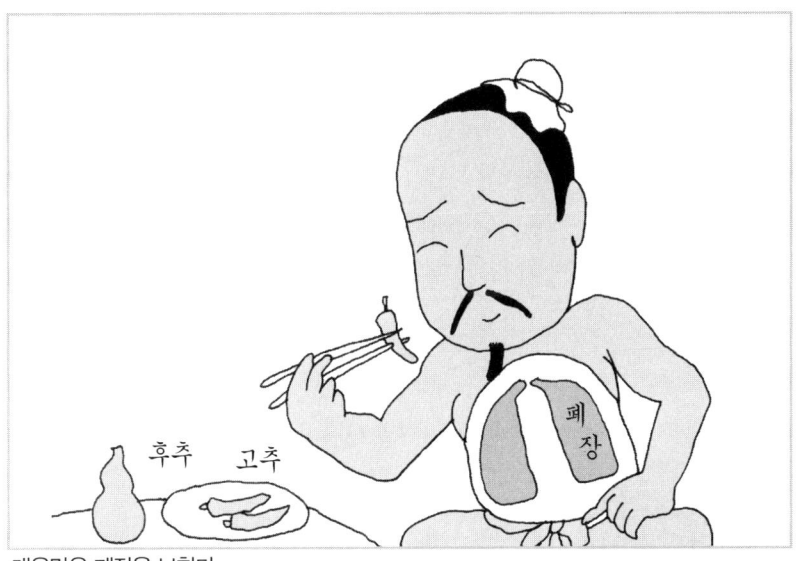

매운맛은 폐장을 보한다

- 신맛은 간장으로 들어간다.

【표 5】 오미(五味) 분류

오 미＼음식물	오곡(五穀)	오과(五果)	오축(五畜)	오채(五彩)
신 맛(酸)	보리, 팥, 밀	사 과	개	부 추
쓴 맛(苦)	수수	살 구	염 소	쑥 갓
단 맛(甘)	기장, 피쌀	대 추	소	시금치
매운맛(辛)	현미, 율무	복숭아	말	파, 마늘
짠 맛(鹹)	콩, 서목태	밤	돼 지	콩 잎

- 쓴맛은 심장으로 들어간다.
- 단맛은 비장으로 들어간다.
- 매운맛은 폐장으로 들어간다.
- 짠맛은 신장으로 들어간다.

그 내용은 신맛이 나는 음식은 간장을 보하고, 쓴맛이 나는 음식은 심장을 보하고, 단맛이 나는 음식은 비장을 보하고, 매운맛이 나는 음식은 폐장을 보하고, 짠맛이 나는 음식은 신장을 보한다는 의미이다.

원문에는 곡물, 과실, 육류, 야채를 예를 들어서 오미로 구분했다. 그리고 특정 장기가 약한 사람은, 그 장기를 보하는 맛을 지닌 음식물을 섭취하는 것이 좋다고 기록되어 있다(【표 5】 참조).

저자는 비장이 약한데, 이 표를 바탕으로 생각하면 기장, 대추, 쇠고기, 시금치 등을 섭취하면 좋다는 뜻이 된다.

五味 第五十六

黃帝曰: 願聞穀氣有五味, 其入五藏, 分別奈何?
伯高曰: 胃者, 五藏六府之海也, 水穀皆入於胃, 五藏六府皆稟氣於胃. 五味各走其所喜, 穀味酸, 先走肝, 穀味苦, 先走心, 穀味甘, 先走脾, 穀味辛, 先走肺, 穀味鹹, 先走腎. 穀氣津液已行, 營衛大通, 乃化糟粕, 以次傳下.
黃帝曰: 營衛之行奈何?
伯高曰: 穀始入於胃, 其精微者, 先出於胃之兩焦, 以漑五藏, 別出兩行, 營衛之道. 其大氣之搏而不行者, 積於胸中, 命曰氣海, 出於肺, 循喉咽, 故呼則出, 吸則入. 天地之精氣, 其大數常出三入一, 故穀不入, 半日則氣衰, 一日則氣少矣.
黃帝曰: 穀之五味, 可得聞乎?
伯高曰: 請盡言之. 五穀: 粳米甘, 麻酸, 大豆鹹, 麥苦, 黃黍辛. 五果: 棗甘, 李酸, 栗鹹, 杏苦, 桃辛. 五畜: 牛甘, 犬酸, 猪鹹, 羊苦, 雞辛. 五菜: 葵甘, 韭酸, 藿鹹, 薤苦, 葱辛. 五色: 黃色宜甘, 靑色宜酸, 黑色宜鹹, 赤色宜苦, 白色宜辛. 凡此五者, 各有所宜, 五宜: 所言五色者, 脾病者, 宜食粳米飯牛肉棗葵; 心病者, 宜食麥羊肉杏薤; 腎病者, 宜食大豆黃卷猪肉栗藿; 肝病者, 宜食麻犬肉李韭. 肺病者, 宜食黃黍雞肉桃葱. 五禁: 肝病禁辛, 心病禁鹹, 脾病禁酸, 腎病禁甘, 肺病禁苦. 肝色靑, 宜食甘, 粳米飯牛肉棗葵皆甘. 心色赤, 宜食酸, 犬肉麻李韭皆酸. 脾色黃, 宜食鹹, 大豆猪肉栗藿皆鹹. 肺白色, 宜食苦, 麥羊肉杏薤皆苦. 腎色黑, 宜食辛, 黃黍雞肉桃葱皆辛.

57 / 水脹(수창)
병증

황제: 수창이라는 질병과 부창병(膚脹病), 고창병(鼓脹病), 장담병(腸覃病), 석하병(石瘕病), 석수병(石水病)은 모두 비슷한데 어떻게 구별해야 하오?

황제의 질문에 기백은 그 차이를 다음과 같이 설명한다.
- 수창병: 눈꺼풀이 약간 붓고, 인영의 맥동이 강하고, 가끔 기침을 하고, 안쪽 허벅다리가 차고, 정강이가 붓는다. 이러한 증상이 있고 배까지 부어오르면 완전한 수창병이다. 수창병으로 부어오른 배는 손가락으로 누르면 이내 원상태로 돌아온다.

일반적인 부종(浮腫)을 손가락으로 누를 때, 움푹 들어간 채 좀처럼 원상태로 돌아오지 않으면 허다. 그리고 곧바로 원상태로 돌아오면 실이다. 그런 점으로 미루어볼 때에 수창병은 실종(實腫)에 속한다고 할 수 있다.

그러나 수창병의 물은 피부 아래보다는 내장에 많다. 수종병(水腫病)에 걸렸을 때에 기침을 하는 이유는 내장에 물이 많기 때문이다.

수창병은 신허증(腎虛症)으로 보고 치료하는 것이 좋다. 신장의 기가 허해서 상초에 기가 상승하면 인영의 맥동이 강해진다. 기가 상승하면 물은 소변으로 배설되지 않고 배에 고인다. 그것이 폐장을 압박하면 기침을 하고 눈꺼풀이 붓는다. 안쪽 허벅다리가 차가운 것은 신장이 허하다는 증거이다.
- 부창병: 부창병은 한기의 침입을 받을 때에 생긴다. 배가 부어오르는데 손가락으로 누르면 우묵하게 들어가고 좀처럼 원상태로 돌아오지 않는다. 또한 온몸이 붓는다.

온몸이 부을 때는 대부분 비허증(脾虛症)으로 보고 치료한다. 부창은 한기에 의해 생기는데 부기도 허하므로 비장, 위장, 소장, 방광의 각 경맥을 함께 보한다.
- 고창병: 부창병하고 비슷한 증상을 보이지만, 고창병은 피부가 청황색으로 변하고 복부의 근육이 긴장한다.
- 장담병: 배가 차가워지면 기혈이 순환하지 못하고 뱃속에 정체함으로써 종양(腫瘍)이 생긴다. 이 종양은 점점 커지는데 생리할 때는 이상이 생기지 않는다. 종양을 누르면 단단한데 옆에서 누르면 이동한다.
- 석하병: 자궁에 냉기가 침입할 때에 생기는 질병이다. 자궁이 차가워지면 기혈이 정체되어 생리가 끊긴다. 그러면 나쁜 피가 정체되는데, 시간이 흐를수록 점점 많아지고 하혈을 하면 낫는다.

석하병은 여성의 생리가 끊기는 것이므로 요즘의 자궁근종(子宮筋腫)인 듯하다. 단순히 나쁜 피가 정체되어 생기는 것이므로, 족궐음간경(足厥陰肝經)이나 족태음비경(足太陰脾經)을 치료하는 것이 바람직하다.

水脹 第五十七

黃帝問於岐伯曰: 水與膚脹鼓脹腸覃石瘕石水, 何以別之,
岐伯曰: 水始起也, 目窠上微腫, 如新臥起之狀, 其頸脈動, 時咳, 陰股間寒,

足脛瘇, 腹乃大, 其水已成矣. 以手按其腹, 隨手而起, 如裹水之狀, 此其候也.
黃帝曰: 膚脹何以候之?
岐伯曰: 膚脹者, 寒氣客於皮膚之間, 鼕鼕然不堅, 腹大, 身盡腫, 皮厚, 按其腹, 窅而不起, 腹色不變, 此其候也.
鼓脹何如?
岐伯曰: 腹脹身皆大, 大與膚脹等也, 色蒼黃, 腹筋起, 此其候也.
腸覃何如?
岐伯曰: 寒氣客於腸外, 與衛氣相搏, 氣不得榮, 因有所繫, 癖而內著, 惡氣乃起, 瘜肉乃生. 其始生也, 大如雞卵, 稍以益大, 至其成如懷子之狀, 久者離歲, 按之則堅, 推之則移, 月事以時下, 此其候也.
石瘕何如?
岐伯曰: 石瘕生於胞中, 寒氣客於子門, 子門閉塞, 氣不得通, 惡血當瀉不瀉, 衃以留止, 日以益大, 狀如懷子, 月事不以時下, 皆生於女子, 可導而下.
黃帝曰: 膚脹鼓脹可刺邪?
岐伯曰: 先瀉其脹之血絡, 後調其經, 刺去其血絡也.

58 / 賊風 (적풍)

[병인]

  고전의학에서는 '풍위백병지장(風爲白病之長)'이라 하여 바람을 만병의 수장이라고 보았다. 즉 바람은 여러 가지 질병을 일으키는 원인이라는 뜻이다. 같은 바람이라고 하지만 북풍도 있고 남풍도 있다. 즉 봄에는 동풍, 여름에는 남풍, 가을에는 서풍, 겨울에는 북풍이 부는 것이 자연의 섭리다.

  자연의 섭리에 맞는 바람이라면 만물을 성장시키고, 사람도 그 바람을 기분 좋게 느낀다. 그러나 여름에 북풍이 불거나 겨울에 남풍이 불면 만물은 성장을 멈추고 사람도 질병에 걸리기 쉽다. 이런 식으로 계절에 어울리지 않는 바람을 적풍(賊風)이라고 한다.

  원문에는 적풍의 영향을 받지 않았는데도 병든 경우, 그 원인에 대한 설명이 나온다.

- 이전에 습기의 침입을 받아 몸속에 수분이 증가했거나, 높은 곳에서 떨어져 내출혈로 인해 혈액이 정체되었을 때, 그리고 기쁨이나 분노 등의 정신적 격동, 음식물의 과부족, 부적절한 체온 조절 등에 의해서 질병에 걸린다.
- 땀구멍이 열려있을 때에 풍기나 한기를 만나면 기혈의 순환이 나빠져 질병에 걸린다.
- 열 때문에 땀을 흘렸을 때에, 설령 적풍이 아니더라도 바람을 쐬면 질병에 걸린다.

신체가 습한 사람은 가라앉은 맥이 나온다. 내출혈이나 생리불순 때문에 몸속에 고인 혈액을 어혈(瘀血)이라고 한다. 어혈이 있으면 맥은 가라앉아 색실(濇實)이 나오고, 왼쪽 천추혈(天樞穴) 주변을 누르면 통증을 느낀다.

賊風 第五十八

黃帝曰: 夫子言賊風邪氣之傷人也, 令人病焉, 今有其不離屛蔽, 不出空穴之中, 卒然病者, 非不離賊風邪氣, 其故何也?
岐伯曰: 此皆嘗有所傷於濕氣, 藏於血脈之中, 分肉之間, 久留而不去; 若有所墮墜, 惡血在內而不去. 卒然喜怒不節, 飮食不適, 寒溫不時, 腠理閉而不通. 其開而遇風寒, 則血氣凝結, 與故邪相襲, 則爲寒痺. 其有熱則汗出, 汗出則受風, 雖不遇賊風邪氣, 必有因加而發焉.
黃帝曰: 今夫子之所言者, 皆病人之所自知也. 其毋所遇邪氣, 又毋怵惕之所志, 卒然而病者, 其故何也? 唯有因鬼神之事乎?
岐伯曰: 此亦有故邪留而未發, 因而志有所惡, 及有所慕, 血氣內亂, 兩氣相搏. 其所從來者微, 視之不見, 聽而不聞, 故似鬼神.
黃帝曰: 其祝而已者, 其故何也?
岐伯曰: 先巫者, 因知百病之勝, 先知其病之所從生者, 可祝而已也.

59 衛氣失常
위기실상

치료 방법

황제: 위기(衛氣)가 뱃속에 머물면 위장 부위가 팽창하고 호흡이 거칠어지오. 이때는 어떻게 치료해야 하오?

백고: 위기가 가슴 부위에 머물면 인영(人迎), 천돌(天突), 염천(廉泉)의 경혈을 사합니다. 복부에 머물면 족삼리(足三里)와 기충(氣衝)의 경혈을 사합니다. 가슴과 배 두 곳에 머물면 앞의 다섯 군데 경혈과 함께 장문혈(章門穴)을 사합니다. 맥이 크고 급한 현맥(弦脈)이 나올 때, 맥박이 없을 때, 또는 복부가 당길 때는 침을 놓으면 안 됩니다.

위기란 활동적인 기, 즉 양기를 가리킨다. 위장의 소화력이나 호흡은 위기에 의해 이루어진다. 따라서 위기가 활동하지 않으면 호흡하기 힘들다. 또한 위장이 소화력을 발휘하지 못하므로 위장 부위가 팽창한다.

이때는 원문에 나오는 경혈을 사해서 양기를 빼면 정체한 기가 움직이기 시작한다. 또한 수태음폐경(手太陰肺經)과 족태음비경(足太陰脾經)을 함께 보한다.

그러나 맥이 크고 현맥이 나오면 혈액이 허한 상태이므로 기를 사하면 안 된다. 또한 맥이 유난히 빠를 때, 맥이 없을 때, 복부가 당길 때는 기가 급격히 허한 상태이므로 사법을 하면 안 된다.

황제: 피(皮), 육(肉), 혈(血) 근(筋), 골(骨) 등의 질병에 대해 알고 싶소.

백고: 미간에 엷은 광택이 있는 사람은 피부에 질병이 있습니다. 입술에 색깔이 나타나는 사람은 기육에 질병이 있습니다. 피부가 항상 촉촉한 사람은 기혈에 질병이 있습니다. 눈에 색깔이 나타나는 사람은 근육에 질병이 있습니다. 귀가 검고 때가 낀 것처럼 보이는 사람은 뼈에 질병이 있습니다.

衛氣失常 第五十九

黃帝曰: 衛氣之留於腹中, 搐積不行, 苑蘊不得常所, 使人支脅胃中滿, 喘呼逆息者, 何以去之?
伯高曰: 其氣積於胸中者, 上取之; 積於腹中者, 下取之; 上下皆滿者, 傍取之.
黃帝曰: 取之奈何?
伯高對曰: 積於上, 瀉人迎天突喉中; 積於下者, 瀉三里與氣街; 上下皆滿者, 上下取之, 與季脅之下一寸; 重者, 雞足取之. 診視其脈大而弦急, 及絶不至者, 及腹皮急甚者, 不可刺也.
黃帝曰: 善.
黃帝問於伯高曰: 何以知皮肉氣血筋骨之病也?
伯高曰: 色起兩眉薄澤者, 病在皮. 脣色靑黃赤白黑者, 病在肌肉. 營氣濡然者, 病在血氣. 目色靑黃赤白黑者, 病在筋. 耳焦枯受塵垢, 病在骨.
黃帝曰: 病形何如, 取之奈何?
伯高曰: 夫百病變化, 不可勝數, 然皮有部, 肉有柱, 血氣有輸, 骨有屬.
黃帝曰: 願聞其故.
伯高曰: 皮之部, 輸於四末. 肉之柱, 有臂脛諸陽分肉之間, 與足少陰分間. 血氣之輸, 輸於諸絡, 氣血留居, 則盛而起, 筋部無陰無陽, 無左無右, 候病所在. 骨之屬者, 骨空之所以受益而益腦髓者也.
黃帝曰: 取之奈何?

伯高曰: 夫病變化, 浮沉深淺, 不可勝窮, 各在其處, 病間者淺之, 甚者深之, 間者小之, 甚者衆之, 隨變而調氣, 故曰上工.
黃帝問於伯高曰: 人之肥瘦大小寒溫, 有老壯少小, 別之奈何?
伯高對曰: 人年五十已上爲老, 二十已上爲壯, 十八已上爲少, 六歲已上爲小.
黃帝曰: 何以度知其肥瘦?
伯高曰: 人有肥有膏有肉.
黃帝曰: 別此奈何?
伯高曰: 膕肉堅, 皮滿者, 肥. 膕肉不堅, 皮緩者, 膏. 皮肉不相離者, 肉.
黃帝曰: 身之寒溫何如?
伯高曰: 膏者其肉淖, 而粗理者身寒, 細理者身熱. 脂者其肉堅, 細理者熱, 粗理者寒.
黃帝曰: 其肥瘦大小奈何?
伯高曰: 膏者, 多氣而皮縱緩, 故能縱腹垂腴. 肉者, 身體容大. 脂者, 其身收小.
黃帝曰: 三者之氣血多少何如?
伯高曰: 膏者多氣, 多氣者熱, 熱者耐寒. 肉者多血則充形, 充形則平. 脂者, 其血淸, 氣滑少, 故不能大. 此別於衆人者也.
黃帝曰: 衆人奈何?
伯高曰: 衆人皮肉脂膏不能相加也, 血與氣不能相多, 故其形不小不大, 各自稱其身, 命曰衆人.
黃帝曰: 善. 治之奈何?
伯高曰: 必先別其三形, 血之多少, 氣之淸濁, 而後調之, 治無失常經. 是故膏人, 縱腹垂腴; 肉人者, 上下容大; 脂人者, 雖脂不能大者.

60 / 玉版
옥판

병증

　고전의학에서는 환자의 예후(豫後: 질병에 걸린 이후의 경과)가 좋은 것을 순(順)이라 하고, 나쁜 것을 역(逆)이라고 한다.

　예후의 판정은 맥을 통해서 환자의 상태가 계절하고 맞는지 확인하는 방법이 있다. 일례로 겨울에는 맥이 가라앉고 약간 느리게 나오는 것이 정상이다. 설령 심한 증상을 보여도 맥이 계절에 맞게 나오면 예후가 좋은 것이다. 반대로 겨울인데 맥이 뜨고 크며 약간 빠르게 나오면 증상이 아무리 가벼워도 예후가 나쁘다고 본다.

　원문에는 예후가 나쁠 때의 증상이 나온다. 황제와 기백의 문답을 정리하면 다음과 같다.

황제: 질병은 기쁨과 분노 등의 정신적 변화나 음식물을 통한 부적절한 섭생 등에 의해 생긴다고 하오. 이때는 음기가 부족하고 양기가 왕성해지는 병리 상태를 보이는데, 양기가 왕성하면 혈액 순환이 나빠져서 혈액이 정체되기 때문에 고름이 생긴다고 하오. 이 고름은 작은 침으로 치료할 수 있소?

기백: 고름이 맺혔을 때는 돌칼로 절개하는 것이 좋은데 사망하는 사람이 많습니다. 작은 침으로는 효과가 없고, 하물며 큰 침으로 치료하면 반드시 사망합니다. 사망에 이르는 징후는 다음과 같습니다.

- 눈의 흰자위가 청색으로 변하고 검은 눈동자가 작아지는 사람은 사망한다.
- 약을 복용하면 토하는 사람은 사망한다.
- 복통이 있고 갈증이 심한 사람은 사망한다.
- 어깨와 등이 굳어 움직일 수 없는 사람은 사망한다.
- 목소리가 제대로 나오지 않고 얼굴이 청백색으로 변하는 사람은 사망한다.

황제는 계속해서 다른 질병에 걸렸을 때의 역의 징후에 대해 질문한다.
- 배가 부어오르고 몸속에 열이 있고 맥이 큰 사람은 역이다.

신열이 있고 배가 부어오르는 것은 대부분 위장의 열로 이때는 변비나 갈증이 난다. 몸속에 열이 있을 때의 맥은 침실(沈實)이 나온다. 하지만 체표면에 질병이 있으면 대맥(大脈)이 나오므로 예후가 나쁘다. 다음의 내용도 모두 맥하고 병리와 병증이 일치하지 않는 경우이다.

- 장에서 소리가 나고 사지가 차갑고 설사할 때에 맥이 크면 역이다.

병증은 모두 장 속의 냉기를 의미하므로 맥은 당연히 가라앉고 약해야 한다.
- 코피가 날 때에 멈추지 않고 맥이 크면 역이다.

코피가 나는 것은 혈허(血虛)이므로 맥은 반드시 거칠면서 가늘어야 한다.
- 기침이 나면서 혈뇨(血尿)가 있고, 몸이 야윌 때에 맥이 작고 강하면 역이다.
- 기침을 하고 몸이 야위고 신열이 있을 때에 맥이 작고 빠른 것은 역이다.

모두 맥이 작은 것은 좋지만, 강하거나 빠른 맥이 뒤섞여 나오면 내부의 열이 극에 달했다는 신호이므로 예후가 나쁘다.
- 배가 많이 부어오르고, 사지가 차갑고, 몸이 야위고, 설사를 심하게 할 때는 역이다.
- 배가 부어오르고, 혈변(血便)이 나올 때에 맥이 크거나 가끔씩 정지하면 역이다.
- 기침을 하고 혈뇨가 나올 때에 맥이 부드럽지 않으면 역이다.
- 피를 토하고 가슴이 답답하고 괴로우며 등까지 그 통증이 느껴질 때에 맥이 작고 빠르면 역이다.
- 기침을 하면서 구토를 하고, 배가 부어오르고, 설사를 할 때에 맥이 힘차게 뛰지 않으면 역이다.

玉版 第六十

黃帝曰: 余以小針爲細物也, 夫子乃言上合之于天, 下合之于地, 中合之于人, 余以爲過針之意矣, 願聞其故.
岐伯曰: 何物大于天乎? 夫大于針者, 惟五兵者焉. 五兵者, 死之備也, 非生之具. 且夫人者, 天地之鎭也, 其不可不參乎? 夫治民者, 亦唯針焉. 夫針之與五兵, 其孰小乎?
黃帝曰: 病之生時, 有喜怒不測, 飮食不節, 陰氣不足, 陽氣有餘, 營氣不行, 乃發爲癰疽. 陰陽不通, 兩熱相搏, 乃化爲濃, 小針能取之乎?
岐伯曰: 聖人不能使化者, 爲之邪不可留也. 故兩軍相當, 旗幟相望, 白刃陳於中野者, 此非一日之謀也. 能使其民, 令行禁止, 士卒無白刃之難者, 非一日之敎也, 須臾之得也. 夫至使身被癰疽之病, 膿血之聚者, 不亦離道遠乎? 夫癰疽之生, 膿血之成也, 不從天下, 不從地出, 積微之所生也, 故聖人自治於未有形也, 愚者遭其已成也.
黃帝曰: 其已形, 不予遭, 膿已成, 不予見, 爲之奈何?

岐伯曰: 膿已成, 十死一生, 故聖人弗使已成, 而明爲良方, 著之竹帛, 使能者踵而傳之後世, 無有終時者, 爲其不予遭也.
黃帝曰: 其已有膿血而後遭乎, 不導之以小針治乎?
岐伯曰: 以小治小者其功小, 以大治大者多害, 故其已成膿血者, 其唯砭石鈹鋒之所取也.
黃帝曰: 多害者其不可全乎?
岐伯曰: 其在逆順焉.
黃帝曰: 願聞逆順.
岐伯曰: 以爲傷者, 其白眼靑黑, 眼小, 是一逆也; 內藥而嘔者, 是二逆也; 腹痛渴甚, 是三逆也; 肩項中不便, 是四逆也; 音嘶色脫, 是五逆也. 除此五者爲順矣.
黃帝曰: 諸病皆有逆順, 可得聞乎?
岐伯曰: 腹脹, 身熱, 脈大, 是一逆也; 腹鳴而滿, 四肢淸, 泄, 其脈大, 是二逆也; 衄而不止, 脈大, 是三逆也; 咳而溲血脫形, 其脈小勁, 是四逆也; 咳, 脫形身熱, 脈小以疾, 是謂五逆. 如是者, 不過十五日而死矣. 其腹大脹, 四末淸, 脫形, 泄甚, 是一逆也; 腹脹便血, 其脈大, 時絶, 是二逆也; 咳溲血, 形肉脫, 脈搏, 是三逆也; 嘔血, 胸滿引背, 脈小而疾, 是四逆也; 咳嘔腹脹, 且飧泄, 其脈絶, 是五逆也. 如是者, 不及一時而死矣. 工不察此者而刺之, 是謂逆治.
黃帝曰: 夫子之言針甚駿, 以配天地, 上數天文, 下度地紀, 內別五藏, 外次六府, 經脈二十八會, 盡有周紀, 能殺生人, 不能起死者, 子能反之乎?
岐伯曰: 能殺生人, 不能起死者也.
黃帝曰: 余聞之則爲不仁, 然願聞其道, 弗行於人,
岐伯曰: 是明道也, 其必然也, 其如刀劍之可以殺人, 如飮酒使人醉也, 雖勿診, 猶可知矣.
黃帝曰: 願卒聞之.
岐伯曰: 人之所受氣者, 穀也. 穀之所注者, 胃也. 胃者, 水穀氣血之海也. 海之所行雲氣者, 天下也. 胃之所出氣血者, 經隧也. 經隧者, 五藏六府之大絡也, 迎而奪之而已矣.
黃帝曰: 上下有數乎?
岐伯曰: 迎之五里, 中道而止, 五至而已, 五往而藏之氣盡矣, 故五五二十五而竭其輸矣, 此所謂奪其天氣者也, 非能絶其命而傾其壽者也.
黃帝曰: 願卒聞之.

岐伯曰: 闚門而刺之者, 死於家中; 入門而刺之者, 死於堂上.
黃帝曰: 善乎方, 明哉道, 請著之玉版, 以爲重寶, 傳之後世, 以爲刺禁, 令民勿敢犯也.

61 / 五禁(오금)

자법

황제: 오금이 무엇이오?
기백: 침을 놓지 말아야 하는 시각을 가리킵니다.
황제: 오탈(五奪)은 무엇이오?
기백: 사법을 하지 말아야 할 때를 가리킵니다.
황제: 오과(五過)는 무엇이오?
기백: 보사를 지나치게 할 우려가 높은 다섯 가지 경우를 가리킵니다.
황제: 오역(五逆)은 무엇이오?
기백: 병증과 맥이 일치하지 않는 경우를 가리킵니다(예후가 나쁜 경우).
황제: 구의(九宜)는 무엇이오?
기백: 구침(九鍼)의 이치를 분명히 알고 치료할 때의 기준을 가리킵니다.
이상의 내용에서 오탈과 오역에 대해 정리한다.

오탈, 사법을 금할 때
- 몸이 야위고 힘이 없는 경우.
- 많은 양의 출혈을 한 경우.
- 많은 양의 땀을 흘린 경우.
- 많은 양의 설사를 한 경우.
- 출산(出産) 때문에 많은 양의 출혈을 한 경우.

오역, 병증과 맥의 불일치

- 열이 있는데 맥이 빠르지 않은 경우.
- 열이 있을 때에 땀을 흘려도 맥이 느리지 않은 경우.
- 설사를 하는데 홍맥(洪脈)이나 대맥(大脈)이 나오는 경우.
- 마비가 심한 부위에 살이 없고 몸에 열이 나며, 좌우 맥의 어느 한쪽이 박동하지 않는 경우.
- 몸이 야위고 열이 나며, 피부 속이 들여다보일 정도로 흰색이고 하혈하는 경우.
- 오한과 발열이 있고 몸이 야위며 맥에 부드러운 느낌이 없는 경우.

오탈일 때는 신중하게 침을 놓아야 한다. 오역일 때는 침을 놓지 말거나, 설령 침을 놓는다 해도 상태를 살피는 정도에서 그쳐야 한다. 중환자 중에는 맥과 증상이 일치하지 않는 경우가 있다.

五禁 第六十一

黃帝問於岐伯曰: 余聞刺有五禁, 何謂五禁?
岐伯曰: 禁其不可刺也.
黃帝曰: 余聞刺有五奪.
岐伯曰: 無瀉其不可奪者也.
黃帝曰: 余聞刺有五過.
岐伯曰: 補瀉無過其度.
黃帝曰: 余聞刺有五逆.
岐伯曰: 病與脈相逆, 命曰五逆.
黃帝曰: 余聞刺有九宜.

岐伯曰: 明知九針之論, 是謂九誼.
黃帝曰: 何謂五禁, 願聞其不可刺之時.
岐伯曰: 甲乙日自乘, 無刺頭, 無發蒙於耳內. 丙丁日自乘, 無振埃於肩喉廉泉. 戊己日自乘四季, 無刺腹去爪瀉水. 庚辛日自乘, 無刺關節於股膝. 壬癸日自乘, 無刺足脛. 是謂五禁.
黃帝曰: 何謂五奪?
岐伯曰: 形肉已奪, 是一奪也; 大奪血之後, 是二奪也; 大汗出之後, 是三奪也; 大泄之後, 是四奪也; 新産及大血之後, 是五奪也. 此皆不可瀉.
黃帝曰: 何謂五逆?
岐伯曰: 熱病脈靜, 汗已出, 脈盛躁, 是一逆也; 病泄, 脈洪大, 是二逆也; 著痺不移, 䐃肉破, 身熱, 脈偏絶, 是三逆也; 淫而奪形身熱, 色夭然白, 乃後下血衃, 血衃篤重, 是謂四逆也; 寒熱奪形, 脈堅搏, 是謂五逆也.

62 / 動輸
동 수
생리

황제: 십이경맥 중에서 수태음폐경(手太陰肺經), 족양명위경(足陽明胃經), 족소음신경(足少陰腎經)에 맥의 박동을 잘 알 수 있는 부위가 따로 있는 이유는 무엇이오?

기백: 수태음폐경의 맥을 잘 살필 수 있는 부위는 촌구입니다. 족양명위경은 인영혈(人迎穴)의 맥동, 족소음신경은 발등의 동맥을 통해서 살필 수 있습니다.

폐장과 위장의 생리와 충맥(衝脈)의 흐름을 예로 들어 설명한다.
- 위장은 오장육부의 바다이다. 위장에서 소화, 흡수된 정기는 상행하여 수태음폐경에 이르고 다시 폐장에서 태음경(太陰經)으로 들어가 온몸을 순환한다. 이 경맥이 기를 순환시키는 힘은 호흡을 통해 나오므로, 호흡이 끊기지 않는 한 당연히 맥은 뛴다.
- 위장에서 만들어진 정기 중에서 일부는 폐장으로 들어가지 않고 직접 머리로 상행하여 눈, 귀, 입, 코 등에 이르러 그 활동을 돕는다. 또한 그 기는 눈을 통해 뇌로 들어가 이마로 나오고, 다시 객주인(客主人)으로 하행하여 광대뼈를 돌아 족양명위경으로 들어가서 인영혈로 나온다. 그러므로 인영혈을 통해서 맥의 박동을 살필 수 있다.
- 충맥은 십이경맥의 바다이다. 신장 부위에서 하행하여 기충혈(氣衝穴)

로 나오고, 다시 안쪽 허벅다리를 따라 위중혈(委中穴)을 거쳐 정강이뼈 안쪽을 지나 대종혈(大鐘穴)로 향한다. 그곳에서 발등과 발바닥으로 갈라진다. 따라서 발등 부위를 통해서 맥을 살필 수 있다. 이 맥을 확실하게 파악할 때는 발이 따뜻하다.

動輸 第六十二

黃帝曰: 經脈十二, 而手太陰足少陰陽明獨動不休, 何也?
岐伯曰: 是明胃脈也. 胃爲五藏六府之海, 其淸氣上注於肺, 肺氣從太陰而行之, 其行也, 以息往來, 故人一呼脈再動, 一吸脈亦再動, 呼吸不已, 故動而不止.
黃帝曰: 氣之過於寸口也, 上十焉息? 下八焉伏? 何道從還? 不知其極.
岐伯曰: 氣之離藏也, 卒然如弓弩之發, 如水之下岸, 上於魚以及衰, 其餘氣衰散以逆上, 故其行微.
黃帝曰: 足之陽明何因而動?
岐伯曰: 胃氣上注於肺, 其悍氣上衝頭者, 循咽, 上走空竅, 循眼系, 入絡腦, 出顑, 下客主人, 循牙車, 合陽明, 並下人迎, 此胃氣別走於陽明者也. 故陰陽上下, 其動也若一. 故陽病而陽脈小者爲逆, 陰病而陰脈大者爲逆. 故陰陽俱靜俱動, 若引繩相傾者病.
黃帝曰: 足少陰何因而動?
岐伯曰: 衝脈者, 十二經之海也, 與少陰之大絡, 起於腎下, 出於氣街, 循陰股內廉, 邪入膕中, 循脛骨內廉, 並少陰之經, 下入內踝之後. 入足下; 其別者, 邪入踝, 出屬跗上, 入大指之間, 注諸絡, 以溫足脛, 此脈之常動者也.
黃帝曰: 營衛之行也, 上下相貫, 如環之無端, 今有其卒然遇邪氣, 及逢大寒, 手足懈惰, 其脈陰陽之道, 相輸之會, 行相失也, 氣何由還?
岐伯曰: 夫四末陰陽之會者, 此氣之大絡也. 四街者, 氣之徑路也. 故絡絶則徑通, 四末解則氣從合, 相輸如環.
黃帝曰: 善. 此所謂如環無端, 莫知其紀, 終而復始, 此之謂也.

63 / 五味論 오미론

양생법

56편 〈오미〉의 기록처럼, 옛사람들은 음식물의 신맛, 쓴맛, 단맛, 매운맛, 짠맛이 각 장기의 기를 보한다고 생각했다. 즉 각각의 맛에는 일정한 작용이 있다고 본 것이다.

원문에는 각각의 맛이 어떤 작용을 하는지 상세히 나온다. 과식을 하면 질병에 걸리는 것은 물론이고, 다른 장기에 어떤 영향을 주는지도 기록되어 있다. 여기에서는 《소문》의 5편 〈음양응상대론〉도 참고하여 오미에 대해 정리한다.

한편 한약 처방에 사용하는 약재들도 맛으로 분류한다. 이것은 약재의 맛이 아니라, 그 약재의 작용을 나타내기 위해 오미를 이용한 것이다. 따라서 각각의 맛이 몸에서 어떤 작용을 하는지 알아두면 오미로 분류한 약재의 작용도 쉽게 이해할 수 있다. 본 편은 한약을 다루는 사람들에게 매우 중요한 내용이다.

- 신맛: 신맛은 간장을 보하고 기를 수렴하고 근육에 작용하여 수축시킨다. 따라서 신맛을 과식하면 음에 속하는 부위인 근육을 수축시키므로 소변보기가 어렵다.
- 쓴맛: 쓴맛은 심장을 보하고 다른 맛보다 작용이 강하다. 따라서 쓴맛을 과식하면 삼초의 기가 통하지 않아 구토를 한다.

쓴맛은 위장을 차갑게 식히는 작용이 있다. 따라서 위장에 열이 많은 사람이 쓴맛을 과식하는 것은 별로 문제되지 않지만, 위장이 차가운 사람이 과식하면 식욕부진을 일으키고 구토를 한다.
- 단맛: 단맛은 비장을 보하고 완화시키는 작용을 한다. 단맛을 과식하면 위장이 느슨해져 회충이 활동하므로 가슴이 답답해진다.

  근육을 지나치게 사용했을 때는 단맛을 약간 섭취하면 좋다. 그러나 과식하면 오히려 몸이 나른해진다.
- 매운맛: 매운맛은 폐장을 보하고 기를 발산하는 작용을 한다. 따라서 매운맛을 과식하면 양에 해당하는 상초로 기가 지나치게 몰려 심장 부위가 공허한 느낌이 든다.
- 짠맛: 짠맛은 신장을 보하는데 과식하면 중초에서 혈맥으로 들어가 피가 굳어져 혈액 순환이 나빠진다. 그렇게 되면 혈액 순환을 원활히 하려고 위장이 수분을 공급하고, 그 때문에 위장의 수분이 부족해져 갈증이 난다.

五味論 第六十三

黃帝問於少兪曰: 五味入於口也, 各有所走, 各有所病. 酸走筋, 多食之, 令人癃; 鹹走血, 多食之, 令人渴; 辛走氣, 多食之, 令人洞心; 苦走骨, 多食之, 令人變嘔; 甘走肉, 多食之, 令人悗心. 余知其然也, 不知其何由, 願聞其故.

少兪答曰: 酸入於胃, 其氣澁以收, 上之兩焦, 弗能出入也, 不出即留於胃中, 胃中和溫, 則下注膀胱, 膀胱之胞薄以懦, 得酸則縮綣, 約而不通, 水道不行, 故癃. 陰者, 積筋之所終也, 故酸入而走筋矣.

黃帝曰: 鹹走血, 多食之, 令人渴, 何也?

少兪曰: 鹹入於胃, 其氣上走中焦, 注於脈, 則血氣走之, 血與鹹相得則凝, 凝則胃中汁注之, 注之則胃中竭, 竭則咽路焦, 故舌本乾而善渴. 血脈者, 中焦之道也, 故鹹入而走血矣.

黃帝曰: 辛走氣, 多食之, 令人洞心, 何也?

少兪曰: 辛入於胃, 其氣走於上焦, 上焦者, 受氣而營諸陽者也, 薑韭之氣薰之, 營衛之氣不時受之, 久留心下, 故洞心. 辛與氣俱行, 故辛入而與汗俱出.

黃帝曰: 苦走骨, 多食之, 令人變嘔, 何也?

少兪曰: 苦入于胃, 五穀之氣, 皆不能勝苦, 苦入下脘, 三焦之道皆閉而不通, 故變嘔. 齒者, 骨之所終也, 故苦入而走骨, 故入而復出, 知其走骨也.

黃帝曰: 甘走肉, 多食之, 令人悗心, 何也?

少兪曰: 甘入於胃, 其氣弱小, 不能上至於上焦, 而與穀留於胃中者, 令人柔潤者也, 胃柔則緩, 緩則蟲動, 蟲動則令人悗心. 其氣外通於肉, 故甘走肉.

64 / 陰陽二十五人
음양이십오인

생리

본 편에는 사람의 체질을 음양과 오행으로 분류한 내용이 기록되어 있다. 원문에는 오행을 다시 다섯 가지로 분류하여 모두 스물다섯 가지가 나온다. 여기에서는 대략적인 분류만 정리한다.

목형인(木形人)

- 피부는 청색을 띠며 머리는 작고 얼굴이 길다. 어깨 폭이 넓고 등이 곧으며 손발이 작다.
- 성격은 사색을 좋아하므로 심로(心勞: 혈의 손상)가 많고 힘이 약하다.
- 가을과 겨울에는 질병에 걸리기 쉽지만, 봄과 여름에는 의외로 건강하다.

화형인(火形人)

- 피부는 적색을 띠며 머리는 작고 얼굴이 앞으로 뾰족하게 튀어나온 편이다. 어깨, 등, 허리, 배의 살집이 좋고 손발도 균형이 잡혀서 잘 걷는다.
- 성격은 조급하고, 어깨를 흔들면서 행동하고, 금전을 소중히 여기지 않으므로 신용이 없다. 관찰력이 뛰어나지만 조급한 성격 때문에 사고를 당하는 경우가 많다.

- 봄과 여름에는 건강하지만 가을과 겨울에 질병에 걸리기 쉽다.

토형인(土形人)
- 피부는 황색을 띠며 얼굴은 둥글고 머리가 크다. 어깨에서 등에 걸친 선이 아름답고 배가 크다. 다리에도 적당한 살집이 붙어서 빠르게 달린다.
- 성격은 마음이 안정되어 다른 사람에게 친절하고 권력을 좋아하지 않으며, 남의 의견을 잘 받아들인다.
- 가을과 겨울에는 건강하지만, 봄과 여름에는 체력이 약하다.

금형인(金形人)
- 피부는 백색을 띠며 얼굴은 각이 졌고 머리, 어깨, 등이 작다. 배와 손발이 모두 작고 골격도 작다.
- 성격은 청결한 것을 좋아하고 조용하지만, 일할 때는 매우 적극적인 경향을 보인다. 직업은 공무원이 적당하다.
- 가을과 겨울에는 건강하지만 봄과 여름에는 체력이 약해진다.

수형인(水形人)
- 피부는 검은색을 띠고, 머리가 크고, 얼굴 윤곽이 뚜렷하고, 턱은 각이 졌고, 어깨가 작고, 배가 크고, 키가 큰 편이며 쉬지 않고 손발을 움직인다.
- 성격은 연장자를 존경하는 마음이 없고, 사람을 잘 속이므로 살해당하기 쉽다.
- 가을과 겨울에는 건강하지만, 봄과 여름에 체력이 약하다.

이와 같이 오행으로 분류한 목형인은 간장, 화형인은 심장, 토형인은 비장, 금형인은 폐장, 수형인은 신장에 해당한다. 예를 들어 목형인은 간장이 튼튼한 사람이라고 생각할 수 있다. 다음에 나오는 내용은 음양에 의한 체질 분류이다.

양명위경(陽明胃經) 체질
- 족양명위경의 기혈이 상부에 왕성하면 구레나룻이 길고 아름답다. 혈이 적고 기가 많으면 짧고, 혈이 많고 기가 적으면 숱이 적다. 기혈이 모두 적은 사람은 수염이 없고, 입 양쪽에 주름이 많다.
- 족양명위경의 기혈이 하부에 왕성하면 음모(陰毛)가 많아서 가슴까지 이어진다. 혈이 많고 기가 적을 때는 음모는 배꼽까지만 이어지고 발가락의 살이 적어서 발이 차갑다. 혈이 적고 기가 많을 때는 동상(凍傷)에 잘 걸린다. 기혈이 모두 적은 사람은 음모가 적고 발이 차갑거나 마비(麻痺) 증상을 보인다.

소양담경(少陽膽經) 체질
- 족소양담경의 기혈이 상부에 왕성하면 귀밑에서부터 이어진 턱수염이 길고 아름답다. 혈이 많고 기가 적은 사람은 짧고, 혈이 적고 기가 많은 사람은 숱이 적다. 기혈이 모두 적은 사람은 턱수염이 없다. 여기에 해당하는 사람은 냉기와 습기의 침입을 받기 쉽고, 뼈에 통증을 느끼기 쉽고, 손톱이 약하다.
- 족소양담경의 기혈이 하부에 왕성하면 정강이 털이 길고 바깥 복사뼈 근처의 살집이 좋다. 혈이 많고 기가 적으면 정강이의 털이 짧고 바깥 복사뼈 근처의 피부가 단단하고 두껍다. 혈이 적고 기가 많으면 털이

없고 바깥 복사뼈의 피부가 부드럽다. 기혈이 모두 적은 사람은 바깥 복사뼈가 울퉁불퉁하고 딱딱하다.

태양방광경(太陽膀胱經) 체질

- 족태양방광경의 기혈이 상부에 왕성하면 눈썹이 아름답다. 혈이 많고 기가 적을 때는 눈썹의 숱이 적고 얼굴 피부에 탄력이 없다. 혈이 적고 기가 많을 때는 얼굴의 살집이 좋다. 기혈이 조화를 이루면 얼굴의 광택이 좋다.
- 족태양방광경의 기혈이 하부에 왕성하면 발뒤꿈치의 살집이 좋다. 혈이 많고 기가 적을 때는 살집이 별로 없고, 기혈이 모두 적을 때는 다리에 쥐가 나기 쉽다.

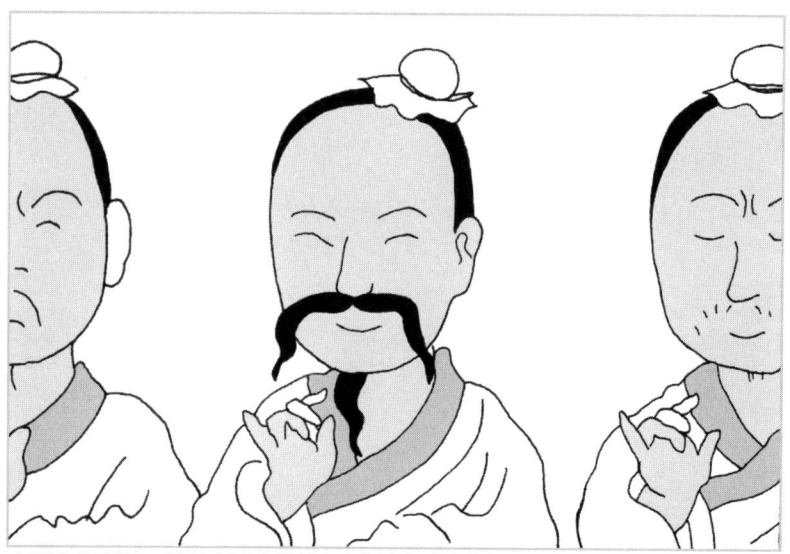

수양명대장경의 기혈이 상부에 왕성하면 수염이 아름답다

양명대장경(陽明大腸經) 체질

- 수양명대장경의 기혈이 상부에 왕성하면 수염이 아름답다. 혈이 적고 기가 많으면 수염의 숱이 적다. 기혈이 모두 적을 때는 수염이 없다.
- 수양명대장경의 기혈이 하부에 왕성하면 겨드랑이 털이 많고 어제혈(魚際穴) 부위의 살집이 좋고 따뜻하다. 기혈이 모두 적으면 손바닥에 살집이 없고 차갑다.

소양삼초경(少陽三焦經) 체질

- 수소양삼초경의 기혈이 상부에 왕성하면 눈썹이 길고 아름답다. 또한 귀의 색깔과 광택이 좋다. 기혈이 적을 때는 귀의 살집이 나쁘고 광택이 없다.
- 소수양삼초경의 기혈이 하부에 왕성하면 손등의 살집이 좋고 따뜻하다. 기혈이 모두 적을 때는 손등의 살집이 별로 없고 차갑다.

태양소장경(太陽小腸經) 체질

- 수태양소장경의 기혈이 상부에 왕성하면 턱수염이 많고 얼굴의 살집이 좋다. 기혈이 모두 적으면 얼굴이 야위고 광택이 없다.
- 수태양소장경의 기혈이 하부에 왕성하면 손바닥의 살집이 좋다. 기혈이 모두 적으면 손바닥의 살집이 없고 차갑다.

이상이 원문의 주요 내용이다. 체질을 알면 어떤 질병에 걸리기 쉬운지도 알 수 있다. 임상에 응용하기 바란다.

陰陽二十五人 第六十四

黃帝曰: 余聞陰陽之人何如?
伯高曰: 天地之間, 六合之內, 不離於五, 人亦應之. 故五五二十五人之政, 而陰陽之人不與焉.
其態又不合於衆者五, 余已知之矣. 願聞二十五人之形, 血氣之所生, 別而以候. 從外知內, 何如?
岐伯曰: 悉乎哉問也, 此先師之秘也, 雖伯高猶不能明之也.
黃帝避席遵循而却曰: 余聞之, 得其人弗敎, 是謂重失, 得而泄之, 天將厭之. 余願得而明之, 金櫃藏之, 不敢揚之.
岐伯曰: 先立五形金木水火土, 別其五色, 異其五形之人, 而二十五人具矣.
黃帝曰: 願卒聞之.
岐伯曰; 愼之愼之, 臣請言之.
木形之人, 比于上角, 似於蒼帝. 其爲人蒼色, 小頭, 長面, 大肩背, 直身, 小手足, 好有才, 勞心, 少力, 多憂勞於事. 能春夏不能秋冬, 感而病生, 足厥陰佗佗然. 大角之人, 比于左足少陽, 少陽之上遺遺然. 左角之人, 比於右足少陽, 少陽之下隨隨然. 釱角之人, 比於右足少陽, 少陽之上推推然. 判角之人, 比於左足少陽, 少陽之下栝栝然.
火形之人, 比於上徵, 似於赤帝. 其爲人赤色, 廣䏖, 脫面小頭, 好肩背髀腹, 小手足, 行安地, 疾心, 行搖, 肩背肉滿, 有氣輕財, 少信, 多慮, 見事明, 好顔, 急心, 不壽暴死. 能春夏不能秋冬, 秋冬感而病生, 手少陰核核然. 質徵之人, 比於左手太陽, 太陽之上肌肌然, 少徵之人, 比於右手太陽, 太陽之下慆慆然. 右徵之人, 比於右手太陽, 太陽之上鮫鮫然. 質判之人, 比於左手太陽, 太陽之下支支頤頤然.
土形之人, 比於上宮, 似於上古黃帝. 其爲人黃色, 圓面, 大頭, 美肩背, 大腹, 美股脛, 小手足, 多肉, 上下相稱, 行安地, 擧足浮, 安心, 好利人, 不喜權勢, 善附人也. 能秋冬不能春夏, 春夏感而病生, 足太陰敦敦然. 大宮之人, 比於左足陽明, 陽明之上婉婉然. 加宮之人, 比於左足陽明, 陽明之下坎坎然. 少宮之人, 比於右足陽明, 陽明之上樞樞然. 左宮之人, 比於右足陽明, 陽明之下兀兀然.
金形之人, 比於上商, 似於白帝. 其爲人方面, 白色, 小頭小肩背小腹小手足,如骨發踵外, 骨輕, 身淸廉, 急心, 靜悍, 善爲吏. 能秋冬不能春夏, 春夏感而病生, 手太陰敦敦然. 鈦商之人, 比於左手陽明, 陽明之上廉廉然. 右商之人, 比於左手陽明, 陽明之下脫脫然. 左商之人, 比於右手陽明, 陽明之上監監然. 少商之人, 比於右手陽明, 陽明之下嚴嚴然.
水形之人, 比於上羽, 似於黑帝. 其爲人黑色, 面不平, 大頭, 廉頤, 小肩, 大腹, 動手足, 發行搖身, 下尻長, 背延延然. 不敬畏, 善欺紿人, 戮死. 能秋冬不能春夏, 春夏感而病生. 足少陰汗汗然. 大羽之人, 比於右足太陽, 太陽之上頰頰然. 少羽之人, 比於左足太陽, 太陽之下潔潔然. 桎之爲人, 比於左足太陽, 太陽之上安安然. 是故五形之人二十五變者, 衆之所以相欺者是也.
黃帝曰: 得其形, 不得其色何如?
岐伯曰: 形勝色, 色勝形者, 至其勝時年加, 感則病行, 失則憂矣. 形色相得者, 富貴大樂.
黃帝曰: 其形色相當勝之時, 年加可知乎?
岐伯曰: 凡年忌下上之人, 大忌常加七歲, 十六歲, 二十五歲, 三十四歲, 四十三歲, 五十二歲, 六十一歲, 皆人之大忌, 不可不自安也, 感則病行, 失則憂矣, 當此之時, 無爲姦事, 是謂年忌.
黃帝曰: 夫子之言, 脈之上下, 血氣之候, 以知形氣奈何?
岐伯曰: 足陽明之上, 血氣盛則髥美長; 血少氣多則髥短; 故氣少血多則髥少; 血氣皆少則無髥, 兩吻多畫. 足陽明之下, 血氣盛則下毛美長至胸; 血多氣少則下毛美短至臍, 行則善高擧足, 足指少肉, 足善寒; 血少氣多則肉而善瘃; 血氣皆少則無毛, 有則稀枯悴, 善痿厥足痺. 足少陽之上, 氣血盛則通髥美長; 血多氣少則通髥美短; 血少氣多則少髥; 血氣皆少則無鬚, 感於寒濕則善痺, 骨痛爪枯也. 足少陽之下, 血氣盛則脛毛美長, 外踝肥; 血多氣少則脛毛美短, 外踝皮堅而厚; 血少氣多則胻毛少, 外踝皮薄而軟; 血氣皆少則無毛, 外踝瘦無肉. 足太陽之上, 血氣盛則美眉, 眉有毫毛; 血多氣少則惡眉, 面多少理, 血少氣多則面多肉; 血氣和則美色. 足太陽之下, 血氣盛則跟肉滿, 踵堅; 氣少血多則瘦, 跟空; 血氣皆少則喜轉筋, 踵下痛. 手陽明之上, 血氣盛則髭美; 血少氣多則髭惡; 血氣皆少則無髭. 手陽明之下, 血氣盛則腋下毛美, 手魚肉以溫; 氣血皆少則手瘦以寒. 手少陽之上, 血氣盛則眉美以長, 耳色美; 血氣皆少則耳焦惡色. 手少陽之下, 血氣盛則手卷多肉以溫; 血氣皆少則寒以瘦; 氣少血多則瘦以多脈. 手太陽之上, 血氣盛則多鬚, 面多肉以平; 血氣皆少則面瘦惡色. 手太陽之下, 血氣盛則掌肉充滿; 血氣皆少則掌瘦以寒.

黃帝曰: 二十五人者, 刺之有約乎?
岐伯曰: 美眉者, 足太陽之脈, 氣血多; 惡眉者, 血氣少; 其肥而澤者, 血氣有餘; 肥而不澤者, 氣有餘, 血不足; 瘦而無澤者, 氣血俱不足. 審察其形氣有餘不足而調之, 可以知逆順矣.
黃帝曰: 刺其諸陰陽奈何?
岐伯曰: 按其寸口人迎, 以調陰陽, 切循其經絡之凝澁, 結而不通者, 此於身皆爲痛痺, 甚則不行, 故凝澁, 凝澁者, 致氣以溫之, 血和乃止. 其結絡者, 脈結血不和, 決之乃行. 故曰: 氣有餘於上者, 導而下之; 氣不足於上者, 推而休之; 其稽留不至者, 因而迎之; 必明於經隧, 乃能持之. 寒與熱爭者, 導而行之; 其宛陳血不結者, 則而予之. 必先明知二十五人, 則血氣之所在, 左右上下, 刺約畢也.

65 / 五音五味 _{오음오미}

경락

본 편에는 오음(五音)과 오미(五味)에 대한 설명이 기록되어 있다. 오미에 대해서는 앞에서 설명했고, 오음은 임상하고 직접적인 관련이 없으므로 생략한다. 그보다는 원문에 충맥(衝脈)과 임맥(任脈)에 대한 설명이 나오기 때문에 그 내용을 정리한다.

- 충맥과 임맥은 여자인 경우에는 자궁(子宮)에서 발생하여 상행하고 독맥(督脈)의 뒤쪽을 순환한다. 따라서 십이경맥의 기는 모두 이곳으로 모여들므로 경락의 바다라고 불린다.
- 충맥과 임맥이 흐르는 부위 중에서 체표에 가까운 부위를 순환하는 줄기는 복부에서 상행하여 인후(咽喉)에 모여 입술을 지난다.
- 경맥의 기혈이 왕성하면, 그 부위의 기육(肌肉)에 열이 생긴다. 혈만 왕성하면 가는 털이 자란다. 여자는 생리[月經]에 의해 혈을 잃기 때문에 기는 많지만 혈이 부족하다. 혈이 부족하면 입술 주위에 영양이 공급되지 않기 때문에 여자는 수염이 나지 않는 것이다.

五音五味 第六十五

右徵與少徵, 調右手太陽二. 左商與左徵, 調左手陽明上. 少徵與大宮, 調左手陽明上. 右角與大角, 調右足少陽下. 大徵與少徵, 調左手太陽上. 衆羽與少羽, 調右足太陽下. 少商與右商, 調手太陽下, 桎羽與衆羽, 調右足太陽下. 少宮與大宮, 調右足陽明下. 判角與少角, 調右足少陽下, 鈦商與上商, 調右足陽明下. 鈦商與上角, 調左足太陽下.

上徵與右徵同, 穀麥, 畜羊, 果杏, 手少陰, 藏心, 色赤, 味苦, 時夏. 上羽與大羽同, 穀大豆, 畜彘, 果栗, 足少陰, 藏腎, 色黑, 味鹹, 時冬. 上宮與大宮同, 穀稷, 畜牛, 果棗, 足太陰, 藏脾, 色黃, 味甘, 時季夏. 上商與右商同, 穀黍, 畜雞, 果桃, 手太陰, 藏肺, 色白, 味辛, 時秋. 上角與大角同, 穀麻, 畜犬, 果李, 足厥陰, 藏肝, 色靑, 味酸, 時春.

大宮與上角同, 右足陽明上. 左角與大角同, 左足陽明上. 少羽與大羽同, 右足太陽下. 左商與右商同, 左手陽明上. 加宮與大宮同, 左足少陽上. 質判與大宮同, 左手太陽下. 判角與大角同, 左足少陽下. 大羽與大角同, 右足太陽上. 大角與大宮同, 右足少陽上.

右徵少徵質徵上徵判徵. 右角鈦角上角大角判角. 右商少商鈦商上商左商. 少宮上宮大宮加宮左角宮. 衆羽桎羽上羽大羽少羽.

黃帝曰: 婦人無鬚者, 無血氣乎?

岐伯曰: 衝脈任脈, 皆起於胞中, 上循背裏, 爲經絡之海. 其浮而外者, 循腹右上行, 會於咽喉, 別而絡脣口, 血氣盛則充膚熱肉, 血獨盛則澹滲皮膚, 生毫毛. 今婦人之生, 有餘於氣, 不足於血, 以其數脫血也, 衝任之脈, 不榮口脣, 故鬚不生焉.

黃帝曰: 士人有傷於陰, 陰氣絶而不起, 陰不用, 然其鬚不去, 其故何也? 宦者獨去何也? 願聞其故.

岐伯曰: 宦者去其宗筋, 傷其衝脈, 血瀉不復, 皮膚內結, 脣口不榮, 故鬚不生.

黃帝曰: 其有天宦者, 未嘗被傷, 不脫於血, 然其鬚不生, 其故何也?

岐伯曰: 此天之所不足也, 其任衝不盛, 宗筋不成, 有氣無血, 脣口不榮, 故鬚不生.

黃帝曰: 善乎哉! 聖人之通萬物也, 若日月之光影, 音聲鼓響, 聞其聲而知其形, 其非夫子, 孰能明萬物之精. 是故聖人視其顏色, 黃赤者多熱氣, 靑白者少熱氣, 黑色者多血少氣, 美眉者太陽多血, 通髥極須者少陽多血, 美鬚者陽明多血, 此其時然也. 夫人之常數, 太陽常多血少氣, 少陽常多氣少血, 陽明常多血多氣, 厥陰常多氣少血, 少陰常多血少氣, 太陰常多血少氣, 此天之常數也.

66 / 百病始生
백병시생

병인과 증상

본 편에는 병인과 병증에 대해 기록되어 있다. 또한 질병이 어떤 순서로 진행하는지, 그 내용도 기록되어 있다.

병인(病因)

질병을 일으키는 원인은 풍(風), 우(雨), 한(寒), 서(暑), 청(淸), 습(濕) 등의 외사와 기쁨과 분노 등의 정신적 변화이다.

내인(內因)

정신을 동요시키면 음에 해당하는 장기(臟器)의 정기가 허해지는데 다음의 경우가 여기에 해당한다.

- 근심이 지나치면 심장이 나빠진다.
- 몸을 차갑게 하거나 차가운 음식물을 과식하면 폐장이 나빠진다.
- 분노가 지나치면 간장이 나빠진다.
- 술에 취한 채 섹스를 하여 많은 땀을 흘린 상태에서 바람을 쐬면 비장이 나빠진다.
- 힘든 노동을 하거나 섹스를 하여 땀을 흘린 뒤에 찬물을 뒤집어쓰면 신장이 나빠진다.

원문의 첫머리에는 기쁨이나 분노 등에 의해 음부(陰部)가 나빠진다고 기록되어 있다. 그 내용을 정리한 문장에는 섹스나 음식도 포함되어 있다. 이것만으로는 충분하지 않으므로 《소문》이나 《난경》 등에 기록된 내용도 함께 정리한다.

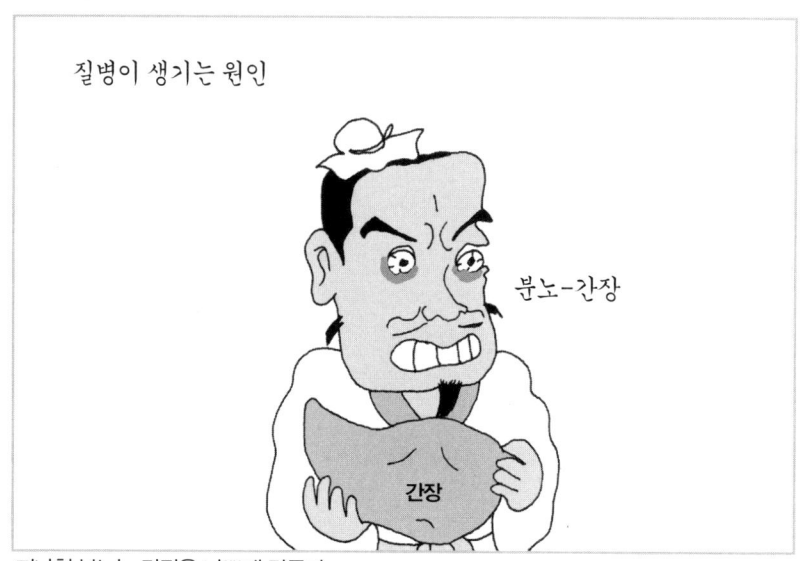

지나친 분노는 간장을 나쁘게 만든다

- 지나친 분노는 간장을 나쁘게 만든다.
- 지나친 생각은 비장을 나쁘게 만든다.
- 지나친 기쁨은 심장을 나쁘게 한다.
- 지나친 슬픔이나 근심은 폐장을 나쁘게 만든다.
- 지나친 공포나 두려움은 신장을 나쁘게 만든다.

이상을 내인이라고 한다.

- 지나친 섹스는 비장과 신장을 나쁘게 만든다.

- 음식물의 과부족은 비장을 나쁘게 만든다.

이상을 불내외인(不內外因: 내부의 원인이 아닌 외부의 원인)이라고 한다. 이 밖에 노동도 병인으로 꼽을 수 있다. 이러한 원인에 의해 질병에 걸렸을 때, 어떻게 치료해야 하는지 그 방법에 대해 간단하게 정리한다.

먼저 문진을 하여 병인을 알아낸다. 그리고 과식이 원인이라면 족태음비경(足太陰脾經)을 보하고, 깜짝 놀랐기 때문이라면 족소음신경(足少陰腎經)을 보한다.

병인을 알 수 없을 때는 전반적인 증상을 통해서 어떤 장기의 허인지를 판별한다. 그렇게 하려면 각 장기의 증상을 알아야 하는데, 먼저 생리부터 살피면 더욱 편리하다. 또한 경락을 손으로 눌러서 허한 장기를 살피는 방법도 있다. 그리고 육부정위(六部定位)의 맥으로도 허한 경맥을 살필 수 있다. 그런 원인들로는 대부분의 경락이 허하기 때문이다. 따라서 어떤 경락에 이상이 있는지를 살피려면, 우선 보법을 해야 한다.

다음에 나오는 외인에 의한 질병인 경우에는 내인일 때하고 증상이 다르므로 사법도 적당히 첨가해야 한다.

외인은 외사라고도 부르는데 자연의 바람, 습기, 한냉, 더위 등에 의해 병든 경우이다. 원문에는 그 일부가 기록되어 있다.

외인(外因)

외사 중에서 바람과 비는 상반신에 질병을 일으키기 쉽고, 차가운 습기는 하반신에 질병을 일으키기 쉽다. 그러나 외사는 신체의 정기가 허한 상태가 아니면 침입하지 않는다.

외사는 다음과 같은 순서로 몸속에 침입한다.

- 첫 번째로 피부에 침입하는데, 이때는 오싹한 소름이 끼치며 통증을

느낀다.
- 두 번째로 낙맥에 침입하는데, 이때는 기육(肌肉)에 통증을 느낀다.
- 세 번째로 경맥에 침입하는데, 이때는 오한이 난다.
- 네 번째로 수혈(腧穴)에 침입하는데, 이때는 경맥의 기가 흐르지 않으므로 손발의 관절과 허리와 등에 통증을 느낀다.
- 다섯 번째로 경맥의 바다인 충맥(衝脈)의 가장 깊은 부위에 침입하는데, 이때는 온몸이 무겁고 통증을 느낀다.
- 여섯 번째로 위장에 침입하는데, 이때는 배가 부어오르고 소리가 나고 설사를 한다. 이때에 치료하지 않고 그대로 내버려두면 외사가 정체되어 적병(積病)이 된다.

외인에 의해 병든 경우에도 반드시 신체의 어떤 부위가 허한 상태에 놓인다. 치료할 때는 정기가 허하면 음경(陰經)에 나타나므로 먼저 음경을 보한 다음에 외사가 침입한 경맥을 사한다. 외사는 외부로부터의 침입이므로 양경(陽經)을 사한다.

물론 어떤 음경을 보하고 어떤 양경을 사해야 하는지 올바른 판단을 내리려면 경락의 흐름, 병인, 병증, 그리고 망진(望診), 문진(聞診), 문진(問診), 절진(切診)에 대해서 잘 알아야 한다.

百病始生 第六十六

黃帝問於岐伯曰: 夫百病之始生也, 皆生於風雨寒暑, 淸濕喜怒. 喜怒不節則傷藏, 風雨則傷上, 淸濕則傷下. 三部之氣, 所傷異類, 願聞其會.
岐伯曰: 三部之氣各不同, 或起於陰, 或起於陽, 請言其方. 喜怒不節, 則傷藏, 藏傷則病起於陰也; 淸濕襲虛, 則病起於下; 風雨襲虛, 則病起於上, 是謂三部. 至於其淫泆, 不可勝數.
黃帝曰: 余固不能數, 故問先師, 願卒聞其道.
岐伯曰: 風雨寒熱, 不得虛邪, 不能獨傷人. 卒然逢疾風暴雨而不病者, 蓋無虛故邪不能獨傷人, 此必因虛邪之風, 與其身形, 兩虛相得, 乃客其形, 兩實相逢, 衆人肉堅. 其中於虛邪也, 因於天時, 與其身形, 參以虛實, 大病乃成, 氣有定舍, 因處爲名, 上下中外, 分爲三員. 是故虛邪之中人也, 始於皮膚, 皮膚緩則腠理開, 開則邪從毛髮入, 入則抵深, 深則毛髮立, 毛髮立則淅然, 故皮膚痛. 留而不去, 則傳舍於絡脈, 在絡之時, 痛於肌肉, 其痛之時息, 大經乃代. 留而不去, 傳舍於經, 在經之時, 洒淅喜驚. 留而不去, 傳舍於輸, 在輸之時, 六經不通, 四肢則肢節痛, 腰脊乃强. 留而不去, 傳舍於伏衝之脈, 在伏衝之時, 體重身痛. 留而不去, 傳舍於腸胃, 在腸胃之時, 賁響腹脹, 多寒則腸鳴飧泄, 食不化, 多熱則溏出糜. 留而不去, 傳舍於腸胃之外, 募原之間, 留著於脈, 稽留而不去, 息而成積. 或著孫脈, 或著絡脈, 或著經脈, 或著輸脈, 或著於伏衝之脈, 或著於膂筋, 或著於腸胃之募原, 上連於緩筋, 邪氣淫泆, 不可勝論.
黃帝曰: 願盡聞其所由然.
岐伯曰: 其著孫絡之脈而成積者, 其積往來上下, 臂小孫絡之居也, 浮而緩, 不能句積而止之, 故往來移行腸胃之間, 水湊滲注灌, 濯濯有音, 有寒則䐜䐜滿雷引, 故時切痛. 其著於陽明之經, 則挾臍而居, 飽食則益大, 飢則益小. 其著於緩筋也, 似陽明之積, 飽食則痛, 飢則安. 其著於腸胃之募原也, 痛而外連於緩筋, 飽食則安, 飢則痛. 其著於伏衝之脈者, 揣之應手而動, 發手則熱氣下於兩股, 如湯沃之狀. 其著於膂筋在腸後者, 飢則積見, 飽則積不見, 按之不得. 其著於輸之脈者, 閉塞不通, 津液不下, 孔竅乾壅, 此邪氣之從外入內, 從上下也.
黃帝曰: 積之始生, 至其已成奈何?
岐伯曰: 積之始生, 得寒乃生, 厥乃成積也.
黃帝曰: 其成積奈何?
岐伯曰: 厥氣生足悗, 悗生脛寒, 脛寒則血脈凝濇, 血脈凝濇則寒氣上入於腸胃, 入於腸胃則䐜脹, 䐜脹則腸外之汁沫迫聚不得散, 日以成積. 卒然多食飲則腸滿, 起居不節, 用力過度, 則絡脈傷, 陽絡傷則血外溢, 血外溢則衄血, 陰絡傷則血內溢, 血內溢則後血. 腸胃之絡傷, 則血溢於腸外, 腸外有寒汁沫與血相搏, 則並合凝聚不得散而積成矣. 卒然外中於寒, 若內傷於憂怒, 則氣上逆, 氣上逆則六輸不通, 溫氣不行, 凝血蘊裏而不散, 津液濇滲, 著而不去, 而積皆成矣.
黃帝曰: 其生於陰者奈何?
岐伯曰: 憂思傷心; 重寒傷肺; 忿怒傷肝; 醉以入房, 汗出當風, 傷脾; 用力過度, 若入房汗出浴, 則傷腎. 此內外三部之所生病者也.
黃帝曰: 善. 治之奈何?
岐伯答曰: 察其所痛, 以知其應, 有餘不足, 當補則補, 當瀉則瀉, 毋逆天時, 是謂至治.

67 / 行鍼
행 침

생리

황제: 어떤 사람은 침을 놓자마자 기가 움직이고, 어떤 사람은 침을 뽑은 뒤에 기가 움직이고, 어떤 사람은 몇 번의 치료를 거듭한 뒤에야 기가 움직이는데 그 차이는 무엇이오?

본 편의 첫머리에서 황제는 이런 질문을 한다. 침을 놓았을 때에 기가 움직인다는 것은 반응이 나타나는 것으로 해석할 수 있다.

사실 환자를 치료하면 반응이 빠른 사람이 있고 느린 사람이 있다. 그렇다면 어떤 상태를 가리켜서 기의 움직임, 즉 반응이 나타났다고 판단할 수 있을까?

피부에 한정하면 한기와 온기, 융기와 함몰, 발한(發汗)과 건조 등을 목표로 침을 놓는다. 예를 들면 피부가 차가울 때에 침을 놓아 따뜻해지면 기가 움직인 것이고, 반대로 열이 있는 부위에 침을 놓아 차가워져도 기가 움직인 것이다. 융기한 곳이 평평해지고, 땀이 나던 부위에 땀이 멈춘 것도 마찬가지다. 침을 놓을 때는 시종일관 이러한 반응을 살펴야 한다.

전신의 반응은 맥을 통해서 확인한다. 예를 들어 침맥(沈脈)이 부맥(浮脈)으로 변할 때, 긴장이 풀어졌을 때는 기가 움직인 것으로 본다. 그것을 통해서 치료 효과가 있었다고 생각할 수 있다.

그렇다면 왜 반응이 각각 다르게 나타나는 것일까? 기백은 다음과 같이 설명한다.

- 심장과 폐장의 기가 왕성하면 양기가 많기 때문에 가볍게 침을 놓는 것만으로도 기가 활발하게 움직이기 시작한다.
- 음기가 많고 양기가 적은 사람은 침으로 양기를 증가시키지 않으면 기가 움직이지 않는다.
- 여러 차례 치료해야만 기가 움직이는 환자는 음기가 많고 양기가 적기 때문이다. 원래 양기는 떠 있고 음기는 가라앉아 있는데, 음기가 많으면 양기가 떠오를 수 없다. 따라서 여러 차례 치료해야 그 반응이 나타난다.
- 침을 놓아서 질병이 더 악화되는 경우가 있는데, 그것은 서투른 치료로 인해 음양의 기가 흐트러졌기 때문이다.

行鍼 第六十七

黃帝問於岐伯曰: 余聞九針於夫子, 而行之於百姓, 百姓之血氣各不同形, 或神動而氣先針行, 或氣與針相逢, 或針已出氣獨行, 或數刺乃知, 或發針而氣逆, 或數刺病益劇, 凡此六者, 各不同形, 願聞其方.
岐伯曰: 重陽之人, 其神易動, 其氣易往也.
黃帝曰: 何謂重陽之人?
岐伯曰: 重陽之人, 熇熇高高, 言語善疾, 擧足善高, 心肺之藏氣有餘, 陽氣滑盛而揚, 故神動而氣先行.
黃帝曰: 重陽之人而神不先行者, 何也?
岐伯曰: 此人頗有陰者也.
黃帝曰: 何以知其頗有陰也?
岐伯曰: 多陽者多喜, 多陰者多怒, 數怒者易解, 故曰頗有陰, 其陰陽之離合難, 故其神不能先行也.
黃帝曰: 其氣與針相逢奈何?
岐伯曰: 陰陽和調而血氣淖澤滑利, 故針入而氣出, 疾而相逢也.
黃帝曰: 針已出而氣獨行者, 何氣使然?
岐伯曰: 其陰氣多而陽氣少, 陰氣沉而陽氣浮者內藏, 故針已出, 氣乃隨其後, 故獨行也.
黃帝曰: 數刺乃知, 何氣使然?
岐伯曰: 此人之多陰而少陽, 其氣沉而氣往難, 故數刺乃知也.
黃帝曰: 針入而氣逆者, 何氣使然?
岐伯曰: 其氣逆與其數刺病益甚者, 非陰陽之氣, 浮沉之勢也, 此皆麤之所敗, 工之所失, 其形氣無過焉.

68 / 上膈
상격
[병리]

황제: 상격(上膈)이라는 병에 걸리면 기의 순환이 원활하지 못해 음식물을 먹자마자 구토를 하오. 그런데 하격(下膈)이라는 병에 걸리면 식후 두 시간 정도 지나서야 구토를 하니, 그 이유는 무엇이오?

기백: 정신이 동요되거나 음식물을 포함한 생활의 섭생이 올바르지 않으면 위장이 차가워집니다. 위장이 차가워져서 기생충이 위장 하부로 모여들면, 양기가 순환하지 않기에 사기가 머뭅니다. 이때에 음식물을 섭취하면 기생충도 그 음식물을 먹으려고 위장의 상부로 올라옵니다. 그렇게 되면 하부에는 사기만 남으므로 적(積: 쌓이는 것)이 생깁니다. 적이 오랫동안 이어지면 거기에 옹(癰: 응어리)이 생깁니다. 그 옹 때문에 위장 하부의 순환이 나빠지고, 그래서 식후 두 시간 정도 지나면 구토를 하는 것입니다.

원문의 내용은 현대의학의 위암에 해당하는 듯하다. 치료 방법에 대해서는 다음과 같이 기록되어 있다.

- 가볍게 응어리를 눌러 기의 움직임을 확인하면서 그 주위에 침을 놓는다. 먼저 얕게 찌른 다음에 서서히 깊이를 더하다가 침을 뒤로 뺐다가 다시 천천히 깊이를 더한다. 이러한 치료를 세 번 되풀이한다.

上膈 第六十八

黃帝曰: 氣爲上膈者, 食飮入而還出, 余已知之矣. 蟲爲下膈, 下膈者. 食晬時乃出, 余未得其意, 願卒聞之.
岐伯曰: 喜怒不適, 食飮不節. 寒溫不時, 則寒汁流於腸中, 流於腸中則蟲寒, 蟲寒則積聚, 守於下管, 則腸胃充郭, 衛氣不營, 邪氣居之. 人食則蟲上食, 蟲上食則下管虛, 下管虛則邪氣勝之, 積聚以留, 留則癰成, 癰成則下管約. 其癰在管內者, 卽而痛深; 其癰在外者, 則癰外而痛浮, 癰上皮熱.
黃帝曰: 刺之奈何?
岐伯曰: 微按其癰, 視氣所行, 先淺刺其傍, 稍內益深, 還而刺之, 毋過三行, 察其沈浮, 以爲深淺. 已刺必熨, 令熱入中, 日使熱內, 邪氣益衰, 大癰乃潰. 伍以參禁, 以除其內, 恬憺無爲, 乃能行氣, 後以鹹苦, 化穀乃下矣.

69 / 憂恚無言
우 에 무 언

병리와 치료

황제: 한숨을 쉬고 슬퍼하거나 화를 내면 갑자기 목소리가 나오지 않는 경우가 있소. 이것은 어떤 경맥의 기가 통하지 않기 때문이오?

황제의 질문에 대해 소사(少師)는 다음과 같이 설명한다. 주위에 목소리가 나오지 않는 환자가 뜻밖에도 많다. 원문의 내용을 참고하여 치료하기 바란다.

- 인(咽)은 식도의 입구이고 후(喉)는 기관의 입구이다. 회염(會厭: 후두개)은 목소리의 문이고 입술은 목소리의 부채, 혀는 목소리의 기계, 입천장은 목소리의 정문, 콧구멍은 기가 드나드는 부위이다. 혀뿌리에는 신기(神氣)가 순환하면서 혀를 움직인다.
- 갑자기 목소리가 나오지 않는 사람은 회염에 한기가 침입해서 여닫는 활동이 어려워졌기 때문이다.

인후는 상반신에 위치하고 양기가 많은 부위이다. 목소리는 이 양기의 활동에 의해 나온다. 그런데 정신이 동요되어 양기의 순환이 나빠지면 회염 부위가 차가워져서 목소리가 나오지 않는다. 말을 많이 하거나 갑자기 한기에 노출되어도 인후에 이상이 생기는데 이것도 양기 부족 때문이다.

치료는 족소음신경(足少陰腎經)과 천돌혈(天突穴)을 이용하라고 기록되어 있다.

憂恚無言 第六十九

黃帝問於少師曰: 人之卒然憂恚而言無音者, 何道之塞, 何氣出行, 使音不彰? 願聞其方,

少師答曰: 咽喉者, 水穀之道也. 喉嚨者, 氣之所以上下者也. 會厭者, 音聲之戶也. 口脣者, 音聲之扇也. 舌者, 音聲之機也. 懸雍垂者, 聲音之關也. 頏顙者, 分氣之所泄也. 橫骨者, 神氣所使, 主發舌者也. 故人之鼻洞涕出不收者, 頏顙不開, 分氣失也, 是故厭小而疾薄, 則發氣疾, 其開闔利, 其出氣易; 其厭大而厚, 則開闔難, 其氣出遲, 故重言也. 人卒然無音者, 寒氣客於厭, 則厭不能發, 發不能下至, 其開闔不致, 故無音.

黃帝曰: 刺之奈何?

岐伯曰: 足之少陰, 上繫於舌, 絡於橫骨, 終於會厭. 兩瀉其血脈, 濁氣乃避. 會厭之脈, 上絡任脈, 取之天突, 其厭乃發也.

70 / 寒熱 _{한 열}
병리

황제: 오한과 발열 증상이 있을 때 목덜미나 겨드랑이 밑의 나력(瘰癧)이 부어오르는 이유는 무엇이오? 그리고 그 치료 방법은 무엇이오?

원문의 나력은 요즘으로 치면 임파선염으로, 그것도 주로 목덜미 근처의 멍울을 가리킨다. 결핵성 임파선염을 가리키는 말이라고도 한다. 황제의 질문에 대해 기백은 다음과 같이 설명한다.

기백: 장기에 문제가 생겨서 나력이 붓는데, 그것은 열이 찼다는 뜻입니다. 화농(化膿)이 없으면 치유하기 쉽지만 화농이 있으면 치유하기 어렵습니다.

사실 기백의 말처럼 화농이 없는 멍울은 침술로도 잘 치료된다. 증상에 맞는 치료가 무엇보다 중요하지만, 수경맥(手經脈)을 치료하면서 동시에 어깨와 등 부위의 응어리를 제거한다. 한정된 부위라면 가볍게 침을 놓는 것만으로도 충분하다.

寒熱 第七十

黃帝問於岐伯曰: 寒熱瘰癧在於頸腋者, 皆何氣使生?
岐伯曰: 此皆鼠瘻寒熱之毒氣也, 留於脈而不去者也.
黃帝曰: 去之奈何?
岐伯曰: 鼠瘻之本, 皆在於藏, 其末上出於頸腋之間, 其浮於脈中, 而未內著於肌肉而外爲膿血者, 易去也.
黃帝曰: 去之奈何?
岐伯曰: 請從其本引其末, 可使衰去而絶其寒熱. 審按其道以予之, 徐往徐來以去之, 其小如麥者, 一刺知, 三刺而已.
黃帝曰: 決其生死奈何?
岐伯曰: 反其目視之, 其中有赤脈, 上下貫瞳子, 見一脈, 一歲死; 見一脈半, 一歲半死; 見二脈, 二歲死; 見二脈半, 二歲半死; 見三脈; 三歲而死. 見赤脈不下貫瞳子, 可治也.

71 / 邪客 사객

생리

황제: 병사(病邪)가 인체에 침입하면 때로는 불면증이 생기는데 그 이유는 무엇 때문이오?

백고: 음식물은 위장에서 소화, 흡수되어 조박(糟粕: 대소변), 종기(宗氣), 진액(津液)으로 나뉩니다.

- 종기(宗氣): 종기는 가슴에 쌓여서 수소음심경(手少陰心經)을 통하여 호흡 작용을 일으킨다. 즉 호흡 작용의 원동력이 되는데, 그 일부는 기관(氣管)을 통해서 외부로 나간다.
- 영기(營氣): 진액 안의 영기는 그 액체를 맥 안으로 들여보내 피로 바꾼 다음 사지(四肢)에 영양을 공급하고, 오장육부로 가서 몸속을 24시간 동안에 50회 순환한다.
- 위기(衛氣): 진액 안의 위기는 성질이 급하고 활동적이다. 따라서 위장에서 직접 사지의 말단 부위나 피부로 향한다. 낮에는 양의 부위를 순환하고 밤에는 족소음신경(足少陰腎經)의 흐름을 따라 오장육부로 들어간다. 하지만 병사(病邪)에 의해 내장 부위의 순환이 나빠지면, 위기는 양의 부위만을 순환하고 밤에도 음의 부위로 들어가지 않는다. 그렇게 되면 음기가 허하고 양기가 왕성해지는데, 이때에 양기가 양의 부위에만 왕성하면 눈이 계속 활동하기 때문에 밤에도 잠을 잘 수 없다.

황제: 치료 방법은 무엇이오?

백고: 부족하면 보하고 남으면 사합니다. 그렇게 해서 경맥의 흐름이 좋아지면 질병은 사라집니다. 또한 반하(半夏: 한약재) 5그램과 찹쌀 15그램을 물 200cc에 넣어 60cc가 될 때까지 달여서, 한 번에 20cc씩 하루 세 번을 복용하면 가벼운 불면증은 한 번의 복용으로도 낫습니다.

이상이 원문의 첫머리에 나오는 내용이다. 특별한 설명이 필요 없을 것이다. 중요한 사항으로는, 위장에서 만들어진 양기(衛氣)가 체표면으로 나와 눈이나 손발 같은 양의 부위를 순환한다는 점이다. 그 양기는 밤이 되면 하반신의 족소음신경을 따라 내부로 들어간다. 그런데 양기의 출입이 제대로 이루어지지 않으면 양의 부위에 양기가 왕성해져 양실증(陽實證)이 생긴다. 이때는 어느 부위의 음기가 허한지 잘 살펴보고 음을 보함과 동시에 양을 사한다.

질병에는 이러한 형태뿐만 아니라 위장에서 만들어내는 양기 자체가 부족한 경우도 있고, 영기(榮氣)가 부족해서 피가 만들어지지 않는 경우도 있다. 그런 것들은 오장육부의 생리를 이해하고 망진(望診), 문진(聞診), 문진(問診), 절진(切診)을 통하여 진찰하면 확인할 수 있다.

원문에 나오는 반하는 약재상에서 쉽게 구할 수 있으므로, 한번 구입해서 시험하기 바란다. 단 반하는 물로 잘 씻지 않으면 인후가 근질거려 오히려 더 심한 불면증에 빠질 우려가 있다.

다음으로 심장에 관한 중요한 기록이 있는데, 황제가 수소음심경에 수혈(腧穴)이 없는 이유가 무엇이냐고 묻는 내용이다. 〈본수〉편에 나오는 오수혈(五腧穴)은 모두 수궐음심포경에 속하는 경혈이다. 그러자 기백은 다음과 같이 설명한다.

- 심장은 오장육부의 군주이고 정(精)과 신(神)이 깃들인 부위이다. 그리고 매우 견고하여 질병이 침입할 수 없는데, 만약 질병이 침입하면 사망한다. 따라서 심장에 증상이 나타나도 그것은 모두 수궐음심포경의 질병으로 반드시 심장에 질병이 있는 것은 아니다.
- 단 심장의 경맥에만 질병에 걸리는 경우가 있는데, 이때는 병증에 따라 신문혈(神門穴)을 보하거나 사한다.

이러한 이유에서 심장을 치료하는 오수혈은 이용하지 않는다. 원문에서 질병이 심장에 침입할 수 없다는 말은 심장의 정기는 허해지지 않는다는 뜻이다.

고전의학에서는 오장의 정기가 허하기 때문에 질병이 생기는 것으로 본다. 일례로 간허증(肝虛證)은 간장의 정기가 부족한 상태에서 사기가 침입했기 때문에 질병이 생겼다는 뜻이다. 따라서 심허증(心虛證)으로 인해 질병이 생기지 않는다는 뜻으로 받아들여야 한다. 경락치료가들이 심허증을 언급하지 않는 이유는 이 때문이다.

한편 정기의 허와 증상의 허실하고는 다음과 같은 차이가 난다.

장기의 정기가 허하면 사기가 침입하여 증상이 나타나는데, 이때는 증상을 허실로 구별한다. 치료는 먼저 허실증을 나타낸 정기의 허를 보하고, 그 다음에 허실증을 나타낸 경맥에 보사를 한다.

邪客 第七十一

黃帝問於伯高曰: 夫邪氣之客人也, 或令人目不瞑不臥出者, 何氣使然?

伯高曰: 五穀入於胃也, 其糟粕津液宗氣分爲三隧. 故宗氣積於胸中, 出於喉嚨, 以貫心脈, 而行呼吸焉. 營氣者, 泌其津液, 注之於脈, 化以爲血, 以榮四末, 內注五藏六府, 以應刻數焉. 衛氣者, 出其悍氣之慓疾, 而先行於四末分肉皮膚之間而不休者也. 晝日行於陽, 夜行於陰, 常從足少陰之分間, 行於五藏六府. 今厥氣客於五藏六府, 則衛氣獨衛其外, 行於陽, 不得入於陰. 行於陽則陽氣盛, 陽氣盛則陽蹻陷; 不得入於陰, 陰虛, 故目不瞑.
黃帝曰: 善. 治之奈何?
伯高曰: 補其不足, 瀉其有餘, 調其虛實, 以通其道而去其邪, 飲以半夏湯一劑, 陰陽已通, 其臥立至.
黃帝曰: 善. 此所謂決瀆壅塞, 經絡大通, 陰陽和得者也. 願聞其方.
伯高曰: 其湯方以流水千里以外者八升, 揚之萬遍, 取其清五升煮之, 炊以葦薪火, 沸置秫米一升, 治半夏五合, 徐炊, 令竭爲一升半, 去其滓, 飲汁一小杯, 日三稍益, 以知爲度. 故其病新發者, 復杯則臥, 汗出則已矣. 久者, 三飲而已也.
黃帝問於伯高曰: 願聞人之肢節, 以應天地奈何?
伯高答曰: 天圓地方, 人頭圓足方以應之. 天有日月, 人有兩目. 地有九州, 人有九竅. 天有風雨, 人有喜怒. 天有雷電, 人有音聲. 天有四時, 人有四肢. 天有五音, 人有五藏. 天有六律, 人有六府. 天有冬夏, 人有寒熱. 天有十日, 人有手十指. 辰有十二, 人有足十指莖垂以應之; 女子不足二節, 以抱人形. 天有陰陽, 人有夫妻. 歲有三百六十五日, 人有三百六十五節. 地有高山, 人有肩膝. 地有深谷, 人有腋膕. 地有十二經水, 人有十二經脈. 地有泉脈, 人有衛氣. 地有草蓂, 人有毫毛. 天有晝夜, 人有臥起. 天有列星, 人有牙齒. 地有小山, 人有小節. 地有山石, 人有高骨. 地有林木, 人有募筋. 地有聚邑, 人有䐃肉. 歲有十二月, 人有十二節. 地有四時不生草, 人有無子. 此人與天地相應者也.
黃帝問於岐伯曰: 余願聞持針之數, 內針之理, 縱舍之意, 扦皮開腠理, 奈何? 脈之屈折, 出入之處, 焉至而出, 焉至而止, 焉至而徐, 焉至而疾, 焉至而入? 六府之輸於身者, 余願盡聞. 少序別離之處, 離而入陰, 別而入陽, 此何道而從行? 願盡聞其方.
岐伯曰: 帝之所問, 針道畢矣.
黃帝曰: 願卒聞之.
岐伯曰: 手太陰之脈, 出於大指之端, 內屈循白肉際, 至本節之後太淵留以澹,外屈上於本節, 下內屈, 與陰諸絡會於魚際, 數脈並注, 其氣滑利, 伏行壅骨之下, 外屈出於寸口而行, 上至於肘內廉, 入於大筋之下, 內屈上行臑陰, 入腋下, 內屈走肺, 此順行逆數之屈折也. 心主之脈, 出於中指之端, 內屈循中指內廉以上留於掌中, 伏行兩骨之間, 外屈出兩筋之間, 骨肉之際, 其氣滑利, 上二寸, 外屈出行兩筋之間, 上至肘內廉, 入於小筋之下, 留兩骨之會, 上入於胸中, 內絡於心脈.

黃帝曰: 手少陰之脈獨無腧, 何也?

岐伯曰: 少陰, 心脈也. 心者, 五藏六府之大主也, 精神之所舍也, 其藏堅固, 邪弗能容也. 容之則心傷, 心傷則神去, 神去則死矣. 故諸邪之在於心者, 皆在於心之包絡. 包絡者, 心主之脈也, 故獨無腧焉.

黃帝曰: 少陰獨無腧者, 不病乎?

岐伯曰: 其外經病而藏不病, 故獨取其經於掌後銳骨之端. 其餘脈出入屈折, 其行之徐疾, 皆如手少陰心主之脈行也. 故本腧者, 皆因其氣之虛實疾徐以取之, 是謂因衝而瀉, 因衰而補, 如是者, 邪氣得去, 眞氣堅固, 是謂因天之序.

黃帝曰: 持針縱舍奈何?

岐伯曰: 必先明知十二經脈之本末, 皮膚之寒熱, 脈之盛衰滑濇. 其脈滑而盛者, 病日進; 虛而細者, 久以持; 大以濇者, 爲痛痺; 陰陽如一者, 病難治. 其本末尙熱者, 病尙在; 其熱以衰者, 其病亦去矣. 持其尺, 察其肉之堅脆大小滑濇寒溫燥濕. 因視目之五色, 以知五藏而決死生. 視其血脈, 察其色, 以知其寒熱痛痺.

黃帝曰: 持針縱舍, 餘未得其意也.

岐伯曰: 持針之道, 欲端以正, 安以靜, 先知虛實, 而行疾徐, 左手執骨, 右手循之, 無與肉果, 瀉欲端以正, 補必閉膚, 輔針導氣, 邪得淫泆, 眞氣得居.

黃帝曰: 扞皮開腠理奈何?

岐伯曰: 因其分肉, 左別其膚, 微內而徐端之, 適神不散, 邪氣得去.

黃帝問於岐伯曰: 人有八虛, 各何以候?

岐伯答曰: 以候五藏.

黃帝曰: 候之奈何?

岐伯曰: 肺心有邪, 其氣留於兩肘; 肝有邪, 其氣流於兩腋; 脾有邪, 其氣留於兩髀; 腎有邪, 其氣留於兩膕. 凡此八虛者, 皆機關之室, 眞氣之所過, 血絡之所遊, 邪氣惡血, 固不得住留, 住留則傷筋絡骨節機關, 不得屈伸, 故痀攣也.

72 / 通天 통천

병리와 병증

본 편은 앞의 〈음양이십오인〉편하고는 다른 방법으로 사람의 체질을 구별하고 있다. 체질이라는 표현보다는 병적인 성격과 병리, 치료 방법, 구별 방법 등이 기록되어 있으므로 참고가 될 것이라고 생각한다.

태음인(太陰人)

- 태음인은 욕심이 많아서 인격자는 드물다. 무엇이든 손에 넣는 것을 좋아하고 남에게 주는 것을 싫어한다. 겉으로는 부드럽고 상냥한 사람처럼 보이지만 적극적으로 그런 행동을 보이지 않는다.
- 음기가 많고 양기가 적다. 따라서 피가 탁하고, 위기(衛氣)의 활동이 나쁘고, 근육에 힘이 없고, 피부도 물렁물렁하여 사법을 하지 않으면 음기가 움직이지 않는다.
- 겉모습은 피부가 흑색을 띠므로 지저분해 보이고, 어떤 문제라도 깊이 생각하는 경향이 있다.
- 항상 어느 한쪽으로 기울어진 것처럼 자세가 나쁘다.

소음인(少陰人)

- 소음인은 사소한 것에 욕심이 많고 항상 다른 사람의 물건을 탐낸다. 따라서 다른 사람이 손해를 보면, 마치 자신이 이득을 본 것처럼 생각

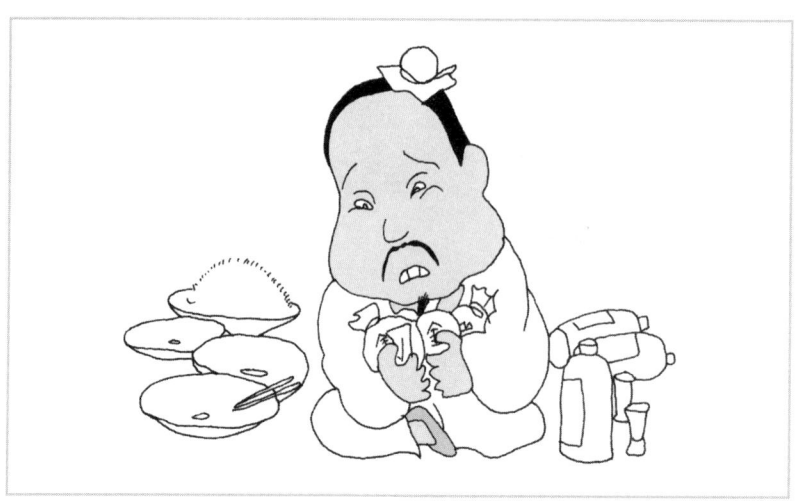
태음인의 욕심

한다. 다른 사람의 불행을 기뻐하고, 다른 사람의 행복을 시기하고, 은혜나 의리 따위에는 신경도 쓰지 않는다.
- 음기가 많고 양기가 적으며, 위장이 작고 소장은 크다. 따라서 육부의 기가 조화를 이루지 못한다. 위와 장이 조화를 이루지 못하면 기혈이 부족해진다.
- 겉으로는 시원스럽게 행동하지만 뒷말이 많고 무슨 일이 있으면 소란을 피우고 서둘러댄다.
- 상체를 앞으로 숙인 자세로 걷는다.

태양인(太陽人)
- 태양인은 능력도 없으면서 큰소리를 잘 친다. 행동력은 있지만 주변 상황을 생각하지 않은 채 행동하는 경향이 있고, 설령 실패해도 반성하지 않는다.

- 양기가 많고 음기가 적다. 양기를 사하는 것이 좋은데 지나치게 사하면 정신 이상을 일으킨다.
- 상체를 뒤로 젖힌 자세로 걷는다.

소양인(少陽人)

- 소양인은 무슨 일에나 신중하고 기품이 있다. 따라서 낮은 지위에는 결코 만족하지 못한다.
- 양기가 많고 음기가 적으며, 경맥이 작고 낙맥은 크다. 혈액이 내부에 많고 기는 외부에 많다. 따라서 음경(陰經)을 보하고 양경(陽經)을 사하는 것이 좋다.
- 소양인은 상체를 뒤로 젖히고 몸을 좌우로 흔들면서 걷는다.

원문에는 이 밖에도 '음양화평인(陰陽和平人)'에 대한 기록도 있는데 이상적인 체질을 가리킨다. 흥미 있는 사람은 읽어보기 바란다.

通天 第七十二

黃帝問於少師曰: 余嘗聞人有陰陽, 何謂陰人? 何謂陽人?
少師曰: 天地之間, 六合之內, 不離於五, 人亦應之, 非徒一陰一陽而已也, 而略言耳, 口弗能遍明也.
黃帝曰: 願略聞其意, 有賢人聖人, 心能備而行之乎?
少師曰: 蓋有太陰之人, 少陰之人, 太陽之人, 少陽之人, 陰陽和平之人. 凡五人者, 其態不同, 其筋骨氣血各不等.
黃帝曰: 其不等者, 可得聞乎?

少師曰: 太陰之人, 貪而不仁, 下齊湛湛, 好內而惡出, 心和而不發, 不務於時, 動而後之, 此太陰之人也. 少陰之人, 小貪而賊心, 見人有亡, 常若有得, 好傷好害, 見人有榮, 乃反慍怒, 心疾而無恩, 此少陰之人也. 太陽之人, 居處于于, 好言大事, 無能而虛說, 志發于四野, 舉措不顧是非, 爲事如常自用, 事雖敗而常無悔, 此太陽之人也. 少陽之人, 諟諦好自貴, 有小小官, 則高自宜, 好爲外交而不內附, 此少陽之人也. 陰陽和平之人, 居處安靜, 無爲懼懼, 無爲欣欣, 婉然從物, 或與不爭, 與時變化, 尊則謙謙, 譚而不治, 是謂至治. 古之善用針艾者, 視人五態乃治之, 盛者瀉之, 虛者補之.

黃帝曰: 治人之五態奈何?

少師曰: 太陰之人, 多陰而無陽, 其陰血濁, 其衛氣濇, 陰陽不和, 緩筋而厚皮, 不之疾瀉, 不能移之. 少陰之人, 多陰少陽, 小胃而大腸, 六府不調, 其陽明脈小而太陽脈大, 必審調之, 其血易脫, 其氣易敗也. 太陽之人, 多陽而少陰, 必謹調之, 無脫其陰, 而瀉其陽, 陽重脫者易狂, 陰陽皆脫者, 暴死不知人也. 少陽之人, 多陽少陰, 經小而絡大, 血在中而氣外, 實陰而虛陽, 獨瀉其絡脈則強, 氣脫而疾, 中氣不足, 病不起也. 陰陽和平之人, 其陰陽之氣和, 血脈調, 謹診其陰陽, 視其邪正, 安容儀, 審有餘不足, 盛則瀉之, 虛則補之, 不盛不虛, 以經取之. 此所以調陰陽, 別五態之人者也.

黃帝曰: 夫五態之人者, 相與毋故, 卒然新會, 未知其行也, 何以別之?

少師答曰: 衆人之屬, 不知五態之人者, 故五五二十五人, 而五態之人不與焉. 五態之人, 尤不合於衆者也.

黃帝曰: 別五態之人奈何?

少師曰: 太陰之人, 其狀黮黮然黑色, 念然下意, 臨臨然長大, 膕然未僂, 此太陰之人也. 少陰之人, 其狀清然竊然, 固以陰賊, 立而躁嶮, 行而似伏, 此少陰之人也. 太陽之人, 其狀軒軒儲儲, 反身折膕, 此太陽之人也. 少陽之人, 其狀立則好仰, 行則好搖, 其兩臂兩肘則常出於背, 此少陽之人也. 陰陽和平之人, 其狀委委然, 隨隨然, 顒顒然, 愉愉然, 暶暶然, 豆豆然, 衆人皆曰君子, 此陰陽和平之人也.

73 / 官能(관능)

치료 방법

본 편에는 황제가 지금까지 기백을 포함한 여러 명의 의사들에게 배운 내용의 요점이 순서대로 기록되어 있다.

- 침을 사용할 때는 기혈이 좌우, 상하, 표리, 안팎 등 어느 한쪽에 치우쳤는지 확인하고 허는 보하고 실은 사한다.

기혈이 어느 부위로 치우쳤는가 하는 것은 경락을 이용하고, 보고[望診], 듣고[聞診], 묻고[問診], 잡는[切診] 등의 진단 방법을 통해서 알 수 있다. 그리고 판단이 섰으면 허한 경맥은 보하고 실한 경맥은 사함으로써 기혈의 편중을 조절한다.

- 병인과 그 원인에 의해 나타난 증상을 잘 파악해서 어떤 경맥이 병들었는지 판단한다.

병인을 살펴야만 치료 경락을 찾을 수 있다. 그 이유는 각각의 병인이 침범하기 쉬운 부위가 정해져있기 때문이다. 일례로 음식물이 원인이라면 비장과 위장을 치료하고, 출산 후라면 간장이나 신장, 감기 초기라면 폐장을 치료한다는 식으로 생각할 수 있다.

- 구침(九鍼)의 사용 방법을 잘 알아야 한다.

현대에도 중국침(中國鍼), 피내침(皮內鍼), 구두침(灸頭鍼)을 포함한 각종 자법(刺法)이 행해지는데, 이러한 자법은 환자에 따라서 구별하여 사용해야 한다.

- 오수혈(五腧穴)과 오장육부의 작용을 잘 알아야 한다.
- 얼굴과 척부(尺膚: 양손의 주관절 아래에서 촌구 부위에 이르는 피부)의 상태를 잘 관찰하여 어디에 이상이 생겼는지 판단해야 한다.

안색에 대해서는 〈오색〉편에 나온다. 척부에 대해서는 다음 편에 자세히 기록되어 있다.

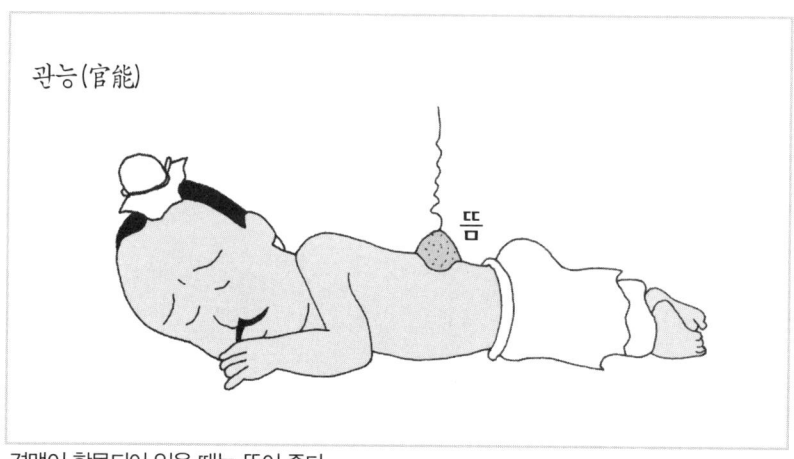

경맥이 함몰되어 있을 때는 뜸이 좋다

- 체표면이 차갑게 식을 때는 침으로 보한다. 위장이 차가울 때는 합혈에 침을 놓는다.
- 침을 놓기에 부적합한 사람에게는 뜸이 효과를 발휘한다. 일례로 다리에 냉기가 침입했을 때는 족삼리(足三里)에 뜸을 뜬다. 또한 경맥이 함몰되었거나 체표면에 응어리가 있을 때도 뜸이 좋다.
- 병증이 나타나지만 어떤 경맥에 질병이 침입했는지 알 수 없을 때는 남자는 음교맥(陰蹻脈), 여자는 양교맥(陽蹻脈)을 치료한다.

- 사법을 할 때는 침을 재빨리 찌르고 천천히 뺀다. 그리고 침을 뺀 부위의 피부를 늘려서 기를 방출한다.
- 보법을 할 때는 침을 천천히 찌르고 재빨리 뺀다. 그리고 침을 뺌과 동시에 침구멍을 닫는다. 보사를 할 때는 기의 활동에 주의해야 한다.

官能 第七十三

黃帝問於岐伯曰: 余聞九針於夫子, 衆多矣不可勝數, 余推而論之, 以爲一紀. 余司誦之, 子聽其理, 非則語余, 請其正道, 令可久傳, 後世無患, 得其人乃傳, 非其人勿言.
岐伯稽首再拜曰: 請聽聖王之道.
黃帝曰: 用針之理, 必知形氣之所在, 左右上下, 陰陽表裏, 血氣多少, 行之逆順, 出入之合, 謀伐有過. 知解結, 知補虛瀉實, 上下氣門, 明通於四海. 審其所在, 寒熱淋露, 以輸異處, 審於調氣, 明於經隧, 左右肢絡, 盡知其會. 寒與熱爭, 能合而調之, 虛與實鄰, 知決而通之, 左右不調, 把而行之, 明於逆順, 乃知可治, 陰陽不奇, 故知起時, 審於本末, 察其寒熱, 得邪所在, 萬刺不殆, 知官九針, 刺道畢矣. 明於五輸, 徐疾所在, 屈伸出入, 皆有條理, 言陰與陽, 合於五行, 五藏六府, 亦有所藏, 四時八風, 盡有陰陽, 各得其位, 合於明堂, 各處色部, 五藏六府, 察其所痛, 左右上下, 知其寒溫, 何經所在, 審皮膚之寒溫滑濇, 知其所苦, 膈有上下, 知其氣所在. 先得其道, 稀而疏之, 稍深以留, 故能徐入之. 大熱在上, 推而下之, 從上下者, 引而去之, 視前痛者, 常先取之. 大寒在外, 留而補之, 入於中者, 從合瀉之. 針所不爲, 灸之所宜, 上氣不足, 推而揚之, 下氣不足, 積而從之, 陰陽皆虛, 火自當之, 厥而寒甚, 骨廉陷下, 寒過於膝, 下陵三里, 陰絡所過, 得之留止, 寒入於中, 推而行之, 經陷下者, 火則當之, 結絡堅緊, 火所治之. 不知所苦, 兩蹻之下, 男陰女陽, 良工所禁, 針論畢矣. 用針之服, 必有法則, 上視天光, 下司八正, 以辟奇邪, 而觀百姓, 審於虛實, 無犯其邪. 是得天之露, 遇歲之虛, 救而不勝, 反受其殃, 故曰: 必知天忌, 乃言針意. 法於往古, 驗於來今, 觀於窈冥, 通於無窮, 麤之所不見,良工之所貴, 莫知其形, 若神髣髴. 邪氣之中人也, 洒淅動形. 正邪之中人也微, 先見於色, 不知於其身, 若有若無, 若亡若存, 有形無形, 莫知其情. 是故上工之取氣, 乃救其萌芽; 下工守其已成, 因敗其形. 是故工之用針也, 知氣之所在, 而守其門戶, 明於調氣, 補瀉所在, 徐疾之意, 所取之處. 瀉必用員, 切而轉之, 其氣乃行, 疾而徐出, 邪氣乃出, 伸而迎之, 遙大其穴, 氣出乃疾. 補必用方, 外引其皮, 令當其門, 左引其樞, 右推其膚, 微旋而徐推之, 必端以正, 安以靜, 堅心無解, 欲微以留, 氣下而疾出之, 推其皮, 蓋其外門, 眞氣乃存. 用針之要, 無忘其神.

雷公問於黃帝曰: 針論曰: 得其人乃傳, 非其人勿言. 何以知其可傳?

黃帝曰: 各得其人, 任之其能, 故能明其事.

雷公曰: 願聞官能奈何?

黃帝曰: 明目者, 可使視色. 聰耳者, 可使聽音. 捷疾辭語者, 可使傳論語. 徐而安靜, 手巧而心審諦者, 可使行針艾, 理血氣而調諸逆順, 察陰陽而兼諸方. 緩節柔筋而心和調者, 可使導引行氣. 疾毒言語輕人者, 可使唾癰咒病. 爪苦手毒, 爲事善傷者, 可使按積抑痺. 各得其能, 方乃可行, 其名乃彰. 不得其人, 其功不成, 其師無名. 故曰: 得其人乃言, 非其人勿傳, 此之謂也. 手毒者, 可使試按龜, 置龜於器下而按其上, 五十日而死矣; 手甘者, 復生如故也.

74 / 論疾診尺
논질진척

진단법

황제: 망진과 맥진이 아닌 척부(尺膚)의 상태에 따라 진단하고 싶은데 그 방법을 가르쳐주시오.

척부란, 일반적으로 공최혈(孔最穴) 주변의 피부를 가리킨다. 여기에서는 손목에서 팔꿈치까지의 부위를 가리키는 듯하다. 그러나 수태음폐경(手太陰肺經)이 흐르는 피부 위주로 촉진한다. 다음은 기백의 설명이다.

- 척부에 윤기와 광택이 나고 매끄럽고 탄력이 있는 사람은 풍사에 의한 질병이다.
- 척부의 살이 연약하고 몸이 나른해서 눕고 싶으며, 야윈 체격에 발열이나 오한 증상이 나타나면 불치병이다.
- 척부에 탄력이 없는 사람은 마비가 있다.
- 척부가 거칠게 메마르고, 섭취한 수분이 체표면에 고여 땀으로 배출되지 않는 사람은 온몸 이곳저곳에 통증을 느낀다.
- 척부에 열이 있고 맥이 강한 사람은 열병이 있다.
- 척부가 차갑고 맥이 작은 사람은 설사하고 있다.
- 척부가 차갑거나 뜨거운 사람은 발열과 오한이 있다.
- 팔꿈치의 피부가 뜨거운 사람은 허리 위쪽에 열이 있고, 손목의 피부가 뜨거운 사람은 허리 아래쪽에 열이 있다.

- 팔꿈치 앞쪽이 뜨거운 사람은 가슴에 열이 있고, 팔꿈치 뒤쪽이 뜨거운 사람은 어깨와 등 부위에 열이 있다.
- 팔꿈치에서 손목 중간 부위가 뜨거운 사람은 허리와 복부 부위에 열이 있다.
- 손바닥이 뜨거운 사람은 뱃속에 열이 있다.
- 어제혈(魚際穴) 근처가 청색인 사람은 위장이 차갑다.

이상은 원문의 일부인데, 저자가 참고하여 임상에 응용하는 내용이다. 무슨 일이든 경험이 중요하므로 진단에 응용하기 바란다.

論疾診尺 第七十四

黃帝問岐伯曰: 余欲無視色持脈, 獨調其尺, 以言其病, 從外知內, 爲之奈何? 岐伯曰: 審其尺之緩急小大滑濇, 肉之堅脆, 而病形定矣. 視人之目窠上微癰, 如新臥起狀, 其頸脈動, 時咳, 按其手足上, 窅而不起者, 風水膚脹也. 尺膚滑其淖澤者, 風也. 尺肉弱者, 解㑊, 安臥脫肉者, 寒熱, 不治. 尺膚滑而澤脂者, 風也. 尺膚濇者, 風痺也. 尺膚麤如枯魚之鱗者, 水泆飮也. 尺膚熱甚, 脈盛躁者, 病溫也, 其脈盛而滑者, 病且出也. 尺膚寒, 其脈小者, 泄少氣. 尺膚炬然先熱後寒者, 寒熱也. 尺膚先寒, 久大之而熱者, 亦寒熱也. 肘所獨熱者, 腰以上熱; 手所獨熱者, 腰以下熱. 肘前獨熱者, 膺前熱; 肘後獨熱者, 肩背熱. 臂中獨熱者, 腰腹熱; 肘後麤以下三四寸熱者, 腸中有蟲. 掌中熱者, 腹中熱; 掌中寒者, 腹中寒. 魚上白肉有青血脈者, 胃中有寒. 尺炬然熱, 人迎大者, 當奪血. 尺堅大, 脈小甚, 少氣, 悗有加, 立死. 目赤色者病在心, 白在肺, 青在肝, 黃在脾, 黑在腎. 黃色不可名者, 病在胸中. 診目痛, 赤脈從上下者, 太陽病; 從下上者, 陽明病; 從外走內者, 少陽病. 診寒熱, 赤脈上下至瞳子, 見一脈一歲死, 見一脈半一歲半死, 見二脈二歲死, 見二脈半二歲半死, 見三脈三歲死. 診齲齒痛, 按其陽之來, 有過者獨熱, 在左左熱, 在右右熱, 在上上熱, 在下下熱. 診血脈者, 多赤多熱, 多靑多痛, 多黑爲久痺, 多赤多黑多靑皆見者, 寒熱身痛而色微黃, 齒垢黃, 爪甲上黃, 黃疸也, 安臥, 小便黃赤, 脈小而澀者, 不嗜食. 人病, 其寸口之脈, 與人迎之脈小大等及其浮沉等者, 病難已也. 女子手少陰脈動甚者, 妊子. 嬰兒病, 其頭毛皆逆上者, 必死. 耳間靑脈起者, 掣痛. 大便赤瓣飱泄, 脈小者, 手足寒, 難已; 飱泄, 脈小, 手足溫, 泄易也. 四時之變, 寒暑之勝, 重陰必陽, 重陽必陰, 故陰主寒, 陽主熱, 故寒甚則熱, 熱甚則寒, 故曰: 寒生熱, 熱生寒, 此陰陽之變也. 故曰: 冬傷於寒, 春生癉熱; 春傷於風, 夏生後泄腸澼, 夏傷於暑, 秋生痎瘧; 秋傷於濕, 冬生咳嗽. 是謂四時之序也.

75 / 刺節眞邪 (자절진사)

치료 방법

본 편에는 병리, 병증, 병인 등과 그 치료 방법이 기록되어 있다. 저자가 이해하는 부분만 정리한다.

진애(振埃)
진애라는 치료 방법은 다음과 같은 증상을 보일 때에 이용한다.
- 신체의 양기가 상반신에 지나치게 모여서 가슴에 무엇인가 가득 찬 듯하고, 호흡이 거칠고 가슴에 통증을 느낀다. 또한 가만히 앉아 있을 수 없다. 먼지나 연기를 들이마시면 가슴이 답답해서 숨쉬기조차 어렵다.
- 이때는 염천혈(廉泉穴)과 천용혈(天容穴)에 침을 얕게 찌른다.

철의(徹衣)
철의라는 자법(刺法)은 다음과 같은 증상을 보일 때에 이용한다.
- 양기가 왕성하면 신체 외부가 뜨겁고, 음기가 부족하면 신체 내부가 뜨겁다. 신체 안팎이 모두 뜨겁고 심하면 불덩이 같은 느낌이 들어 옷을 입으려 하지 않는다. 또한 땀구멍이 막혀서 땀이 나지 않고, 입안이 마르고, 기육(肌肉)에 윤기가 없고, 많은 양의 물을 마신다.
- 이때는 천부혈(天府穴)과 대저혈(大杼穴)을 사한다. 또한 배수혈(背兪

穴)에도 침을 놓는다. 그리고 족태음비경(足太陰脾經)과 수태음폐경(手太陰肺經)을 보하여 땀을 냄으로써 열을 제거한다.

옹사(癰邪)의 자법
- 종기를 찌를 때는 부어오른 부위가 아닌, 그 주변부터 천천히 치료해야 한다. 고름이 맺히지 않을 때도, 그 주변의 부드러운 부위에 침을 놓는 것이 좋다. 만약 경맥이 흐르는 부위에 종기가 있으면, 그 경맥의 수토혈(腧土穴)에 사법을 한다.

열사(熱邪)의 자법
- 열이 있을 때는 땀을 냄으로써 열을 식힌다.

한사(寒邪)의 자법
- 냉기가 침입했을 때는 시간이 걸려도 끈기 있게 치료해야 한다. 침을 찌르거나 뺄 때는 천천히 치료하여 기가 새어나가지 않도록 주의한다. 정기(正氣)가 충실하면 몸이 따뜻해진다.

해결(解結)의 자법
- 어떤 경맥의 상부가 실하고 하부가 허하여 기가 흐르지 않을 때는 반드시 정체된 경맥이 있다. 이때는 그 경맥을 사한다.
- 상반신이 차갑고 하반신에 열이 있을 때는 족태양방광경(足太陽膀胱經)의 상부에 침을 놓고 등과 어깨 부위를 따뜻하게 한다.
- 상반신에 열이 있고 하반신이 차가울 때는 허하여 함몰된 경맥을 찾아 치료한다.

- 만약 신열이 강하고 환각(幻覺)이나 환청(幻聽) 등의 증상을 보이면 비장의 대락(大絡)과 족양명위경(足陽明胃經)을 잘 진찰하여 허하면 보하고 실하면 사한다.

이상은 원문의 일부인데 임상에 많은 도움이 될 것이다. 이 밖에도 영위(營衛)에 관한 기록도 나오는데, 여기에 대해서는 앞에서 설명했기 때문에 생략한다. 마지막으로 풍사에 의해 생기는 질병의 종류와 병리가 나오는데, 그 내용을 정리한다.

풍사(風邪)
- 봄의 동풍, 여름의 남풍, 가을의 서풍, 겨울의 북풍은 자연의 섭리에 맞는 바람으로 만물을 생장시키는 힘이 있다. 이것을 정풍(正風), 또는 실풍(實風)이라고 한다.
- 하지만 봄의 서풍이나 여름의 북풍, 가을의 동풍, 겨울의 남풍 등은 정풍의 반대 방향에서 불어오는 바람으로 질병을 일으킨다. 이러한 바람을 풍사나 사기, 또는 허풍(虛風)이라고 한다.
- 이러한 풍사가 체표면에 침입하면, 우선 찬물을 뒤집어쓴 것처럼 오한이 나고 털이 곤두서고 모공이 열리면서 더 깊은 곳으로 파고든다. 만약 뼈에 침입하면 골비(骨痺)가 되고, 근육에 침입하면 근육 경련을 일으킨다. 또한 혈맥에 침입하면 피가 흐르지 않아 종기가 생긴다.
- 기육에 침범하면 위기(衛氣)와 사기가 다툰다. 만약 위기가 이기면 열이 나고, 위기가 지면 그 부위가 차가워진다. 위기가 질 때는 그 냉기를 몰아내려고 위기가 더욱 활발하게 움직이므로 가려움을 느낀다. 그러나 냉기를 몰아내지 못하여 위기가 활동을 멈추면, 그 부위에 지각

마비(知覺麻痺) 증상이 생긴다.

刺節眞邪 第七十五

黃帝問於岐伯曰: 余聞刺有五衛, 奈何?
岐伯曰: 固有五節, 一曰振埃, 二曰發矇, 三曰去爪, 四曰徹衣, 五曰解惑.
黃帝曰: 夫子言五節, 余未知其意.
岐伯曰: 振埃者, 刺外經, 去陽病也. 發矇者, 刺府輸, 去府病也. 去爪者, 刺關節肢絡也. 徹衣者, 盡刺諸陽之奇輸也. 解惑者, 盡知調陰陽, 補瀉有餘不足, 相傾移也.
黃帝曰: 刺節言振埃, 夫子乃言刺外經, 去陽病, 余不知其所謂也, 願卒聞之.
岐伯曰: 振埃者, 陽氣大逆, 上滿於胸中, 憤瞋肩息, 大氣逆上, 喘喝坐伏, 病惡埃煙, 䚰不得息, 請言振埃, 尙疾於振埃.
黃帝曰: 善. 取之何如?
岐伯曰: 取之天容.
黃帝曰: 其咳上氣窮詘胸痛者, 取之奈何?
岐伯曰: 取之廉泉.
黃帝曰: 取之有數乎?
岐伯曰: 取天容者, 無過一里, 取廉泉者, 血變而止.
帝曰: 善哉.
黃帝曰: 刺節言發矇, 余不得其意. 夫發矇者, 耳無所聞, 目無所見. 夫子乃言刺府輸, 去府病, 何輸使然? 願聞其故.
岐伯曰: 妙乎哉問也! 此刺之大約, 針之極也, 神明之類也, 口說書卷, 猶不能及也, 請言發矇耳, 尙疾於發矇也.
黃帝曰: 善. 願卒聞之.
岐伯曰: 刺此者, 必於日中, 刺其聽宮, 中其眸子, 聲聞於耳, 此其輸也.
黃帝曰: 善. 何謂聲聞於耳?
岐伯曰: 刺邪以手堅按其兩鼻竅而疾偃, 其聲必應於針也.

黃帝曰: 善. 此所謂弗見爲之, 而無目視, 見而取之, 神明相得者也.
黃帝曰: 刺節言去爪, 夫子乃言刺關節肢絡, 願卒聞之.
岐伯曰: 腰脊者, 身之大關節也. 肢脛者, 人之管以趨翔也. 莖垂者, 身中之機, 陰精之候, 津液之道也. 故飮食不節, 喜怒不時, 津液內溢, 乃下留於睾, 血道不通, 日大不休, 俛仰不便, 趨翔不能, 此病榮然有水, 不上不下, 鈹石所取, 形不可匿, 常不得蔽, 故命曰去爪.
帝曰: 善.
黃帝曰: 刺節言徹衣, 夫子乃言盡刺諸陽之奇輸, 未有常處也, 願卒聞之.
岐伯曰: 是陽氣有餘而陰氣不足, 陰氣不足則內熱, 陽氣有餘則外熱, 內熱相搏, 熱於懷炭, 外畏綿帛近, 不可近身, 又不可近席, 腠理閉塞, 則汗不出, 舌焦脣槁, 腊乾嗌燥, 飮食不讓美惡.
黃帝曰: 善. 取之奈何?
岐伯曰: 取之於其天府大杼三痏, 又刺中膂以去其熱, 補足手太陰以去其汗, 熱去汗稀, 疾於徹衣.
黃帝曰: 善.
黃帝曰: 刺節言解惑, 夫子乃言盡知調陰陽, 補瀉有餘不足, 相傾移也, 惑何以解之?
岐伯曰: 大風在身, 血脈偏虛, 虛者不足, 實者有餘, 輕重不得, 傾側宛伏, 不知東西, 不知南北, 乍上乍下, 乍反乍復, 顚倒無常, 甚於迷惑.
黃帝曰: 善. 取之奈何?
岐伯曰: 瀉其有餘, 補其不足, 陰陽平復, 用針若此, 疾於解惑.
黃帝曰: 善. 請藏之靈蘭之室, 不敢妄出也.
黃帝曰: 余聞刺有五邪, 何謂五邪?
岐伯曰: 病有持癰者, 有容大者, 有狹小者, 有熱者, 有寒者, 是謂五邪.
黃帝曰: 刺五邪奈何?
岐伯曰: 凡刺五邪之方, 不過五章, 癉熱消滅, 腫聚散亡, 寒痺益溫, 小者益陽, 大者必去, 請道其方. 凡刺癰邪無迎隴, 易俗移性不得膿, 脆道更行去其鄕, 不安處所乃散亡, 諸陰陽過癰者, 取之其輸瀉之. 凡刺大邪日以小, 泄奪其有餘, 乃益虛. 剽其通, 針其邪肌肉親, 視之毋有反其眞. 刺諸陽分肉間. 凡刺小邪日以大, 補其不足乃無害. 視其所在迎之界, 遠近盡至, 其不得外, 侵而行之乃自費. 刺分肉間. 凡刺熱邪越而蒼, 出遊不歸乃無病, 爲開通辟門戶, 使邪得出病乃已. 凡刺寒邪日以溫, 徐往徐來致其神, 門戶已閉氣不分, 虛實得調其氣存也.
黃帝曰: 官針奈何?
岐伯曰: 刺癰者用鈹針, 刺大者用鋒針, 刺小者用員利針, 刺熱者用鑱針, 刺寒者用毫針也.
請言解論, 與天地相應, 與四時相副, 人參天地, 故可爲解. 下有漸洳, 上生葦蒲, 此所以知形氣之多少也. 陰陽者, 寒暑也, 熱則滋雨而在上, 根荄少汁, 人氣在外, 皮膚緩, 腠理開, 血氣減, 汗大泄, 皮淖澤. 寒則地凍水冰, 人氣在中, 皮膚致, 腠理閉, 汗不出, 血氣强, 肉堅濇. 當是之時, 善行水者, 不能往冰; 善穿地者, 不能鑿凍; 善用針者, 亦不能取四厥; 血脈凝結, 堅搏不往來者, 亦未可卽柔. 故行水者, 必待天溫冰釋凍解, 而水可行, 地可穿也. 人脈猶是也, 治厥者, 必先熨調和其經, 掌與腋肘與脚項與脊以調之, 火氣已通, 血脈乃行, 然後視其病, 脈淖澤者, 刺而平之, 堅緊者, 破而散之, 氣下乃止, 此所謂以解結者也. 用針之類, 在於調氣, 氣積於胃, 以通營衛, 各行其道. 宗氣留於海, 其下者注於氣街, 其上者走於息道. 故厥在於足, 宗氣不下, 脈中之血, 凝而留止, 弗之火調, 弗能取之. 用針者, 必先察其經絡之實虛, 切而循之, 按而彈之, 視其應動者, 乃後取之而下之. 六經調者, 謂之不病, 雖病, 謂之自已也. 一經上實下虛而不通者, 此必有橫絡盛加於大經, 令之不通, 視而瀉之, 此所謂解結也. 上寒下熱, 先刺其項太陽, 久留之, 已刺則熨項與肩胛, 令熱下合乃止, 此所謂推而上之者也. 上熱下寒, 視其虛脈而陷之於經絡者取之, 氣下乃止, 此所謂引而下之者也. 大熱遍身, 狂而妄見妄聞妄言, 視足陽明及大絡取之, 虛者補之, 血而實者瀉之. 因其偃臥, 居其頭前, 以兩手四指挾按頸動脈, 久持之, 卷而切推, 下至缺盆中, 而復止如前, 熱去乃止, 此所謂推而散之者也.
黃帝曰: 有一脈生數十病者, 或痛或癰或熱或寒或癢或痺或不仁, 變化無窮, 其故何也?
岐伯曰: 此皆邪氣之所生也.
黃帝曰: 余聞氣者, 有眞氣, 有正氣, 有邪氣, 何謂眞氣?
岐伯曰: 眞氣者, 所受於天, 與穀氣幷而充身也. 正氣者, 正風也, 從一方來, 非實風, 又非虛風也. 邪氣者, 虛風之賊傷人也, 其中人也深, 不能自去. 正風者, 其中人也淺, 合而自去, 其氣來柔弱, 不能勝眞氣, 故自去. 虛邪之中人也, 洒淅動形, 起毫毛而發腠理. 其入深, 內搏於骨, 則爲骨痺. 搏於筋, 則爲筋攣. 搏於脈中, 則爲血閉不通, 則爲癰. 搏於肉, 與衛氣相搏, 陽勝者則爲熱, 陰勝者則爲寒, 寒則眞氣去, 去則虛, 虛則寒. 搏於皮膚之間, 其氣外發, 腠理開, 毫毛搖, 氣往來行, 則爲癢. 留而不去, 則痺. 衛氣不行, 則爲不仁. 虛邪偏客於身半, 其入深, 內居榮衛, 榮衛稍衰, 則眞氣去, 邪氣獨留, 發爲偏枯. 其邪氣淺者, 脈偏痛. 虛邪之入於身也深, 寒與熱相搏, 久留而內著, 寒勝其熱, 則骨疼肉枯, 熱勝其寒, 則爛肉腐肌爲膿, 內傷骨, 內傷骨爲骨蝕. 有所疾前筋, 筋屈不得伸, 邪氣居其間而不反, 發於筋溜. 有所結, 氣歸之, 衛氣留之, 不得反, 津液久留, 合而爲腸溜, 久者數歲乃成, 以手按之柔. 已有所結, 氣歸之, 津液留之, 邪氣中之, 凝結日以易甚, 連以聚居, 爲昔瘤, 以手按之堅. 有所結, 深中骨, 氣因於骨, 骨與氣並, 日以益大, 則爲骨疽. 有所結, 中於肉, 宗氣歸之, 邪留而不去, 有熱則化而爲膿, 無熱則爲肉疽. 凡此數氣者, 其發無常處, 而有常名也.

76 / 衛氣行
위 기 행

생리

본 편에는 앞에서 여러 차례 설명한 위기에 대해서 보다 자세히 기록되어 있다. 위기와 영기(營氣)가 흐르는 부위나, 그 활동을 자세히 알아두면 병리와 증상을 파악하는 데에 큰 도움이 된다. 그러므로 위기와 영기에 대해서는 전편을 통하여 주목하기 바란다.

다음 내용은 원문을 정리한 것이다.

- 위기는 하루 밤낮에 온몸을 50회 순환하는데 낮에는 양의 부위를 25회, 밤에는 음의 부위를 25회 순환한다. 그리고 오장을 순환한다.

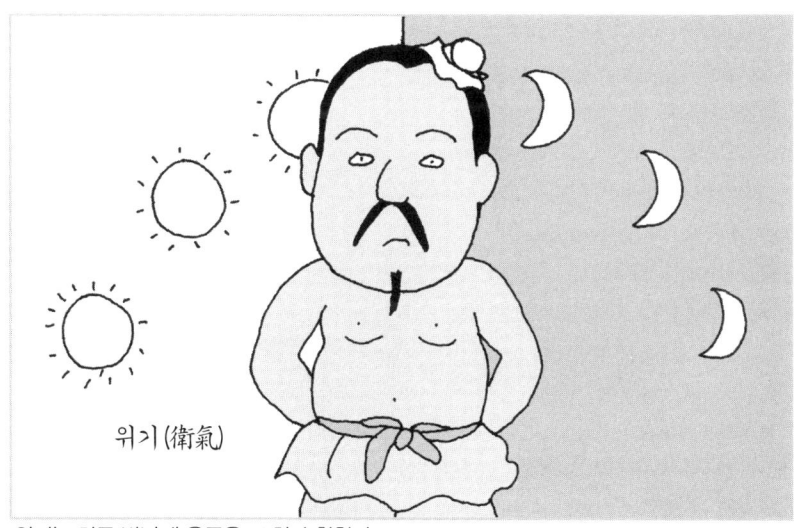

위기는 하루 밤낮에 온몸을 50회 순환한다

- 해가 뜨면 음의 부위를 모두 순환한 위기는 양기가 되어 눈으로 나오는데, 그것이 잠에서 깨어나 눈을 뜨는 현상이다.
- 이 양기는 머리로 올라갔다가 족태양방광경(足太陽膀胱經)을 따라 새끼발가락으로 간다.
- 또한 눈 바깥쪽에서 따로 갈라져 나온 양기는 수태양소장경(手太陽小腸經)을 따라 새끼손가락으로 간다. 또는 눈 바깥쪽에서 족소양담경(足少陽膽經)을 따라 넷째발가락으로 가서 다시 상행하여 수소양삼초경(手少陽三焦經)을 따라 손가락 끝까지 간다.
- 귀 앞으로 나온 양기는 족양명위경(足陽明胃經)을 따라 하행하여 발가락에 이른다. 귀 아래로 나온 양기는 수양명대장경(手陽明大腸經)을 따라 손가락에 이른다.
- 이러한 양기 중에서 발에 이른 양기는 발바닥에서 안쪽 복사뼈의 족소음신경(足少陰腎經)이 흐르는 부위로 나와 신경을 따라서 신장으로 들어간다. 그리고 신장에서 심장, 폐장, 간장, 비장, 신장 등을 돌아 음의 부위를 모두 순환하고, 다시 눈으로 나와 양의 부위를 순환한다.

이상의 내용처럼 위기는 경맥 안의 영기(榮氣)의 흐름을 따라서 맥의 바깥을 순환하는 듯하다. 그러나 다른 편의 기록을 보면, 위기는 활동적이므로 경맥의 흐름을 따르지 않고, 직접 체표면으로 나오는 경우도 있다.

衛氣行 第七十六

黃帝問於岐伯曰: 願聞衛氣之行, 出入之合, 何如?
岐伯曰: 歲有十二月, 日有十二辰, 子午爲經, 卯酉爲緯. 天周二十八宿, 而一面七星, 四七二十八星, 房昴爲緯, 虛張爲經. 是故房至畢爲陽, 昴至心爲陰, 陽主晝, 陰主夜. 故衛氣之行, 一日一夜五十周於身, 晝日行於陽二十五周, 夜行於陰二十五周, 周於五藏. 是故平旦陰盡, 陽氣出於目, 目張則氣上行於頭, 循項下足太陽, 循背下至小指之端. 其散者, 別於目銳眥, 下手太陽, 下至手小指之間外側. 其散者, 別於目銳眥, 下足少陽, 注小指次指之間. 以上循手少陽之分, 側下至小指之間. 別者以上至耳前, 合於頷脈, 注足陽明, 以下行至跗上, 入五指之間. 其散者, 從耳下下手陽明, 入大指之間, 入掌中. 其至於足也, 入足心, 出內踝下, 行陰分, 復合於目, 故爲一周. 是故日行一舍, 人氣行一周與十分身之八; 日行二舍, 人氣行三周於身與十分身之六; 日行三舍, 人氣行於身五周與十分身之四; 日行四舍, 人氣行於身七周與十分身之二; 日行五舍, 人氣行於身九周; 日行六舍, 人氣行於身十周與十分身之八; 日行七舍, 人氣行於身十二周在身與十分身之六; 日行十四舍, 人氣二十五周於身有奇分與十分身之二, 陽盡於陰, 陰受氣矣. 其始入於陰, 常從足少陰注於腎, 腎注於心, 心注於肺, 肺注於肝, 肝注於脾, 脾復注於腎爲周. 是故夜行一舍, 人氣行於陰藏一周與十分藏之八, 亦如陽行之二十五周, 而復合於目. 陰陽一日一夜, 合有奇分十分身之四, 與十分藏之二, 是故人之所以臥起之時有早晏者, 奇分不盡故也.

黃帝曰: 衛氣之在於身也, 上下往來不以期, 候氣而刺之奈何?

伯高曰: 分有多少, 日有長短, 春秋冬夏, 各有分理, 然後常以平旦爲紀, 以夜盡爲始. 是故一日一夜, 水下百刻, 二十五刻者, 半日之度也, 常如是毋已, 日入而止, 隨日之長短, 各以爲紀而刺之. 謹候其時, 病可與期, 失時反候者, 百病不治. 故曰: 刺實者, 刺其來也; 刺虛者, 刺其去也. 此言氣存亡之時, 以候虛實而刺之. 是故謹候氣之所在而刺之, 是謂逢時. 在於三陽, 必候其氣在於陽而刺之; 病在於三陰, 必候其氣在陰分而刺之.

水下一刻, 人氣在太陽; 水下二刻, 人氣在少陽; 水下三刻, 人氣在陽明; 水下四刻, 人氣在陰分. 水下五刻, 人氣在太陽; 水下六刻, 人氣在少陽; 水下七刻, 人氣在陽明; 水下八刻, 人氣在陰分. 水下九刻, 人氣在太陽; 水下十刻, 人氣在少陽; 水下十一刻, 人氣在陽明; 水下十二刻, 人氣在陰分. 水下十三刻, 人氣在太陽; 水下十四刻, 人氣在少陽; 水下十五刻, 人氣在陽明; 水下十六刻, 人氣在陰分. 水下十七刻, 人氣在太陽; 水下十八刻, 人氣在少陽; 水下十九刻, 人氣在陽明; 水下二十刻, 人氣在陰分. 水下二十一刻, 人氣在太陽; 水下二十二刻, 人氣在少陽; 水下二十三刻, 人氣在陽明; 水下二十四刻, 人氣在陰分. 水下二十五刻, 人氣在太陽, 此半日之度也. 從房至畢一十四舍, 水下五十刻, 日行半度, 回行一舍, 水下三刻與七分刻之四. 大要曰常以日之加於宿上也, 人氣在太陽. 是故日行一舍, 人氣行三陽行與陰分, 常如是無已, 天與地同紀, 紛紛盼盼, 終而復始, 一日一夜, 水下百刻而盡矣.

77 九宮八風
구 궁 팔 풍

병인

제75편 〈자절진사〉에 기록되어 있듯이 바람은 실풍(實風)이나 허풍(虛風)으로 구별한다. 실풍이란 그 계절에 맞는 신체에 이로운 풍사(風邪)이다. 그리고 허풍은 그 계절에 맞지 않는 바람으로 질병을 일으키는 사기이다.

그런데 계절을 춘하추동뿐만 아니라 좀 더 세밀하게 구별하면 입춘, 춘분, 입하, 하지, 입추, 추분, 입동, 동지의 여덟 가지 시기가 된다. 이 시기에 부는 바람의 방향도 일정하다. 따라서 자연계에는 여덟 종류의 바람이 있고, 각각의 이름이 있는데 그것을 팔풍(八風)이라고 한다. 그 내용을 정리한다.

- 입춘(立春): 동북(東北) — 흉풍(凶風)
- 춘분(春分): 동(東) — 영아풍(嬰兒風)
- 입하(立夏): 동남(東南) — 약풍(弱風)
- 하지(夏至): 남(南) — 대약풍(大弱風)
- 입추(立秋): 남서(南西) — 모풍(謀風)
- 추분(秋分): 서(西) — 강풍(剛風)
- 입동(立冬): 북서(北西) — 절풍(折風)
- 동지(冬至): 북(北) — 대강풍(大剛風)

이러한 내용을 바탕으로 설명하면, 입동에 부는 바람을 절풍이라 하고 북서쪽에서 불어온다. 그런데 북서쪽에서 불어오는 절풍이 입하에 불면 사기가 되어 신체를 손상시킨다. 이런 식으로 사기로 변한 바람에 의해 생기는 병증을 각 계절에 따라 정리하면 다음과 같다.

- 동북쪽에서 불어오는 바람을 흉풍이라고 하는데, 입춘에 부는 것이 정상이다. 만약 입추에 이런 바람이 불면 대장이나 관절이 병든다.
- 동쪽에서 불어오는 바람을 영아풍이라고 하는데, 춘분에 부는 것이 정상이다. 만약 추분에 이런 바람이 불면 간장이나 근육에 습기가 증가하여 병든다.
- 동남쪽에서 불어오는 바람을 약풍이라고 하는데, 입하에 부는 것이 정상이다. 만약 입동에 이런 바람이 불면 위장이나 기육을 손상시켜 몸이 무겁고 나른해진다.
- 남쪽에서 불어오는 바람을 대약풍이라고 하는데, 하지에 부는 것이 정상이다. 만약 동지에 이런 바람이 불면 심장이나 혈맥에 열이 찬다.
- 남서쪽에서 불어오는 바람을 모풍이라고 하는데, 입추에 부는 것이 정상이다. 만약 입춘에 이런 바람이 불면 기육이 약해진다.
- 서쪽에서 불어오는 바람을 강풍이라고 하는데, 추분에 부는 것이 정상이다. 만약 춘분에 이런 바람이 불면 폐장과 피부가 건조해진다.
- 북서쪽에서 불어오는 바람을 절풍이라고 하는데, 입동에 부는 것이 정상이다. 만약 입하에 이런 바람이 불면 소장과 수태양소장경(手太陽小腸經)에 침입하여 경맥의 흐름이 나빠져서 급사하는 경우가 있다.
- 북쪽에서 불어오는 바람을 대강풍이라고 하는데, 동지에 부는 것이 정상이다. 만약 하지에 이런 바람이 불면 신장과 족태양방광경(足太陽膀胱經)이 흐르는 부위가 차가워진다.

이상이 여덟 방향에서 불어오는 팔풍을 정리한 것이다.

원문의 내용은 중국의 점성술과 관련이 있으므로 역술에 관한 지식이 없으면 이해하기 어려울 것이다. 여기에서는 팔풍에 관한 부분만 발췌하여 정리했지만, 만약 좀 더 깊은 내용을 알고 싶으면 원문을 읽어보기 바란다.

九宮八風 第七十七
合八風虛實邪正

太一常以冬至之日, 居叶蟄之宮四十六日, 明日居天留四十六日, 明日居倉門四十六日, 明日居陰洛四十五日, 明日居天宮四十六日, 明日居玄委四十六日, 明日居倉果四十六日, 明日居新洛四十五日, 明日復居叶蟄之宮, 日冬至矣. 太一日遊, 以冬至之日, 居叶蟄之宮, 數所在, 日從一處, 至九日, 復反於一, 常如是無已, 終而復始. 太一移日, 天必應之以風雨, 以其日風雨則吉, 歲美民安少病矣, 先之則多雨, 後之則多汗. 太一在冬至之日有變, 占在君; 太一在春分之日有變, 占在相; 太一在中宮之日有變, 占在吏; 太一在秋分之日有變, 占在將; 太一在夏至之日有變, 占在百姓. 所謂有變者, 太一居五宮之日, 病風折樹木, 揚沙石. 各以其所主占貴賤, 因視風所從來而占之. 風從其所居之鄉來爲實風, 主生, 長養萬物. 從其衝後來爲虛風, 傷人者也, 主殺主害者. 謹候虛風而避之, 故聖人日避虛邪之道, 如避矢石然, 邪弗能害, 此之謂也.

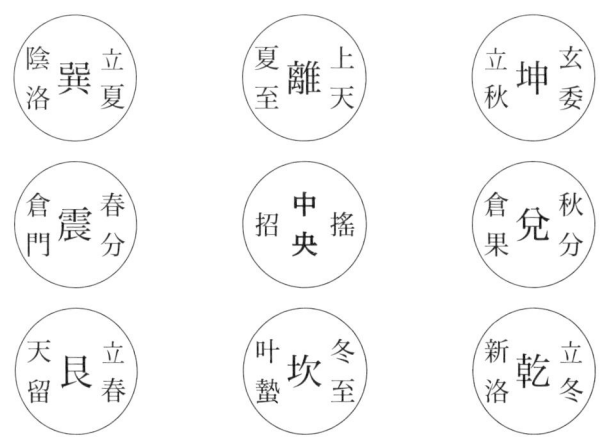

立夏	四 陰洛/東南方	夏至	九 上天/南方		立秋	二 玄委/西南方
春分	三 倉門/東方	招搖	五 中央		秋分	七 倉果/西方
立春	八 天留/東北方	冬至	一 叶蟄/北方		立冬	六 新洛/西北方

是故太一入徙立於中宮, 乃朝八風, 以占吉凶也. 風從南方來, 名曰大弱風, 其傷人也, 內舍於心, 外在於脈, 氣主熱. 風從西南方來, 名曰謀風, 其傷人也, 內舍於脾, 外在於肌, 其氣主爲弱. 風從西方來, 名曰剛風, 其傷人也, 內舍於肺, 外在於皮膚, 其氣主爲燥. 風從西北方來, 名曰折風, 其傷人也, 內舍於小腸, 外在於手太陽脈, 脈絕則溢, 脈閉則結不通, 善暴死. 風從北方來, 名曰大剛風, 其傷人也, 內舍於腎, 外在於骨與肩背之膂筋, 其氣主爲寒也. 風從東北方來, 名曰凶風, 其傷人也, 內舍於大腸, 外在於兩脅腋骨下及肢節. 風從東方來, 名曰嬰兒風, 其傷人也, 內舍於肝, 外在於筋紐, 其氣主爲身濕. 風從東南方來, 名曰弱風, 其傷人也, 內舍於胃, 外在肌肉, 其氣主體重. 此八風皆從其虛之鄉來, 乃能病人. 三虛相搏, 則爲暴病卒死. 兩實一虛, 病則爲淋露寒熱. 犯其兩濕之地, 則爲痿. 故聖人避風, 如避矢石焉. 其有三虛而偏中於邪風, 則爲仆偏枯矣.

78 / 九鍼論
구침론
병인과 증상

본 편에는 구침의 사용 방법에 대한 내용이 기록되어 있지만, 구침에 대해서는 〈구침십이원〉에서 설명했기 때문에 생략한다.

원문의 후반부에는 병인과 병증이 나온다. 그 일부를 오행표로 만들었는데, 《소문》〈금궤진언론〉의 오행표하고는 약간 다른 점이 있다. 또한 다섯 가지로 분류하기 어려운 것도 있다. 그 내용에 대해 설명해 보자.

오미(五味)는 각 장기하고 친화성을 갖는다. 일례로 표처럼 신맛은 간장을 보함과 동시에 간장이 지배하는 근육에 작용한다. 따라서 간장이 약한 사람은 신맛이 나는 음식물을 적당히 섭취해야 한다. 그러나 지나치게 많이 섭취하면 오히려 그 장기를 손상시키므로 주의해야 한다.

다음은 원문에 나오는 내용이다.

- 오주(五走): 신맛은 근육[筋]으로 달리고, 매운맛은 기(氣)로 달리고, 쓴맛은 혈(血)로 달리고, 짠맛은 뼈[骨]로 달리고, 단맛은 살[肉]로 달린다. 이것을 오주라고 한다.
- 오재(五裁): 근육으로 달리는 신맛을 지나치게 섭취하지 말고, 기로 달리는 매운 맛을 지나치게 섭취하지 말고, 혈로 달리는 쓴맛을 지나치게 섭취하지 말고, 뼈로 달리는 짠맛을 지나치게 섭취하지 말고, 살로 달리는 단맛을 지나치게 섭취하지 말아야 한다. 만약 입에 맞는다고 지나치게 섭취하면 반드시 질병에 걸린다.

즉 입에 맞는다고 지나치게 섭취하면 질병에 걸리므로, 아무리 입에 맞아도 적당히 먹어야 한다는 내용이다.

표에 있는 오병(五倂)은 《소문》의 오행표하고 약간 다르다. 병(倂)이란 합친다, 하나가 된다는 의미로 원문에는 다음과 같이 기록되어 있다.

- 오병(五倂): 정기가 간장하고 합쳐지면 근심하고, 심장하고 합쳐지면 기뻐하고, 폐장하고 합쳐지면 슬퍼하고, 신장하고 합쳐지면 공포를 느끼고, 비장하고 합쳐지면 두려워한다. 오병은 이처럼 정기가 각 장기와 합쳐지는 것을 말한다.

즉 간장을 비롯한 각 장기의 정기가 왕성해졌을 때에 나타나는 정신 상태라고 생각할 수 있다.

다음의 오오(五惡)도 《소문》하고는 약간 다르다. 《소문》에서는 주로 자연 현상으로 보았지만, 여기에서는 병리도 포함하고 있다.

일례로 심장은 열을 싫어한다고 했는데, 《소문》에서는 열이 더위로 기록되어 있다. 심장은 더위에 의한 열도 싫어하지만 열병(熱病)이 내부에 침입하여 쌓이는 것도 싫어하기 때문이다.

- 오오(五惡): 폐장은 한기를 싫어한다. 이 한기는 단순히 온도가 낮은 것뿐만 아니라, 여름의 물놀이나 차가운 음식에 의한 차가운 냉기도 포함한다. 그리고 신장은 건조한 것을 싫어한다. 이것은 자연계의 건조한 상태뿐만 아니라 체액의 결핍 등에 의해 건조해진 상태까지도 포함한다. 신장은 음기가 많고 수분을 다스린다. 그런데 성행위나 노동에 의해 다리로부터 냉기가 침범하여 신장이 약해지면 음기가 허하고 수분이 부족해져서 건조해진다.

이러한 내용 외에 표로 정리하기 어려웠던 부분을 소개한다.

- 오발(五發): 사기가 양의 부위로 들어가면 광기(狂氣)를 일으키고, 음

의 부위로 들어가면 혈비(血痺)가 생긴다. 사기가 양의 부위로 들어가 박(搏)하면 전질(癲疾)에 걸린다. 사기가 음으로 들어가 박하면 벙어리가 된다.

원문을 그대로 읽은 것인데, 그 뜻을 대강 이해할 수 있을 것이다. 여기에서 말하는 음과 양은 신체 부위를 가리킨다. 또한 박은 사기에 의해 그 부위의 기가 정상적인 궤도에서 벗어났다는 뜻이다.

【표 6】 오장육부의 기능

구 별 \ 장 부	간장과 담낭	심장과 소장	비장과 위장	폐장과 대장	신장과 방광
오장이 병들 때	말이 많아짐	트림	가슴이 아픔	기침을 함	재채기·하품
육부가 병들 때	화를 잘 냄	설사	딸꾹질	설사	소변 보기 어려움
오장을 보하는 맛	신맛	쓴맛	단맛	매운맛	짠맛
병들기 쉬운 부위	근육	혈맥	기육	피부	뼈
오병(五倂)	근심	기쁨	두려움	슬픔	공포
오오(五惡)	바람[風]	열기(熱氣)	습기(濕氣)	조기(燥氣)	한기(寒氣)
오장이 병들 때 나오는 액체	눈물	땀	개기름	콧물	침(입속)
저장하는 정기(精氣)	혼(魂)	신(神)	의지(意志)	백(魄)	정지(精志)
오로(五勞)	걸음[步]	봄[視]	앉음[座]	누움[臥]	섬[立]

일례로 양의 부위에 있는 양기를 적당히 발산해야 정상인데, 그렇지 않으면 몸에 열이 증가하고 전간(癲癇: 간질) 증상을 나타낸다.

【표 6】과 《소문》의 오행표를 함께 이용하면 병인, 생리, 병리, 병증 등 각 방면에 응용할 수 있을 것이다.

九鍼論 第七十八

黃帝曰: 余聞九針於夫子, 衆多博大矣, 余猶不能寤, 敢問九針焉生? 何因而有名?

岐伯曰: 九針者, 天地之大數也, 始於一而終於九. 故曰: 一以法天, 二以法地, 三以法人, 四以法時, 五以法音, 六以法律, 七以法星, 八以法風, 九以法野.

黃帝曰: 以針應九之數奈何?

岐伯曰: 夫聖人之起天地之數也, 一而九之, 故以立九野, 九而九之, 九九八十一, 以起黃鍾數焉, 以針應數也. 一者天也, 天者陽也, 五藏之應天者肺, 肺者五藏六府之蓋也, 皮者肺之合也, 人之陽也. 故爲之治針, 必以大其頭而銳其末, 令無得深入而陽氣出. 二者地也, 人之所以應土者肉也. 故爲之治針, 必筩其身而員其末, 令無得傷肉分, 傷則氣得竭. 三者人也, 人之所以成生者血脈也. 故爲之治針, 必大其身而員其末, 令可以按脈勿陷, 以致其氣, 令邪氣獨出. 四者時也, 時者四時八風之客於經絡之中, 爲痼病者也. 故爲之治針, 必筩其身而鋒其末, 令可以瀉熱出血, 而痼病竭. 五者音也, 音者冬夏之分, 分於子午, 陰與陽別, 寒與熱爭, 兩氣相搏, 合爲癰膿者也. 故爲之治針, 必令其末如劍鋒, 可以取大膿. 六者律也, 律者調陰陽四時而合十二經脈, 虛邪客於經絡而爲暴痺者也. 故爲之治針, 必令尖如氂, 且員其銳, 中身微大, 以取暴氣. 七者星也, 星者人之七竅, 邪之所客於經, 而爲痛痺, 舍於經絡者也. 故爲之治針, 令尖如蚊虻喙, 靜以徐往, 微以久留, 正氣因之, 眞邪俱往, 出針而養者也. 八者風也, 風者人之股肱八節也, 八正之虛風. 八風傷人, 內舍於骨解腰脊節腠理之間, 爲深痺也. 故爲之治針, 必長其身, 鋒其末, 可以取深邪遠痺. 九者野也, 野者人之節解皮膚之間也, 淫邪流溢於身, 如風水之狀, 而留不能過於機關大節者也. 故爲之治針, 令尖如挺, 其鋒微員, 以取大氣之不能過於關節者也.

黃帝曰: 針之長短有數乎?

岐伯曰: 一曰鑱針者, 取法於巾針, 去末寸半, 卒銳之, 長一寸六分, 主熱在頭身也. 二曰員針, 取法於絮針, 筩其身而卵其鋒, 長一寸六分, 主治分間氣. 三曰鍉針, 取法於黍粟之銳, 長三寸半, 主按脈取氣, 令邪出. 四曰鋒針, 取法於絮針, 筩其身, 鋒其末, 長一寸六分, 主癰熱出血. 五曰鈹針, 取法於劍鋒, 廣二分半, 長四寸, 主大癰膿, 兩熱爭者也. 六曰員利針, 取法於氂, 針微大其末,反小其身, 令可深內也, 長一寸六分, 主取癰痺者也. 七曰毫針, 取法於毫毛, 長一寸六分, 主寒熱痛痺在絡者也. 八曰長針, 取法於綦針, 長七寸, 主取深邪遠痺者也. 九曰大針, 取法於鋒針, 其鋒微員, 長四寸, 主取大氣不出關節者也. 針形畢矣, 此九針大小長短法也.

黃帝曰: 願聞身形應九野奈何?

岐伯曰: 請言身形之應九野也, 左足應立春, 其日戊寅己丑. 左脇應春分, 其日乙卯. 左手應立夏, 其日戊辰己巳. 膺喉首頭應夏至, 其日丙午. 右手應立秋, 其中戊申己未. 右脇應秋分, 其日辛酉. 右足應立冬, 其日戊戌己亥. 腰尻下竅應冬至, 其日壬子. 六府膈下三藏應中州, 其大禁, 大禁太一所在之日及諸戊己. 凡此九者, 善候八正所在之處, 所主左右上下身體有癰腫者, 欲治之, 無以其所直之日潰治之, 是謂天忌日也.

形樂志苦, 病生於脈, 治之於灸刺. 形苦志樂, 病生於筋, 治之以熨引. 形樂志樂, 病生於肉, 治之以針石. 形苦志苦, 病生於咽喝, 治之以甘藥. 形數驚恐, 筋脈不通, 病生於不仁, 治之以按摩醪藥. 是謂形. 五藏氣: 心主噫, 肺主咳, 肝主語, 脾主吞, 腎主欠. 六府氣: 膽爲怒, 胃爲氣逆噦, 大腸小腸爲泄, 膀胱不約爲遺溺, 下焦溢爲水. 五味: 酸入肝, 辛入肺, 苦入心, 甘入脾, 鹹入腎, 淡入胃, 是謂五味. 五並: 精氣並肝則憂, 並心則喜, 並肺則悲, 並腎則恐, 並脾則畏, 是謂五精之氣並於藏也. 五惡: 肝惡風, 心惡熱, 肺惡寒, 腎惡燥, 脾惡濕, 此五藏氣所惡也. 五液: 心主汗, 肝主泣, 肺主涕, 腎主唾, 脾主涎, 此五液所出也. 五勞: 久視傷血, 久臥傷氣, 久坐傷肉, 久立傷骨, 久行傷筋, 此五久勞所病也. 五走: 酸走筋, 辛走氣, 苦走血, 鹹走骨, 甘走肉, 是謂五走也. 五裁: 病在筋, 無食酸; 病在氣, 無食辛; 病在骨, 無食鹹; 病在血, 無食苦; 病在肉, 無食甘. 口嗜而欲食之, 不可多也, 必自裁也, 命曰五裁. 五發: 陰病發於骨, 陽病發於血, 陰病發於肉, 陽病發於冬, 陰病發於夏. 五邪: 邪入於陽, 則爲狂; 邪入於陰, 則爲血痺; 邪入於陽, 轉則爲癲疾; 邪入於陰, 轉則爲瘖; 陽入之於陰, 病靜; 陰出之於陽, 病喜怒. 五藏: 心藏神, 肺藏魄, 肝藏魂, 脾藏意, 腎藏精志也. 五主: 心主脈, 肺主皮, 肝主筋, 脾主肌, 腎主骨. 陽明多血多氣, 太陽多血少氣, 少陽多氣少血, 太陰多血少氣, 厥陰多血少氣, 少陰多氣少血. 故曰刺陽明出血氣, 刺太陽出血惡氣, 刺少陽出氣惡血, 刺太陰出血惡氣, 刺厥陰出血惡氣, 刺少陰出氣惡血也. 足陽明太陰爲裏表, 少陽厥陰爲表裏, 太陽少陰爲表裏, 是謂足之陰陽也. 手陽明太陰爲表裏, 少陽心主爲表裏, 太陽少陰爲表裏, 是謂手之陰陽也.

79 / 歲露論
세　로　론
운기

　본 편에도 앞의 〈구궁팔풍〉과 마찬가지로 역술하고 관련한 내용이 주로 기록되어 있다. 그 내용을 알고 싶은 사람은 원문이나 다른 서적을 참고하기 바란다.
　저자가 이 내용을 가볍게 여기는 것은 아니다. 고대 중국의 사고방식을 이해하는 데에 매우 중요한 내용이다. 그러나 이 책의 목적하고는 의미가 다르기 때문에 생략한다.
　다음에 기회가 있으면《소문》의 운기(運氣) 각 편과 함께 정리해보고 싶다.

歲露論 第七十九

黃帝問於岐伯曰: 經言夏日傷暑, 秋病瘧, 瘧之發以時, 其故何也?
岐伯對曰: 邪客於風府, 病循膂而下, 衛氣一日一夜, 常大會於風府, 其明日日下一節, 故其日作晏. 此其先客於脊背也, 故每至於風府則腠理開, 腠理開則邪氣入, 邪氣入則病作, 此所以日作尙晏也. 衛氣之行風府, 日下一節, 二十一日下至尾底, 二十二日入脊內, 注於伏衝之脈, 其行九日, 出於缺盆之中, 其氣上行, 故其病稍益至. 其內搏於五藏, 橫連募原, 其道遠, 其氣深, 其行遲, 不能日作, 故次日乃畜積而作焉.
黃帝曰: 衛氣每至於風府, 腠理乃發, 發則邪入焉. 其衛氣日下一節, 則不當風府奈何?

岐伯曰: 風府無常, 衛氣之所應, 必開其腠理, 氣之所舍節, 則其府也.
黃帝曰: 善. 夫風之與瘧也, 相與同類, 而風常在, 而瘧特以時休何也?
岐伯曰: 風氣留其處, 瘧氣隨經絡沉以內搏, 故衛氣應乃作也.
帝曰: 善.
黃帝問於少師曰: 余聞四時八風之中人也, 故有寒暑, 寒則皮膚急而腠理閉, 暑則皮膚緩而腠理開. 賊風邪氣, 因得以入乎? 將必須八正虛邪, 乃能傷人乎?
少師答曰: 不然. 賊風邪氣之中人也, 不得以時. 然必因其開也, 其入深, 其內極病, 其病人也卒暴; 因其閉也, 其入淺以留, 其病也徐以遲.
黃帝曰: 有寒溫和適, 腠理不開, 然有卒病者, 其故何也?
少師答曰: 帝弗知邪入乎? 雖平居其腠理開閉緩急, 其故常有時也.
黃帝曰: 可得聞乎?
少師: 人與天地相參也, 與日月相應也. 故月滿則海水西盛, 人血氣積, 肌肉充, 皮膚緻, 毛髮堅, 腠理郄, 煙垢著. 當是之時, 雖遇賊風, 其入淺不深. 至其月郭空, 則海水東盛, 人氣血虛, 其衛氣去, 形獨居, 肌肉減, 皮膚縱, 腠理開, 毛髮殘, 膲理薄, 煙垢落. 當是之時, 遇賊風則其入深, 其病人也卒暴.
黃帝曰: 其有卒然暴死暴病者何也?
少師答曰: 三虛者, 其死暴疾也; 得三實者邪不能傷人也.
黃帝曰: 願聞三虛.
少師曰: 乘年之衰, 逢月之空, 失時之和, 因爲賊風所傷, 是謂三虛. 故論不知三虛, 工反爲麤.
帝曰: 願聞三實.
少師: 逢年之盛, 遇月之滿, 得時之和, 雖有賊風邪氣, 不能危之也.
黃帝曰: 善乎哉論! 明乎哉道! 請藏之金匱, 命曰三實. 然此一夫之論也.
黃帝曰: 願聞歲之所以皆同病者, 何因而然?
少師曰: 此八正之候也.
黃帝曰: 候之奈何?
少師: 候此者, 常以冬至之日, 太一立於叶蟄之宮, 其至也, 天必應之以風雨者矣. 風雨從南方來者, 爲虛風, 賊傷人者也. 其以夜半至也, 萬民皆臥而弗犯也, 故其歲民少病. 其以晝至者, 萬民懈惰而皆中於虛風, 故萬民多病. 虛邪入客於骨而不發於外, 至其立春, 陽氣大發, 腠理開, 因立春之日, 風從西方來, 萬民又皆中於虛風, 此兩邪相搏, 經氣結代者矣. 故諸逢其風而遇其雨者, 命曰遇歲露焉. 因歲之和, 而少賊風者, 民少病而少死; 歲多賊風邪氣, 寒溫不和, 則民多病而死矣.
黃帝曰: 虛邪之風, 其所傷貴賤何如? 候之奈何?
少師答曰: 正月朔日, 太一居天留之宮, 其日西北風, 不雨, 人多死矣. 正月朔日, 平旦北風, 春, 民多死. 正月朔日, 平旦北風行, 民病多者, 十有三也. 正月朔日, 日中北風, 夏, 民多死. 正月朔日, 夕時北風, 秋, 民多死. 終日北風, 大病死者十有六. 正月朔日, 風從南方來, 命曰旱鄉, 從西方來, 命曰白骨, 將國有殃, 人多死亡. 正月朔日, 風從東方來, 發屋, 揚沙石, 國有大災也. 正月朔日, 風從東南方行, 春有死亡. 正月朔日, 天和溫不風, 糴賤, 民不病; 天寒而風, 糴貴, 民多病. 此所謂候歲之風, 殘傷人者也. 二月丑不風, 民多心腹病. 三月戌不溫, 民多寒熱. 四月巳不暑, 民多癉病. 十月申不寒, 民多暴死. 諸所謂風者, 皆發屋, 折樹木, 揚沙石, 起毫毛, 發腠理者也.

80 / 大惑論
대 혹 론

병리

본 편은 각 증상과 병리를 설명하는 매우 중요한 내용이다.

황제: 현기증이 나는 이유는 무엇이오?
기백: 오장육부의 정기는 모두 위로 올라가 눈에 모입니다. 뼈의 정(精)은 눈동자, 근육의 정은 검은자위, 혈의 정은 혈락, 기의 정은 흰자위, 기육(肌肉)의 정은 눈꺼풀입니다. 그런 정기들은 하나가 되어 낙맥을 통해서 뇌로 들어가 목덜미로 나옵니다. 따라서 신체가 허할 때에 목덜미에 사기가 침범하면 현기증을 일으킵니다.
황제: 건망증이 생기는 이유는 무엇이오?
기백: 위장에 혈기가 모여 심장과 폐장이 허해지면 영위(營衛)의 기가 위로 올라가지 못하므로 건망증이 생기는 것입니다.

따라서 과식을 하면 기억력이 둔해진다. 물론 배고픈 것도 바람직하지 않다.

황제: 공복인데도 음식물을 섭취할 수 없는 이유는 무엇이오?
기백: 위장에 열이 있어야 음식물을 잘 소화시킵니다. 그러나 위장의 열은 거꾸로 올라가기 쉽기 때문에, 열이 지나치게 많으면 오히려 위

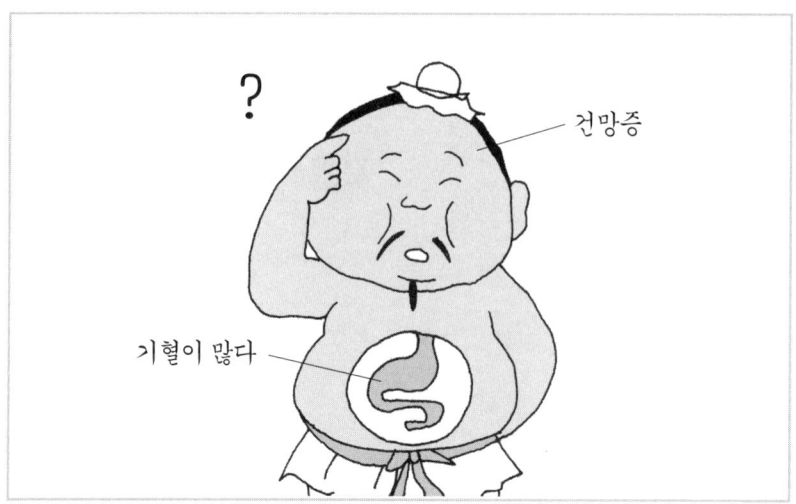
위장에 기혈이 지나치게 모이면 건망증이 심해진다

장의 입구를 막아버립니다. 그런 이유로 공복감을 느끼면서도 음식물을 섭취할 수 없는 것입니다.

황제: 불면증에 걸리는 이유는 무엇이오?

기백: 위기(衛氣)가 양의 부위만 순환하고 음의 부위에는 들어가지 않기 때문입니다.

황제: 기면증(嗜眠症: 졸려서 견디지 못하는 증상)이 생기는 이유는 무엇이오?

기백: 위기가 음의 부위만 순환하고 양의 부위는 순환하지 않기 때문입니다.

불면증이나 기면증은 음양의 교맥(蹻脈)을 치료한다. 불면증일 때는 음교맥을 보하고 양교맥을 사한다. 기면증일 때는 그 반대이다.

황제: 질병에 걸린 것도 아닌데 잠만 자는 이유는 무엇이오?

기백: 위와 장이 튼튼한 사람은 위기가 음의 부위를 순환할 때에 위와 장에 오랫동안 정체되어 좀처럼 양의 부위로 가지 않기 때문입니다. 또한 식사를 하면 위장 안에 위기가 정체되기 때문에 쉽게 잠들 수 없습니다.

大惑論 第八十

黃帝問于岐伯曰: 余嘗上於淸泠臺, 中階而顧, 匍匐而前則惑. 余私異之, 竊內怪之, 獨瞑獨視, 安心定氣, 久而不解. 獨博獨眩, 披髮長跪, 俛而視之, 後久之不已也. 卒然自上, 何氣使然?

岐伯對曰: 五藏六府之精氣, 皆上注於目而爲之精. 精之窠爲眼, 骨之精爲瞳子, 筋之精爲黑眼, 血之精爲絡, 其窠氣之精爲白眼, 肌肉之精爲約束, 裹擷筋骨血氣之精而與脈並爲系, 上屬於腦, 後出於項中. 故邪中於項, 因逢其身之虛, 其入深, 則隨眼系以入於腦, 入於腦則腦轉, 腦轉則引目系急, 目系急則目眩以轉矣. 邪其精, 其精所中不相比也則精散, 精散則視歧, 視歧見兩物. 目者, 五藏六府之精也, 營衛魂魄之所常營也, 神氣之所生也. 故神勞則魂魄散, 志意亂. 是故瞳子黑眼法於陰, 白眼赤脈法於陽也, 故陰陽合傳而精明也. 目者, 心使也. 心者, 神之舍也. 故神精亂而不轉. 卒然見非常處精神魂魄, 散不相得; 故曰惑也.

黃帝曰: 余疑其然. 余每之東苑, 未曾不惑, 去之則復, 余唯獨爲東苑勞神乎? 何其異也?

岐伯曰: 不然也. 心有所喜, 神有所惡, 卒然相惑, 則精氣亂, 視誤故惑, 神移乃復. 是故間者爲迷, 甚者爲惑.

黃帝曰: 人之善忘者, 何氣使然?

岐伯曰: 上氣不足, 下氣有餘, 腸胃實而心肺虛, 虛則營衛留於下, 久之不以時上, 故善忘也.

黃帝曰: 人之善飢而不嗜食者, 何氣使然?
岐伯曰: 精氣幷於脾, 熱氣留於胃, 胃熱則消穀, 穀消故善飢. 胃氣逆上, 則胃脘寒, 故不嗜食也.
黃帝曰: 病而不得臥者, 何氣使然?
岐伯曰: 衛氣不得入於陰, 常留於陽. 留於陽則陽氣滿, 陽氣滿則陽蹻盛, 不得入於陰則陰氣虛, 故目不瞑矣.
黃帝曰: 病目而不得視者, 何氣使然?
岐伯曰: 衛氣留於陰, 不得行於陽. 留於陰則陰氣盛, 陰氣盛則陰蹻滿, 不得入於陽則陽氣虛, 故目閉也.
黃帝曰: 人之多臥者, 何氣使然?
岐伯曰: 此人腸胃大而皮膚濕, 而分肉不解焉. 腸胃大則衛氣留久, 皮膚濕則分肉不解, 其行遲. 夫衛氣者, 晝日常行於陽, 夜行於陰, 故陽氣盡則臥, 陰氣盡則寤. 故腸胃大, 則衛氣行留久; 皮膚濕, 分肉不解, 則行遲. 留於陰也久, 其氣不淸, 則欲瞑, 故多臥矣. 其腸胃小, 皮膚滑以緩, 分肉解利, 衛氣之留於陽也久, 故少瞑焉.
黃帝曰: 其非常經也, 卒然多臥者, 何氣使然?
岐伯曰: 邪氣留於上焦, 上焦閉而不通, 已食若飮湯, 衛氣留久於陰而不行, 故卒然多臥焉.
黃帝曰: 善. 治此諸邪奈何?
岐伯曰: 先其藏府, 誅其小過, 後調其氣, 盛者瀉之, 虛者補之, 必先明知其形志之苦樂, 定乃取之.

81 / 癰疽 _{옹 저}

생리와 병리

고전의학을 공부할 때는 기혈의 생리를 이해하는 것이 가장 중요하다. 그리고 그 기혈이 어느 부위를 순환하는지 알아야 한다. 그런 다음에 기혈이 어떤 원인에 의해 허(虛)나 실의 상태가 되었는지 망진(望診), 문진(聞診), 문진(問診), 절진(切診)을 통해서 확인하고 보사 등의 치료를 한다.

원문의 첫머리에도 기혈에 관한 내용이 기록되어 있다. 그 내용을 정리한다.

- 위장은 음식물을 받아들여 소화, 흡수시키는 과정에서 위기를 만든다. 위기는 상초에서 온몸으로 보내져 기육, 뼈, 근육의 활동을 돕고 피부의 활동도 원활하게 만든다.
- 마찬가지로 위장에서 만들어진 영기(營氣)는 온몸 구석구석까지 이르러 진액의 조화를 도우면서 피를 만든다.
- 혈액의 흐름이 순조로우면 손락(孫絡), 낙맥, 경맥이 충실해져 몸 안팎의 소통이 원활해진다. 그리고 기혈은 호흡에 의해 온몸을 순환한다.
- 따라서 기혈이 흐르는 경맥에 이상이 생기면 절진(切診)을 하여 그것을 확인하고 허인 경우에는 보법, 실인 경우에는 사법을 해야 한다.
- 그런데 경맥이 한사(寒邪)의 침입을 받으면, 그것을 몰아내기 위해 위기(衛氣)가 모여든다. 한사와 위기가 다투면 열이 나고, 그 때문에 살

이 썩고 고름이 생긴다.

원문에는 이러한 내용 이외에도 종기가 생기는 부위가 나온다. 그러나 임상하고는 별 관계가 없는 내용이므로 생략한다. 흥미 있는 사람은 원문을 읽어보기 바란다.

癰疽 第八十一

黃帝曰: 余聞腸胃受穀, 上焦出氣, 以溫分肉, 而養骨節, 通腠理. 中焦出氣如露, 上注谿谷, 而滲孫脈, 津液和調, 變化而赤爲血, 血和則孫脈先滿溢, 乃注於絡脈, 皆盈, 乃注於經脈, 陰陽已張, 因息乃行. 行有經紀, 周有道理, 與天合同, 不得休止. 切而調之, 從虛去實, 瀉則不足, 疾則氣減, 留則先後. 從實去虛, 補則有餘. 血氣已調, 形氣乃持. 余已知血氣之平與不平, 未知癰疽之所從生, 成敗之時, 死生之期, 有遠近, 何以度之, 可得聞乎?

岐伯曰: 經脈留行不止, 與天同度, 與地合紀. 故天宿失度, 日月薄蝕, 地經失紀, 水道流溢, 草萱不成, 五穀不殖, 徑路不通, 民不往來, 巷聚邑居, 則別離異處, 血氣猶然, 請言其故. 夫血脈營衛, 周流不休, 上應星宿, 下應經數. 寒邪客於經絡之中則血泣, 血泣則不通, 不通則衛氣歸之, 不得復反, 故癰腫. 寒氣化爲熱, 熱勝則腐肉, 肉腐則爲膿, 膿不瀉則爛筋, 筋爛則傷骨, 骨傷則髓消, 不當骨空, 不得泄瀉, 血枯空虛, 則筋骨肌肉不相榮, 經脈敗漏, 熏於五藏, 藏傷故死矣.

黃帝曰: 願盡聞癰疽之形, 與忌日名.

岐伯曰: 癰發於嗌中, 名曰猛疽, 猛疽不治, 化爲膿, 膿不瀉, 塞咽, 半日死; 其化爲膿者, 瀉則合豕膏, 冷食, 三日而已. 發於頸, 名曰夭疽, 其癰大以赤黑, 不急治, 則熱氣下入淵腋, 前傷任脈, 內熏肝肺, 熏肝肺十餘日而死矣. 陽留大發, 消腦留項, 名曰腦爍, 其色不樂, 項痛而如刺以針, 煩心者死不可治. 發於肩及臑, 名曰疵癰, 其狀赤黑, 急治之, 此令人汗出至足, 不害五藏, 癰發四五日逞焫之. 發於腋下赤堅者, 名曰米疽, 治之以砭石, 欲細而長, 疏砭之, 塗以豕膏, 六日已, 勿裹之. 其癰堅而不潰者, 爲馬刀挾癭, 急治之. 發於胸, 名曰井疽, 其狀如大豆, 三四日起, 不早治, 下入腹, 不治, 七日死矣. 發於膺, 名曰甘疽, 色青, 其狀如穀實䒷蔞, 常苦寒熱, 急治之, 去其寒熱, 十歲死, 死後出膿. 發於脅, 名曰敗疵, 敗疵者女子之病也, 灸之, 其病大癰膿, 治之, 其中乃有生肉, 大如赤小豆, 剉䔖翹草根各一升, 以水一斗六升煮之, 竭爲取三升, 則强飮厚衣, 坐於釜上, 令汗出至足已. 發於股脛, 名曰股脛疽, 其狀不甚變, 而癰膿搏骨, 不急治, 三十日死矣. 發於尻, 名曰銳疽, 其狀赤堅大, 急治之, 不治, 三十日死矣. 發於股陰, 名曰赤施, 不急治, 六十日死, 在兩股之內, 不治, 十日而當死. 發於膝, 名曰疵癰, 其狀大癰, 色不變, 寒熱, 如堅石, 勿石, 石之者死, 須其柔, 乃石之者生. 諸癰疽之發於節而相應者, 不可治也. 發於陽者, 百日死; 發於陰者, 三十日死. 發於脛, 名曰兎嚙, 其狀赤至骨, 急治之, 不治害人也. 發於內踝, 名曰走緩, 其狀癰也, 色不變, 數石其輸, 而止其寒熱, 不死. 發於足上下, 名曰四淫, 其狀大癰, 急治之, 百日死. 發於足傍, 名曰厲癰, 其狀不大, 初如小指發, 急治之, 去其黑者, 不消輒益, 不治, 百日死. 發於足指, 名脫癰, 其狀赤黑, 死不治; 不赤黑, 不死. 不衰, 急斬之. 不則死矣.
黃帝曰: 夫子言癰疽, 何以別之?
岐伯曰: 營衛稽留於經脈之中, 則血泣而不行, 不行則衛氣從之而不通, 壅遏而不得行, 故熱. 大熱不止, 熱勝則肉腐, 肉腐則爲膿. 然不能陷, 骨髓不爲燋枯, 五藏不爲傷, 故命曰癰.
黃帝曰: 何謂疽?
岐伯曰: 熱氣淳盛, 下陷肌膚, 筋髓枯, 內連五藏, 血氣竭, 當其癰下, 筋骨良肉皆無餘, 故命曰疽. 疽者, 上之皮夭以堅, 上如牛領之皮. 癰者, 其皮上薄以澤. 此其候也.

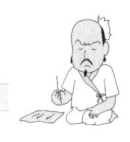 편집을 마치며

날카로운 관찰과 풍부한 경험이 생생

　현대사회는 그야말로 정보의 홍수를 이루고 있다. 엄청난 양의 정보가 마치 급류처럼 현대인의 머릿속을 드나든다.

　따라서 동양의학을 전공하는 사람은, 여러 가지 다양한 현대의학의 지식이나 기능, 그와 관련이 있는 정보를 보다 정확하게 받아들여야 할 필요성이 있다.

　한편 음양오행설(陰陽五行說)로 대표되는 수천 년 전의 동양의학 이론이 현대사회하고는 전혀 어울리지 않는다는 생각에 처음부터 아예 문제 삼지도 않고 현대의학적 사고만을 강조하는 사람도 있다.

　그러나 지금처럼 의학이 진보되지 않은 수천 년 전의 고대인들이 이《영추》를 통해서 무엇을 말하려고 했는지 숙고해 볼 필요는 충분히 있다. 편집을 하면서 느낀 점은, 이《영추》의 소박한 기록 안에 날카로운 관찰과 풍부한 경험이 생생하게 맥동한다는 것이다. 그 대부분은 진리이다. 동양의학을 공부하는 사람이라면, 반드시 한 번은 듣게 되는《영추》의 대략적인 해설을 이케다 마사카즈(池田政一) 선생님께 부탁했다.

　독자들이, 이 책을 읽고 좀 더 깊은 내용의 연구서적을 읽고 싶은 욕망을 느끼게 되었다면 더 이상의 기쁨은 없을 것이다.

戶部雄一郞

청홍의 한의서

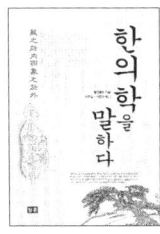

한의학을 말하다

탕윈(唐雲) 지음 ▪ 이문호·김종석 옮김 ▪ 크라운판/482쪽/35,000원

건강과 질병의 본질을 탐구하면서 병을 치료하는 한의이론의 치밀함과 과학성은 물론 진단과 처방, 치법에 이르기까지 한의학 전반에 대한 내용을 흥미진진하게 풀어나간다. 쉽고 생동감 넘치는 설명으로 한의학은 어렵다는 세간의 인식을 불식시켜, 한의학에 대한 이해가 전혀 없는 사람이라도 한의진단의 우수성과 처방 및 치병의 이치를 이해하고, 건강과 질병을 바라보는 전혀 새로운 눈을 갖게 될 것이다.

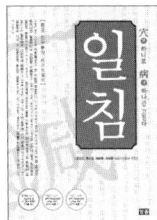

一鍼 : 穴 하나로 病 하나를 고친다

량리우(梁立武) 외 지음 ▪ 이명재 옮김 ▪ 크라운판/703쪽/55,000원

일침요법(一鍼療法)의 장점은 치료효과가 즉각적으로 나타나고 통증이 적으며 거의 모든 질환에 효과를 발휘한다는 데 있다. 책은 침구치료의 실용성에 중점을 두어 쉽고 간단하게 치료법을 설명하고 있으며, 14경맥의 경혈(經穴)은 물론 기혈(奇穴)과 아시혈(阿是穴)의 취혈법과 치료법까지 실어 임상에서 다양하게 응용할 수 있도록 하였다. 광범위한 임상사례를 통해 이미 그 탁월한 치료효과가 입증되었음은 물론 시술법 또한 간단하다

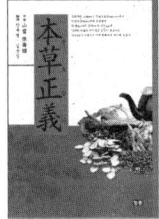

本草正義

산뢰 장수이(張壽頤) 원저 ▪ 안세영·김순일 편역 ▪ 46배판(양장)/624쪽/65,000원

저자가 평생 동안 쌓은 본초학 지식과 경험의 정수를 담은 역작이다. 총 7권에 걸쳐 초목류(草木類) 본초(本草) 251종을 산초류(山草類), 습초류(濕草類), 방초류(芳草類), 만초류(蔓草類), 독초류(毒草類), 수초류(水草類), 석초류(石草類), 태류(苔類)로 분류하고 각 약물의 성미(性味), 효능(效能), 주치(主治), 포제(炮製), 용법(用法), 금기(禁忌)에 대해 여러 의가(醫家)의 설을 널리 고증하고 저자 자신의 오랜 임상경험까지 곁들였다. 학술적으로 가치가 높고 임상치료에도 참고할 점이 많은 책이다.

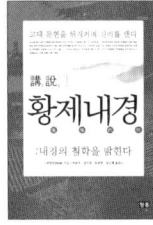

講說1 황제내경 : 내경의 철학을 밝힌다

유장림(劉長林) 지음 ▪ 조남호 외 옮김 ▪ 크라운판/373쪽/25,000원

황제내경은 서양의학과 많이 다른 방법으로 인체를 인식했는데, 그 인식의 바탕은 기(氣)와 음양오행(陰陽五行)이라는 동양철학의 범주였다. 이 책에서는 우선 성립 과정을 소개하고 기와 음양, 오행 및 그에 따른 철학 범주를 설명한 후 장상학설의 과학성을 밝히고, 한의학의 발전 방향을 제시했다. 더불어 동서 의학이 일정한 독립성을 유지하며 서로 발전할 수 있도록 돕는 수준의 결합을 주장한다.

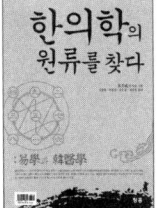

한의학의 원류를 찾다 : 易學과 韓醫學

장기성(張其成) 지음 ▪ 정창현 외 옮김 ▪ 크라운판/508쪽/42,000원

2009년도 대한민국학술원 선정 기초학문육성 우수학술도서

중의학과 중국철학, 그리고 문헌학 분야의 당대 최고 권위자들을 사사하고 각 분야의 정수를 전수받은 저자가 《周易》과 《黃帝內經》을 비롯한 각종 醫易 관련 문서들을 철저히 비교분석하여 역학과 한의학 사이의 관계를 세밀히 밝힌 책이다. 역학과 의학의 기원에서 출발하여 氣, 陰陽五行, 藏象, 經絡, 病證, 運氣 등 한의이론의 전반에 걸쳐 있는 한의학과 역학과의 관계를 빠짐없이 서술하였다.

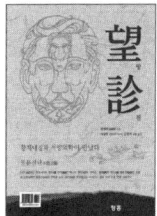
望診 : 황제내경과 서양의학이 만났다

펑칭화(彭淸華) 지음 ▪ 이상룡 · 김종석 옮김 ▪ 크라운판/586쪽/33,000원

동서고금을 망라하여 수집한 광범위한 망진 관련 연구의 기초 위에 임상진단을 결합하여 만병에 대한 망진법을 체계적으로 논술하였다. 일반인도 이해하기 쉽도록 200여 장에 달하는 도해를 곁들여 설명을 보충하였으므로 병의 조기진단을 위한 가정의학 백과사전으로도 손색이 없다. 망진이 다분히 주관적인 독단으로 떨어질 수 있는 오류가 있음에도 객관적인 임상데이터를 첨부하여 그 한계를 넘어서고 있는 것이 이 책의 장점이다.

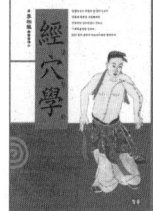
經穴學

이상룡(李相龍) 지음 ▪ 46배판(양장)/881쪽/90,000원

고전 임상사례와 더불어 의료현장에서 보고된 최근의 다양한 임상사례를 참작하여 361개 각 혈의 효능을 임상활용도가 높은 순서대로 설명하였다. 또한 모든 경혈의 출전, 혈명의 기원, 취혈 부위, 관련 근육 및 신경과 혈관, 침구법, 주치법 등을 고대 의서의 이론적 토대 위에 다양한 임상경험을 더하여 구체적으로 설명하였다. 뿐만 아니라 배혈(配穴)을 통해 확장되는 주치증 및 임상에서 다양하게 활용되는 특수혈도 상세하게 풀이했다.

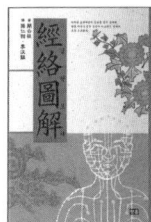
經絡圖解

린윈꾸이(藺云桂) 지음 ▪ 손인철 · 이문호 옮김 ▪ 46배판(양장)/508쪽/80,000원

《황제내경》을 비롯한 고대의서, 한의학이론 서적과 여러 의가들의 주해를 참고하여 경락의 노선과 분포구역을 체계적으로 연구, 정리하여 전부 도해로 완성한 책이다. 9년여의 연구, 고증과정을 거치면서 당대 최고의 의가들이 직간접적으로 집필에 참여하였고, 다시 5년여의 기간 동안 수정과 보완 작업이 이루어졌다. 이 과정에서 과거에 제시된 바 없는 열 개 방면의 내용이 수록되었으며 앞으로의 연구방향을 제시하였다.

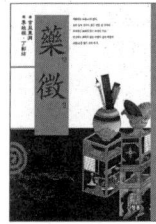
藥徵

요시마스 토도(吉益東洞) 지음 ▪ 이정환 · 정창현 옮김 ▪ 46배판(양장)/300쪽/35,000원

일본 의학사에서 가장 준열하게 古醫方으로 돌아갈 것을 주장한 한의사 요시마스 토도의 대표적인 저작으로, 기존 본초학 서적의 틀을 완전히 타피한 혁신적인 본초서로 평가받는다. 중국 전통의학으로부터 탈피하여 간편하고 실용적인 일본의학을 완성시켰다는 점에서 추앙받으며, 지금도 일본 한방계에 강한 영향을 미치고 있다.

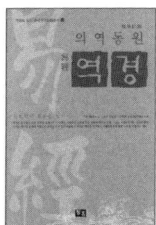
만화로 읽는 중국전통문화총서① 의역동원 易經

저우춘차이(周春才) 지음 ▪ 김남일 · 강태의 옮김 ▪ 크라운판/304쪽/22,000원

역경 앞에 붙은 '의역동원(醫易同源)'은, 역경과 한의학의 양생학이 인간과 자연을 하나로 보는 '천인합일(天人合一)' 사상을 바탕으로 하여 탄생하게 되었음을 가리키는 말로, 의(醫, 의술)와 역(易, 주역)이 같은 근원에서 나왔음을 뜻한다. 《역경》은 육경(六經) 중의 하나로 중국 전통문화의 시조로서 그 세계관과 방법론을 제공함과 동시에 현대 인류에게도 큰 영향을 끼치고 있다. 《역경》을 이해할 수 있어야 사물의 표층에 얽매이지 않고 사물의 참모습을 이해할 수 있다.

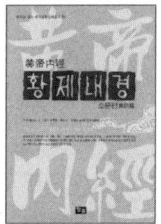
만화로 읽는 중국전통문화총서② 황제내경 소문편

저우춘차이(周春才) 지음 ▪ 정창현 외 옮김 ▪ 크라운판/320쪽/22,000원

수많은 한의서들의 바탕에 깔린 이치는 모두 황제내경에서 비롯된 것이고 내용의 이론적 근거도 황제내경에서 인용되었다. 지금도 황제내경이 절대적인 권위를 가지는 이유는, 지금까지 황제내경만큼 인간생명을 바르고 심오하게 파악한 책이 없었기 때문이다. 황제내경은 눈으로 볼 수 없는 우주기운과 생명력을 자세히 설명하고 있고, 천지(天地)와 인간의 상호관계를 낱낱이 드러내고 있는 경전이다. 아울러 병이 되는 이치와 과정을 설명하여 질병의 치료법과 예방법을 분명하게 제시하고 있다.

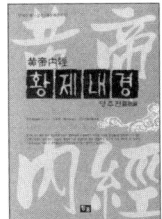

만화로 읽는 중국전통문화총서③ 황제내경 영추편

저우춘차이(周春才) 지음 ▪ 정창현 · 백유상 옮김 ▪ 크라운판/320쪽/22,000원

한의학 이론의 뿌리와 기본을 이루는 한의학의 고전이자 스테디셀러를 만화로 구성하였다. 알기 쉬운 번역과 자세한 주석 그리고 재미있는 그림과 대사 등 원전의 내용에 충실하면서도 독자가 이해하기 쉽게 구성되었다. 경락의 흐름과 임상에 곧바로 응용할 수 있는 자법 및 기, 혈, 영, 위에 대해서도 자세하게 나와 있어 한방의학 관계자뿐만 아니라 의사, 안마사, 지압사, 스포츠 마사지사, 한의학과 학생, 체육인, 무술인, 요가수련인, 건강원 운영자 등과 평소 관심이 많았던 일반 독자들에게 유용할 것이다.

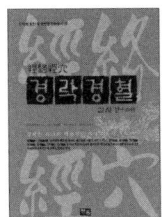

만화로 읽는 중국전통문화총서④ 경락경혈 십사경

저우춘차이(周春才) 지음 ▪ 정창현 · 백유상 옮김 ▪ 크라운판/336쪽/22,000원

경락에 담긴 과학성과 유효성은 오래전부터 충분히 신뢰할 만한 것으로 받아들여져 왔다. 경락은 우리 몸을 거미줄처럼 엮어 기혈의 흐름을 조절해주고 있는데, 우주 변화의 신비가 그 속에 축약되어 있고 실제적이면서 철학적인 체계를 갖고 있다. 그러나 경혈, 경락이 그 형성시기가 오래되었다는 점과 용어가 너무 어렵다는 점은 현대의 독자에게 큰 장벽일 수밖에 없었는데, 이 책은 경락과 경혈의 유래부터 그 활용까지 만화 형식으로 쉽게 설명해주고 있어 독자들이 이해하는 데 무리가 없다.

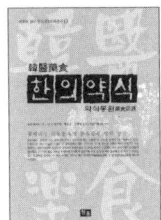

만화로 읽는 중국전통문화총서⑤ 한의약식 약식동원

저우춘차이(周春才) 지음 ▪ 정창현 외 옮김 ▪ 크라운판/334쪽/22,000원

음양오행이론 덕분에 한의학과 그 약학학설은 시대를 초월하여 쇠퇴하지 않았으며 수천 년 동안 더욱 풍부해진 것 역시 그 흐름을 타고 발전해온 것이다. 이 책은 이러한 맥락에 따라 한의약식학(韓醫藥食學)과 그 양생법칙(養生法則)에 대하여 소개한다. 한의학에서 약물이나 음식을 활용하는 기본 이론을 쉽고 충실하게 서술해 놓고 있어 일반인이 약물과 음식을 이용하는 원리를 이해하고 실생활에 응용하여 건강한 삶을 유지하는 밑거름으로 삼을 수 있는데, 한의학 관계자는 물론 건강식품업 관련 종사자들에게 많은 도움을 줄 것이다.

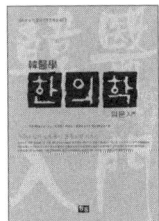

만화로 읽는 중국전통문화총서⑥ 한의학입문

저우춘차이(周春才) 지음 ▪ 정창현 외 옮김 ▪ 크라운판/351쪽/22,000원

한의학의 이론적인 토대인 음양오행(陰陽五行)부터 장상학설(藏象學說), 경락학설(經絡學說)은 물론, 기혈진액(氣血津液), 병인학설(病因學說), 변증시치(辨證施治)와 한의학이 치료원칙인 팔법(八法)에 이르기까지 방대한 내용을 알기 쉽게 소개한다. 그 외 십이경맥과 기경팔맥의 순행도 및 장부, 음사발동, 사시, 특정혈에 대한 그림과 설명을 수록하고 있어 한의학에 관심이 높고 한의학을 이해하고자 하는 사람들에게는 가장 좋은 입문서가 될 것이다.

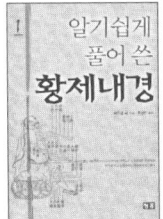

알기 쉽게 풀어 쓴 황제내경①

마오싱 니 지음 ▪ 조성만 옮김 ▪ 신국판/252쪽/8,900원

이 책은 《황제내경》의 한 부분인 〈소문〉, 즉 '유기적이고 근본적인 자연에 대한 질문'에 관한 내용으로 전체 81편으로 구성되어 있다. 병인론(病因論), 생리학(生理學), 진단학(診斷學), 치료법 그리고 예방의학을 다루고 있으며, 윤리학과 심리학 및 우주론 등에 대한 다양한 내용을 담고 있다. 이 모든 내용들은 단편적으로 생명현상을 이해하려는 현대과학의 관점과는 달리 각각의 단편들이 모여 전체를 이룬다는 전체론적인 관점에서 논의하고 있다.

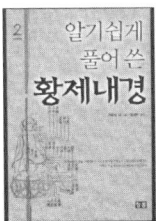

알기 쉽게 풀어 쓴 황제내경②

마오싱 니 지음 ▪ 조성만 옮김 ▪ 신국판/262쪽/8,900원

이 책은 《황제내경》의 한 부분인 〈소문〉, 즉 '유기적이고 근본적인 자연에 대한 질문'에 관한 내용으로 전체 81편으로 구성되어 있다. 병인론(病因論), 생리학(生理學), 진단학(診斷學), 치료법 그리고 예방의학을 다루고 있으며, 윤리학과 심리학 및 우주론 등에 대한 다양한 내용을 담고 있다. 이 모든 내용들은 단편적으로 생명현상을 이해하려는 현대과학의 관점과는 달리 각각의 단편들이 모여 전체를 이룬다는 전체론적인 관점에서 논의하고 있다.

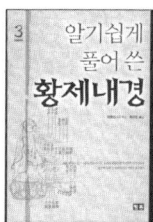
알기 쉽게 풀어 쓴 **황제내경③**
마오싱 니 지음 ▪ 조성만 옮김 ▪ 신국판/259쪽/20,000원

이 책은 《황제내경》의 한 부분인 〈소문〉, 즉 '유기적이고 근본적인 자연에 대한 질문'에 관한 내용으로 전체 81편으로 구성되어 있다. 병인론(病因論), 생리학(生理學), 진단학(診斷學), 치료법 그리고 예방의학을 다루고 있으며, 윤리학과 심리학 및 우주론 등에 대한 다양한 내용을 담고 있다. 이 모든 내용들은 단편적으로 생명현상을 이해하려는 현대과학의 관점과는 달리 각각의 단편들이 모여 전체를 이룬다는 전체론적인 관점에서 논의하고 있다.

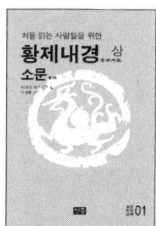
고전의학산책① 처음 읽는 사람을 위한 **황제내경 上 소문**
이케다 마사카즈 지음 ▪ 이정환 옮김 ▪ 신국판/364쪽/20,000원

임상한의학자를 위한 입문서로, 《황제내경》〈소문〉의 핵심만을 파악하여 평이한 문장으로 읽기 쉽게 해석한 책이다. 황제가 그의 신하이자 의사인 기백, 뇌공 등과 묻고 답하는 형식으로, 양생법·생리·병리·병인·증상·진단법·치료법·예후 등 의학 전반에 걸친 내용을 설명한다. 〈소문(素問)〉의 '소(素)'는 음기와 양기가 합쳐져 생겨난 만물이 각기 나름의 성질을 갖기 시작하는 '태소(太素)'의 소이자, 보통 때를 나타내는 '평소(平素)'의 소다. 따라서 〈소문〉은 인간생활에서의 기본적인 문답과 근원적인 내용을 기록했다는 뜻이다.

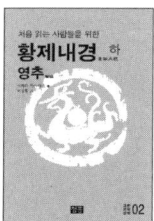
고전의학산책② 처음 읽는 사람을 위한 **황제내경 下 영추**
이케다 마사카즈 지음 ▪ 이정환 옮김 ▪ 신국판/384쪽/20,000원

저자는 10년 이상 〈영추〉를 반복해 읽고 이해한 내용을 임상에 응용하면서 초보자를 가르치는 방법과 사람들이 〈영추〉에 흥미를 느끼도록 하는 방법을 찾고자 고민했다. 저자는 자신의 임상경험을 바탕으로 날카로운 관찰과 풍부한 경험을 살려 원문의 자구 해석에 치중한 해설서가 아니라 〈영추〉가 어렵다고 인식하는 사람들에게 쉬운 접근법을 제시하고 저자의 임상사례를 덧붙여 임상한의학자들에게도 유용하도록 책을 구성했다.

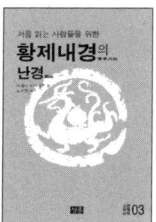
고전의학산책③ 처음 읽는 사람을 위한 **난경**
이케다 마사카즈 지음 ▪ 노지연 옮김 ▪ 신국판/296쪽/20,000원

동양 최고의 명의 편작이 저술한 증상치료가 아닌 병리의 원인치료를 담은 책이다. 현대 의학에 생리, 해부, 병리학 등이 있듯이 동양 의학에도 생리, 해부, 병리가 있다. 따라서 단순히 질병의 증상에 따라 치료하기보다는 병리를 제대로 알고 치료하는 것이 보다 중요하다. 이 책에서는 오행설을 위주로 하지 않고, 생리·병리적 측면에서 해설하는 데 주력했다. 경락 치료의 공식만 외우고 왜 그러한 공식이 생겨났는지 모르는 사람들에게 좋은 참고문헌이다.

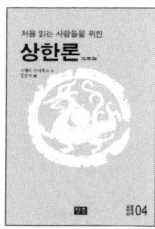
고전의학산책④ 처음 읽는 사람을 위한 **상한론**
이케다 마사카즈 지음 ▪ 김은아 옮김 ▪ 신국판/261쪽/20,000원

후한 말기, 장중경에 의해 쓰여진 한방의학서이다. 맥진법을 비롯하여 병인이나 병리 등과 같은 한방 의학의 기초가 되는 사항이 기재되어 있고, 각 편마다 관련된 조문을 모아서 간단히 정리했다. 처음부터 원문을 보기가 어렵다는 사람들을 위해 《상한론》이 어떻게 이루어져 있는지 소개한다. 고전의학의 생리·병리를 주로 정리하였으며, 병증과 경락을 결부시켜 침구치료에도 응용할 수 있도록 했다.

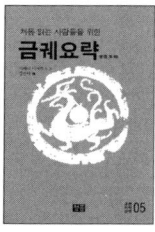
고전의학산책⑤ 처음 읽는 사람을 위한 **금궤요략**
이케다 마사카즈 지음 ▪ 김은아 옮김 ▪ 신국판/267쪽/20,000원

《상한론》과 함께 동양의학의 중요한 고전의 하나로 동양의학의 처방 및 치료학 연구에 중요한 책이다. 잡병 부분과 부인병 및 음식 금기의 방법까지 편집하고 수정하여 전 25편으로 구성되어 있고, 각 질병마다 어떻게 처방을 내야 하는지 자세하게 설명되어 있다. 책의 저자인 이케다 마사카즈는 동양의학 내과 의학사전이라 불리는 《금궤요략》을 이해하기 쉽도록 평이하게 풀어 썼기 때문에 처음 읽는 독자들에게 좋은 공부가 될 것이며, 자신의 임상 경험담까지 곁들여 놓아 동양의학 전문가들에게도 유용할 것이다.

고전의학산책②
처음 읽는 사람들을 위한
황제내경黃帝內經 하下
영추靈樞

1판 5쇄 발행 | 2009년 12월 11일

지은이 | 이케다 마사카즈(池田政一)
옮긴이 | 이정환

발행인 | 최봉규
발행처 | 청홍(지상사)
출판등록 | 1999년 1월 27일 제2001-000155호

책임편집 | 김종석
편집 | 문현묵

마케팅총괄 | 김낙현
경영지원 | 고은미

주소 | 서울특별시 강남구 역삼동 730-1 모두빌 502호(우편번호 135-918)
전화 | 02)3453-6111
팩스 | 02)3452-1440
홈페이지 | www.cheonghong.com
이메일 | jhj-9020@hanmail.net

ISBN 89-90116-15-5 04510
ISBN 89-950216-2-4 (세트)

보도나 서평, 연구논문에서 일부 인용, 요약하는 경우를 제외하고
지상사의 사전 승낙 없이 무단전재 및 무단복제를 금합니다.

• 잘못 만들어진 책은 구입처에서 교환해 드리며, 책값은 뒤표지에 있습니다.